Andreas Schwarzkopf

Praxiswissen für Hygienebeauftragte

Anleitungen für stationäre Pflegeeinrichtungen einschließlich Rehabilitationseinrichtungen und für ambulante Dienste

3., aktualisierte und erweiterte Auflage

Verlag W. Kohlhammer

3., aktualisierte und erweiterte Auflage 2011

Umschlag: Gestaltungskonzept Peter Horlacher
Gesamtherstellung:
W. Kohlhammer Druckerei GmbH + Co. Stuttgart
Printed in Germany

ISBN 978-3-17-021764-5

Vorwort zur 3. Auflage

Nur 2 ½ Jahre nach Erscheinen der 2. Auflage wird hiermit die 3. Auflage vorgelegt. Das Fach Hygiene hat inzwischen erheblich an Ansehen gewonnen, bedauerlicherweise erst in Folge einiger Hygieneskandale. Wieder ist das Amt der Hygienebeauftragten in der Pflege wichtiger geworden und wird jetzt auch in einer entsprechenden Empfehlung der Kommission für Krankenhaushygiene und Infektionsprävention am Robert-Koch-Institut gestärkt.
Viele Bundesländer arbeiten zurzeit an Hygieneverordnungen oder überarbeiten vorhandene. Auch dies ist ein Indiz dafür, dass nun endlich die Wichtigkeit der Hygiene flächendeckend erkannt worden ist. Auch die geplante Neufassung des Infektionsschutzgesetzes geht in diese Richtung.
Diese Auflage enthält erstmals gezielt Anregungen für Hygienebeauftragte in Rehaeinrichtungen sowie Hinweise für Hygienebeauftragte im Krankenhaus, um diese gemäß KRINKO/RKI-Empfehlung in ihrem Amt zu unterstützen.
Wieder fließen die praktischen Erfahrungen des Autors und von freundlichen Menschen, die ihre Sorgen und Nöte mit dem Autor besprochen haben, in die Auflage mit ein.
Neben meiner Familie, die auch die neue Auflage geduldig mit trug, und Frau Knierim, die einige Passagen geschrieben hat, danke ich Herrn Klaffke für die Neufassung des Abschnitts „Qualitätsmanagement" sowie der zuständigen Lektorin vom Kohlhammer-Verlag, Frau Köhler.

Großenbrach, im Mai 2011
PD Dr. med. A. Schwarzkopf

Vorwort zur 2. Auflage

Gratuliere!
Sie sind Hygienebeauftragte(r)!
Ja, so begrüße ich Sie auch zur 2. Auflage. Ich will aber nicht verhehlen, dass die Anforderungen in diesem interessanten Amt mittlerweile gestiegen sind.
Daher präsentiert sich die 2. Auflage in gründlich überarbeiteter Form, besondere Schwerpunkte wurden auf die Themen „Risikoanalyse und -bewertung" sowie „Ausbruchsmanagement" gelegt.
Dabei wird der Entwicklung Rechnung getragen, dass in Pflegeeinrichtungen immer mehr „Krankenhausvermeidungspflege" betrieben wird. Auch aus diesem Grund wurde das Kapitel „Wundmanagement aus hygienischer Sicht" neu aufgenommen.
Die Neuordnung der berufsgenossenschaftlichen Veröffentlichungen, das Erscheinen der RKI-Empfehlung „Infektionsprävention in Heimen" und weiterer Empfehlungen des RKI seit 2003, die weitere Entwicklung nach erneuter Verschärfung des Medizinprodukterechts prägen diese Auflage genauso wie vier weitere Jahre praktische Tätigkeit des Autors.
In diesem Zusammenhang danke ich dem Kohlhammer-Verlag und der zuständigen Lektorin, Frau Heidecker, dass ein etwas größerer Umfang genehmigt wurde. Nach wie vor gilt aber mein Dank auch allen bereits im ersten Vorwort genannten Personen sowie zahlreichen anderen freundlichen Menschen, die mir für diese Neuauflage Anregungen und Wünsche mit auf den Weg gaben, darunter auch die Rezensenten der ersten Auflage in verschiedenen Fachzeitschriften.
Auch diesmal geht ein besonderer Dank an meine Familie, die es geduldet hat, dass ich wieder einige extra Zeit am Computer verbracht habe.

Großenbrach, im November 2007
PD Dr. med. A. Schwarzkopf

Vorwort zur 1. Auflage

Gratuliere – Sie sind Hygienebeauftragte(r)! Auch wenn Sie sich nicht freiwillig gemeldet haben und sich nur noch dunkel aus Ausbildungszeiten an die Fachgebiete medizinische Mikrobiologie und Hygiene erinnern können, haben Sie ein wichtiges und vor allem interessantes Amt anvertraut bekommen.
Ach – Sie glauben, es ginge darum, langweilige Vorschriften zu lesen und irgendwie umzusetzen? Und es gibt viel zusätzliche Schreibarbeit? Na ja – so ganz unrecht haben Sie nicht, doch dieses Buch soll Ihnen die Arbeit erleichtern. Und es möchte Ihnen zeigen, dass Hygiene heute Infektionsmanagement zum Schutz der Betreuten und Bewohner wie der Mitarbeiter bedeutet. Sie stellt einen obligaten Bestandteil des Qualitätsmanagements in der Pflege dar.
Auch die potenziellen Gegner, die Mikroorganismen, sind gar nicht so langweilig, wenn man sie näher kennen lernt.

Wie Ihnen der Stil zeigt, handelt es sich nicht um ein herkömmliches Hygienelehrbuch. Vielmehr soll es Ihnen helfen, für Sie und die Einrichtung, für die Sie das Amt innehaben, einen praktischen Weg durch den Dschungel der Hygienegesetze, -veröffentlichungen, -empfehlungen und -auflagen zu finden.
Hygienebeauftragte haben eine Schlüsselposition innerhalb des Qualitätsmanagements einer Einrichtung inne. Ihre Tätigkeit berührt Pflegemaßnahmen, Hauswirtschaft, Küche und Arbeitsschutz. Dieses Buch liefert die erforderlichen Informationen.
Reine Hygieneinformationen gibt es reichlich in mehr oder weniger guten Büchern und im Internet. Dieses Buch will vorhandene Lücken schließen, den Praktiker in der Ausbildung zu diesem interessanten Amt begleiten und darüber hinaus als Ratgeber und Nachschlagewerk dienen.

An dieser Stelle sei allen gedankt, die zur Entstehung des Buches beigetragen haben. Neben der Hygienefachkraft Frau Barbara Dippert und Herrn Jürgen Klaffke, Geschäftsführer von atb-die Berater GmbH, Stuttgart und Schwerin, dem ich das Kapitel 6.8 verdanke, sind dies die Teilnehmer der Hygieneakademie Bad Kissingen, Mitglieder des Arbeitskreises Hygienefachkräfte Mittelfranken, Mitarbeiter des Bayerischen Staatsministeriums für Ernährung, Gesundheit und Verbraucherschutz, Repräsentanten von Heimaufsicht, MDK und Gesundheitsamt, meine Sekretärin Frau Anni Wehner und Frau Sabine Mann vom Kohlhammer Verlag. Vor allem aber danke ich meiner Frau, Claudia Schwarzkopf, die Korrektur gelesen hat, und den Kindern für ihre Geduld beim Erstellen dieses Buches.

Großenbrach, im Sommer 2003
PD Dr. med. habil. Andreas Schwarzkopf

Inhaltsverzeichnis

Vorwort zur 3. Auflage 5
Vorwort zur 2. Auflage 7
Vorwort zur 1. Auflage 9

Teil 1: Hygienebeauftragter – Stellenbeschreibung 21

1 Hygienebeauftragter – Status, Ausbildung und Aufgaben 21
1.1 Status der Hygienebeauftragten 21
1.2 Aufgaben des Hygienebeauftragten 22
1.3 Selbstverständnis von Hygienebeauftragten 25
1.4 Freistellung von Hygienebeauftragten 27
1.5 Stellenbeschreibung des Hygienebeauftragten 29
1.6 Ausbildung der Hygienebeauftragten 31

Teil 2: Die Grundkenntnisse des Hygienebeauftragten 35

2 Mikrobiologie – das sollte man schon wissen 35
2.1 Der Mensch als Wirt für Mikroorganismen 35
2.2 Allgemeine Eigenschaften verschiedener Gruppen von Mikroorganismen mit Erregerbeispielen 36
2.2.1 Bakterien 36
2.2.1.1 Eitererreger 40
2.2.1.2 Darmbakterien 42
2.2.1.3 Umweltkeime 43
2.2.1.4 Wasserkeime 44
2.2.1.5 Sonstige Erreger 44
2.2.2 Viren 46
2.2.2.1 Prione 49
2.2.2.2 Hepatitisviren 50
2.2.2.3 HIV (Human immunodeficiency virus) 51
2.2.2.4 Adenoviren 52
2.2.2.5 Herpesviren 52
2.2.2.6 Influenzaviren 53
2.2.2.7 Papillomviren 53
2.2.2.8 Rotaviren 53
2.2.2.9 Noroviren 53
2.2.3 Pilze 54
2.2.3.1 Sprosspilze 54
2.2.3.2 Schimmelpilze 54
2.2.3.3 Dermatophyten 55
2.2.4 Parasiten 56

2.2.4.1 Endoparasiten 56
2.2.4.2 Ektoparasiten 58
2.3 Wer ist wer in der Welt der Mikroorganismen 59
2.3.1 Meldepflichtige Krankheiten und ihre Erreger 59
2.3.2 Wer ist wer in der Bakterienwelt? 62
2.4 Die Waffen des Körpers 65
2.5 Infektiologie – vom Kontakt zur Krankheit 68
2.5.1 Typische bakterielle Infektionen 69
2.5.2 Mögliche Verlaufsformen von Virusinfektionen 70
2.6 Schutzimpfungen 71
2.6.1 Prinzip der Impfung 71
2.6.2 Wann soll nicht geimpft werden? 72
2.6.3 Wer ist im Betrieb für den Impfschutz zuständig? . . . 72
2.6.4 Empfohlene Schutzimpfungen für das Pflegepersonal 72
2.6.5 Empfohlene Schutzimpfungen für Bewohner 74
2.7 Von Proben für die Mikrobiologie und Befunden . . . 74

3 Juristisches – was man als Hygienebeauftragter wissen sollte 77
3.1 Kleine Rechtskunde – vom Gesetz bis zur Empfehlung 77
3.1.1 Erläuterung der juristischen Begriffe 77
3.1.2 Weitere relevante Begriffe 79
3.1.3 Rechtsgrundlagen 80
3.2 Sozialgesetzbücher, Heimgesetz 83
3.3 Infektionsschutzgesetz 84
3.3.1 Meldepflicht bei Infektionen gemäß Infektionsschutzgesetz (IfSG) 84
3.3.2 §§ 23 IfSG 87
3.3.3 §§ 33, 34, 35 IfSG 87
3.3.4 § 36 IfSG 87
3.3.5 §§ 42, 43 IfSG 88
3.4 BiostoffV und TRBA bzw. BGR 250 88
3.4.1 BiostoffV 88
3.4.2 TRBA 400 89
3.4.3 TRBA 250 89
3.5 Medizinprodukterecht 92
3.5.1 Medizinproduktegesetz (MPG) 92
3.5.2 Verordnungen 93
3.6 Lebensmittelrecht 95
3.7 Gefahrstoffverordnung 96
3.8 Richtlinien und Empfehlungen des Robert Koch-Institutes 97
3.9 Hygieneverordnungen, Richtlinien und Empfehlungen der Bundesländer 98
3.10 Länderhygieneverordnungen 99
3.11 Ambulante Pflege und Sozialstationen 99

Teil 3: Arbeitsgrundlagen des Hygienebeauftragten 101

4 Der Hygieneplan 101
4.1 Wie soll er aussehen? 101
4.2 Woher nehmen, wenn nicht schreiben? 103
4.3 Erst mal schauen – die Ist-Erfassung 105
4.4 Grundlage der modernen Hygiene: Die Risikobewertung 106
4.4.1 Erreger 106
4.4.2 Abwehrstatus der Exponierten 106
4.4.3 Mögliche Maßnahmen 107
4.4.4 Praktikabilität 108
4.5 Arbeitsanweisungen selbst schreiben 109
4.6 Inhalte und Gliederung des Hygieneplans 111
4.7 Hygieneempfehlungen für die Pflege 114
4.7.1 Personalhygiene 114
4.7.1.1 Kleidung 114
4.7.1.2 Händehygiene 115
4.7.1.3 Schmuck 117
4.7.1.4 Haartracht 118
4.7.2 Bettenaufbereitung 119
4.7.3 Injektionen und Infusionen 121
4.7.3.1 Hygienische Aspekte bei der praktischen Durchführung 122
4.7.3.2 Standzeiten von Infusionssystemen 125
4.7.3.3 Verbandwechsel bei Venenkathetern 125
4.7.3.4 Ports 126
4.7.4 Wundmanagement aus hygienischer Sicht 126
4.7.4.1 Einteilung nach Kontaminationsgrad 126
4.7.4.2 Instrumente und Material für Wundverband und Verbandwechsel 127
4.7.4.3 Durchführung des Verbandwechsels 128
4.7.5 Atemwege 129
4.7.5.1 Beatmete Pflegebedürftige 129
4.7.5.2 Absaugen 130
4.7.5.3 Maßnahmen bei der Inhalationstherapie 131
4.7.5.4 Sauerstoffversorgung 131
4.7.6 Katheterismus der Harnblase 131
4.7.6.1 Harnführende Katheter 131
4.7.6.2 Harnableitungssysteme 132
4.7.6.3 Weitere Maßnahmen 132
4.7.6.4 Andere Harnableitungssysteme 133
4.7.7 Instrumentenaufbereitung 134
4.7.7.1 Räumlichkeiten 134
4.7.7.2 Ablauf der Instrumentenaufbereitung 135
4.7.8 Lebensmittel im Wohnbereich und auf den Stationen 140
4.7.8.1 Verteiler- bzw. Bereichsküchen 141
4.7.8.2 Personalhygiene in Speisesaal, Wohnbereich und auf Station 141
4.7.8.3 Therapeutisches Kochen 141

4.7.8.4 Sondenkost 142
4.7.9 Kranke oder ansteckungsverdächtige Bewohner 142
4.7.9.1 Allgemeine Maßnahmen 142
4.7.9.2 Multiresistente Keime (MRE und MRSA) 143
4.7.9.3 Infektiöse Gastroenteritis 154
4.7.9.4 Hepatitis und HIV 156
4.7.9.5 Tuberkulose 157
4.7.9.6 Skabies (Krätze) 157
4.7.9.7 Läusebefall 159
4.7.9.8 Andere Infektionen 160
4.7.10 Meldewesen 160
4.7.11 Körperpflege 161
4.7.11.1 Körperpflege der Bewohner 161
4.7.11.2 Haar-, Nagelpflege und Rasur 162
4.7.11.3 Baden im Stationsbad 162
4.7.11.4 Mundpflege 163
4.7.11.5 Spezielle Augenpflege 163
4.7.11.6 Versorgung von Augenprothesen 163
4.7.11.7 Spezielle Nasenpflege 163
4.7.11.8 Reinigung der Zahnprothese 164
4.7.11.9 Enterostomapflege 164
4.7.12 Aufbereitung von Pflegeutensilien 164
4.7.12.1 Hilfsmittel 164
4.7.12.2 Toilettenstühle 165
4.7.12.3 Blutdruckmessgeräte 165
4.7.12.4 Tropfenbecher und Tablettenmörser 165
4.7.12.5 Fieberthermometer (ohne Einmalhüllen) 165
4.7.13 Fußpflege 166
4.7.14 Umgang mit Verstorbenen 166
4.8 Das Hygienekonzept des ambulanten Pflegedienstes . 166
4.8.1 Inventar von Sozialstationen 167
4.8.2 Einrichtungen zum Waschen und Baden von Pflegebedürftigen 167
4.8.3 Räume zur Aufbereitung von Instrumentarium und Hilfsmitteln 167
4.8.4 Hygieneplan 167
4.8.4.1 Personalhygiene 168
4.8.4.2 Internes Meldewesen 169
4.8.4.3 Verhalten bei besiedelten oder infizierten Betreuten . 170
4.8.4.4 Injektionen und Infusionen 170
4.8.4.5 Aufbereitung von Geräten und Instrumenten 170
4.8.4.6 Harnwegskatheter 171
4.8.4.7 Reinigungsplan 171
4.8.4.8 Flächendesinfektion/Desinfektion von Pflegehilfsmitteln 171
4.8.4.9 Entsorgung 171
4.8.4.10 Haushaltsreinigung 172
4.8.4.11 Wäschereinigung 172
4.8.4.12 Lebensmittelhygiene 172

5 Empfehlungen für die Hauswirtschaft 173
5.1 Personalhygiene in der Hauswirtschaft 173
5.2 Gebäudereinigung – Organisation und Methoden . . 173
5.2.1 Innenreinigung, Fußböden 175
5.2.2 Reinigung von Inventar, Decken und Wänden 177
5.3 Gebäudereinigung – relevante Keime 178
5.3.1 Zimmer, Gemeinschaftsräume 179
5.3.2 Sanitärbereich 179
5.3.3 Toiletten 180
5.3.4 Durchführung der Reinigung aus hygienischer Sicht . 180
5.4 Grundlagen der Desinfektion 183
5.5 Desinfektionsmittel auswählen 186
5.5.1 Desinfektionsmittellisten 186
5.5.2 Auswahlkriterien für Desinfektionsmittel 187
5.6 Wann reinigen – wann desinfizieren? 188
5.6.1 Einführung 188
5.6.2 Desinfektion – Wann? 189
5.6.3 Auswahl der Maßnahmen 190
5.7 Personalschulung zur Desinfektion 190
5.7.1 Umgang mit Desinfektionsmitteln 191
5.7.2 Wechsel des Desinfektionsmittels 191
5.8 Wäscherei 192
5.8.1 Fremdvergabe der Wäsche 192
5.8.2 Teilweise Fremdvergabe der Wäsche 193
5.8.3 Interne Wäscheaufbereitung 194
5.8.4 Wäschelogistik 195
5.9 Küche 195
5.9.1 Infektionskrankheiten aus der Küche 195
5.9.2 Hygiene und Qualitätssicherung in der Küche 196
5.10 Abfallkonzept 202
5.11 Wasserhygiene 204
5.12 Schädlinge: Befallskontrolle und Bekämpfung 206

Teil 4: Hygienebeauftragte in Aktion 209

6 Der Hygienebeauftragte vor Ort 209
6.1 Der erste Schritt – Kompetenzen abstecken 209
6.2 Bekanntgabe an die Mitarbeiter 210
6.3 Ist-Erfassung im Detail 211
6.3.1 Informationsquellen 212
6.3.2 Schriftliche Informationen 212
6.3.3 Mündliche Informationen 213
6.3.4 Inventar und Geräte 213
6.3.5 Checkliste Ist-Erfassung 215
6.4 Externe Dienstleister 217
6.5 Internes Meldewesen – wissen, was läuft 218
6.5.1 Infektionserfassung 218
6.5.1.1 Rechtsgrundlage 218
6.5.1.2 Praktische Durchführung 219
6.5.2 Einführung neuer Medizinprodukte und Verfahren . . 221

6.6 Bildung eines Hygieneteams (Hygienekommission) . . 223
6.7 Herausgeben des Hygieneplans – vorläufige Erstellung und Diskussion 224
6.7.1 Einrichtungen ohne Hygieneplan 224
6.7.2 Einrichtungen mit größtenteils vorhandenem Hygieneplan 225
6.7.3 Einrichtungen mit vorhandenem Hygieneplan 225
6.7.4 Externe Zertifizierung der Einrichtungen 225
6.8 Hygiene und Qualitätsmanagement 225
6.8.1 Hygiene – zentrales Element der Qualitätssicherung . 226
6.8.2 Die Ablauforganisation 229
6.8.3 Das Audit 230
6.8.4 Qualitätsmanagement in der Praxis 231
6.8.4.1 Fehlen eines strukturierten Qualitätsmanagements . . 231
6.8.4.2 Qualitätsmanagement im Aufbau 232
6.8.4.3 Vorhandenes Qualitätsmanagement 233
6.8.5 Hygiene und Wirtschaftlichkeit 233
6.8.6 Beispiel für Qualitätserfassung – der PDCA-Zyklus nach Deming 235
6.9 Etablieren und Überwachen des Hygieneplans 237

7 Begehung der Einrichtung durch Hygienebeauftragte 238
7.1 Vorbereitung 238
7.2 Die Begehung 239
7.2.1 Organisation 239
7.2.2 Personalhygiene 239
7.2.3 Praktische Durchführung der Hygienemaßnahmen in der Pflege 240
7.2.4 Bewohnerzimmer und gemeinsam genutzte Einrichtungen 242
7.2.5 Lebensmittellogistik 242
7.2.6 Wäscherei 242
7.2.7 Abfallkonzept 242
7.2.8 Tierhaltung 243
7.2.9 Dokumentation 243
7.2.10 Laboruntersuchungen zur Dokumentation des Hygienestandards 243
7.3 Der Bericht des Hygienebeauftragten 243
7.3.1 Auditbericht 243
7.4 Mitwirkung des Hygienebeauftragten bei anderen Audits 245
7.4.1 Küchenaudit 246
7.4.2 Pflegeprozessaudit 246
7.4.3 Betriebssicherheitsaudit 246
7.4.4 Audit hauswirtschaftlicher Bereich 246
7.5 Laborkontrollen des Hygienestandards 246
7.5.1 Produktkontrolle und Prozesskontrolle 247
7.5.2 Vorschläge des RKI 248
7.6 Dokumentation 250

8 Kenntnisse weitergeben – Mitarbeiterschulung 252
8.1 Wie oft müssen welche Inhalte geschult werden? ... 252
8.2 Vorbereitung ... 253
8.2.1 Psychologische Vorbereitung ... 253
8.2.2 Technische Vorbereitung ... 255
8.3 Materialsammlung und Präsentation ... 256
8.3.1 Sammeln und Auswerten von Material ... 256
8.3.2 Erstellen von Medien ... 257
8.3.3 Grundsätzliche Überlegungen ... 259
8.4 Der Schulungstag ... 260
8.4.1 Letzte Vorbereitungen ... 260
8.4.2 Durchführung der Schulung ... 261
8.5 Der bequeme Weg: „Rent-a-Referent“ ... 261
8.6 Checkliste zur Gestaltung der Personalschulung ... 262

9 Tiere in Einrichtungen der Pflege ... 264
9.1 Besuchsdienst ... 264
9.2 Tierhaltung ... 264
9.2.1 Geeignete Tierarten ... 265
9.2.2 Das Wohl des Tieres ... 265
9.2.3 Die Gesundheit des Tieres ... 266
9.2.4 Dokumente ... 266
9.3 Tiergestützte Therapie ... 266
9.4 Allgemeine Risikoabschätzung beim Umgang mit Tieren ... 267
9.4.1 Infektionsgefahr ... 267
9.4.2 Unfallgefahr ... 268
9.4.3 Allergien ... 269

10 „Worst case“ im Leben der Hygienebeauftragten: Ausbruchsmanagement ... 270
10.1 Erste Überlegungen zum Ausbruchsmanagement ... 270
10.2 Ausnahmesituation vorbereiten ... 271
10.3 Aufgaben klar verteilen ... 272
10.3.1 Aufgaben der Heimleitung ... 272
10.3.2 Aufgaben der Pflegedienstleitung ... 273
10.3.3 Aufgaben der Hauswirtschaftsleitung ... 273
10.3.4 Aufgaben der Hygienebeauftragten ... 273
10.3.5 Aufgaben der Küchenleitung ... 273
10.4 Maßnahmen bei Erkrankungen mit Ausbruchsrisiko 274
10.4.1 Influenza ... 274
10.4.2 Keratokonjunktivitis epidemica ... 275
10.4.3 Skabies (Krätze) ... 276
10.4.4 Infektiöse Gastroenteritis ... 276
10.5 Wenn der Ernstfall kommt ... 277

11 Hinweise für Physio- und Ergotherapie ... 278
11.1 Allgemeine Anforderungen der Hygiene an die Physiotherapie ... 278
11.2 Hinweise für die Ergotherapie ... 279

Teil 5: Zum Nachschlagen und Finden 281

Abkürzungsverzeichnis 281
Glossar – Begriffe aus Hygiene und Mikrobiologie 285
Checklistenverzeichnis 292
Linkverzeichnis 293
Literaturverzeichnis 294
Stichwortverzeichnis 301

Zur leichteren Orientierung im Text

 **Definition**

 **Merke**

 **Hinweise/Empfehlungen**

 **Achtung/Vorsicht**

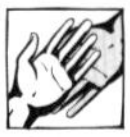 **Spezielle Pflegehinweise**

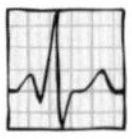 **Beispiel**

 **Therapie**

Teil 1: Hygienebeauftragter – Stellenbeschreibung

1 Hygienebeauftragter – Status, Ausbildung und Aufgaben

1.1 Status der Hygienebeauftragten

Garanten für Qualität

Mit der 2009 erschienenen Empfehlung der Kommission für Krankenhaushygiene und Infektionsprävention (KRINKO) am Robert Koch-Institut in Berlin (RKI) wurden Hygienebeauftragte in der Pflege nicht nur in Altenpflegeeinrichtungen, sondern auch bereichsbezogen in Krankenhäusern etabliert. In dieser Empfehlung „Personelle und organisatorische Voraussetzungen zur Prävention nosokomialer Infektionen“ werden auch Einbindung in das Hygienemanagement und Aufgaben definiert. Bereits 2005 befürwortete das Robert Koch-Institut (RKI) mit seiner Empfehlung „Infektionsprävention in Heimen“ das Ernennen von Hygienebeauftragten mit Stellenbeschreibung.
Die Aufgaben der Hygienebeauftragten werden ständig wichtiger, nicht nur, weil Hygiene ein obligater Bestandteil des gesetzlich geforderten internen Qualitätsmanagements ist, sondern auch, weil die „Krankenhausvermeidungspflege“ immer weiter ausgedehnt wurde und damit der Anspruch an die Pflege in Alten- und Pflegeheimen sowie Rehabilitationseinrichtungen weiter wächst. Dieser Trend wird auch in Zukunft anhalten.

Warum Hygienebeauftragte in Heimen?

Rechtsgrundlagen

Die gesetzlichen Forderungen im § 36 des **Infektionsschutzgesetzes** (IfSG) lassen sich sowohl nach Ansicht des MDK wie auch des RKI nur durch Hygienebeauftragte mit der notwendigen Konsequenz erfüllen. Der für Gemeinschaftseinrichtungen verbindlich geforderte Hygieneplan muss einrichtungsbezogen und aktuell sein. Die Aufsichtsbehörden werden im IfSG angewiesen, das zu kontrollieren, dabei sind auch die Belange des Arbeitsschutzes zu berücksichtigen.

Merke: Zusammenfassend lässt sich also feststellen, dass der gesetzliche Druck für Qualitätsmanagement und Hygiene gegeben ist und zunehmend konsequenter geprüft wird.
Hygienebeauftragte sollten nach entsprechender Weiterbildung und Qualifizierung Mitglied des Qualitätszirkels werden und Kenntnisse bei der Entwicklung bzw. Vollendung des Hygieneplans und der Pflegestandards einbringen.

Da ein einmal erstellter Hygieneplan aktualisiert werden und den Mitarbeitern immer wieder nahe gebracht werden muss, ist die Ernennung eines Hygienebeauftragten in Heimen, der sich nach einer entsprechenden Ausbildung schwerpunktmäßig darum kümmert, sinnvoll.
Nach wie vor ist aber die Aufgabe des Hygienebeauftragten „ehrenamtlich" zu betreiben. Um jedoch die umfassenden Aufgaben erfüllen zu können, sollte eine – so auch vom RKI geforderte – Freistellung durch die Einrichtung ermöglicht werden (Empfehlungen ☞ Kapitel 1.4).

Haftet der Hygienebeauftragte für Hygienemaßnahmen?

Haftung und Verantwortung

Der oder die Hygienebeauftragte hat normalerweise, auch wenn als Stabsstelle z. B. für mehrere Einrichtungen etabliert, die Funktion eines internen Beraters. Die Verantwortung für die Hygiene bleibt jedoch undelegierbar bei der Einrichtungsleitung. Diese sollte den Hygienebeauftragten den Mitarbeitern in einem Rundschreiben vorstellen und ihm so viel Autorität zubilligen, dass die Mitarbeiter seinen Anweisungen bezüglich der Erstellung und Durchführung des Hygieneplans Folge leisten.

1.2 Aufgaben des Hygienebeauftragten

Was ist zu tun?

Die Deutsche Gesellschaft für Krankenhaushygiene (DGKH) und das RKI unterbreiten diesbezüglich Vorschläge. Aus praktischer Erfahrung und den Berichten aktiver Hygienebeauftragter ist der nachfolgende Aufgabenkatalog entstanden:

A Begehung der Einrichtung oder des Zuständigkeitsbereiches unter hygienischen Gesichtspunkten

Hierbei sollen Hygienemängel erkannt und beschrieben werden (Soll-Ist-Erfassung). Mängel müssen nach einer Prioritätenliste, die sich nach Dringlichkeit und Kosten richtet, abgestellt werden (☞ Kapitel 6.3 und 7).

B Mitwirkung bei der Einhaltung der Hygieneregeln und Infektionsprävention

Durch **regelmäßige Begehung** und Besprechungen mit Mitarbeitern verschaffen sich Hygienebeauftragte einen Überblick über die **praktische Umsetzung der Hygieneregeln**. Bei der Formulierung der Pflegestandards beraten Hygienebeauftragte die Pflegedienstleitung; das Pflegeteam wird bei hygienerelevanten Fragen, z. B. Schleimhautdesinfektion und Geräteaufbereitung unterstützt. Die korrekte Durchführung wird überwacht (☞ Kapitel 7). Bei Bedarf unterstützen sie auch die Hauswirtschaft und den Reinigungsdienst beim Erstellen von Standards und Schulungen.

C Mitwirkung bei der Erkennung nosokomialer Infektionen

Erkenntnisse über Nosokomialinfektionen liefern Aufzeichnungen über Infektionskrankheiten der Bewohner/Patienten, deren Häufigkeit, die Art der Erkrankungen, Erreger, Antibiotikawirksamkeit (falls bekannt) und die Häufung in bestimmten Bereichen. Dabei sollen Hygienebeauftragte Einsicht in medizinische Unterlagen nehmen dürfen bzw. Informationen von Ärzten und Pflegepersonal einholen, soweit sie für die Erkennung von Infektionen von Bedeutung sind (☞ Kapitel 6.5).

D Unterrichtung bei Verdachtsfällen

Die für die entsprechenden Bereiche Verantwortlichen und Hygienebeauftragte müssen bei Verdacht auf einen Infektionsfall unverzüglich unterrichtet werden (☞ Kapitel 6.5).

E Beratende Funktion

Die Erkennung, Verhütung und Bekämpfung nosokomialer Infektionen gelingt durch allgemeine und bereichsspezifische Beratung. Alle Mitarbeiter sollen in Hygienebeauftragten kompetente Ansprechpartner für Infektionskrankheiten und notwendige Hygienemaßnahmen finden. Hierzu gehört auch die Klarstellung fehlerhafter und angstauslösender Informationen, z. B. aus der Laienpresse. Für die Mitarbeiter ist es wichtig zu wissen, wo nachgeschlagen oder fachliche Hilfe gesucht werden kann (☞ Kapitel 1).

F Herausgeber des Hygieneplans, Berater bei Hygienefragen in der Pflege und für die Hauswirtschaft

Der Hygienebeauftragte muss die Konzepte für Standards und Arbeitsanweisungen der einzelnen Abteilungen bzw. Funktionsbereiche sammeln, durchsehen und in Form eines Hygieneplans zusammenfügen bzw. der Hygienefachkraft oder dem Hygieniker zuarbeiten. Natürlich können auch Hygienepläne unterschiedlicher Firmen oder Rahmenhygienepläne genommen werden. Diese müssen allerdings noch individuell zugeschnitten werden (☞ Kapitel 4, 5 und 6.7).

Merke: Ausgewogenheit ist angebracht. Nicht alles, was möglich ist, ist auch nötig!

G Dokumentation

Zur Erfolgskontrolle und zur Erlangung von Rechtssicherheit ist das Einführen (Etablieren) und Überwachen eines Dokumentationssystems erforderlich. Dies umfasst neben dem internen Meldewesen die Dokumentation z. B. von Sterilisationsmaßnahmen (☞ Kapitel 4 und 6).

H Gründung einer Hygienekommission oder eines Hygieneteams bzw. Mitarbeit darin

Die Hygienekommission ist ein Forum, in dem notwendige Maßnahmen aller Bereiche der Einrichtung diskutiert, geplant und beschlossen werden können (☞ Kapitel 6.6).

I Gestaltung von Personalschulungen

Das Unterbrechen von Infektionswegen erfordert besondere Maßnahmen im Bereich der Pflege, aber auch der Hauswirtschaft. Diese Maßnahmen müssen theoretisch vermittelt und praktisch geübt werden (☞ Kapitel 8).

Merke: Die Mitarbeiterschulung dient auch der Motivation der Mitarbeiter!

J Mitarbeit in Qualitätszirkeln

Da Hygiene obligater Bestandteil der Pflegequalität ist, ist für Hygienebeauftragte eine Mitwirkung in Qualitätszirkeln notwendig. Die Hygienekommission (Punkt H) kann durch einen „Qualitätszirkel Hygiene" ersetzt werden (☞ Kapitel 6.7 und 6.9), der bei großen Trägern oder Verbünden auch hausübergreifend agieren kann.

K Praktische Anleitung während der Fortbildung

In der Weiterbildung befindliche Hygienebeauftragte für Pflegeeinrichtungen bedürfen der praktischen Anleitung. Diese Forderung der Deutschen Gesellschaft für Krankenhaushygiene (DGKH) und des RKI geht davon aus, dass Hygienebeauftragte im Rahmen der Zusatzausbildung auch ein Praktikum in einer anderen Einrichtung machen sollen (☞ Kapitel 1.6).

L Mitwirkung bei der Auswahl hygienerelevanter Verfahren und Produkte

Die Mitsprache bezieht sich z. B. auf Desinfektionsmittel, Einmalartikel, Medizinprodukte, Ver- und Entsorgungsverfahren. Hygienebeauftragte sollen in den Entscheidungsprozess für die Produkte verschiedener Anbieter mit einbezogen werden (☞ Kapitel 6).

M Mitwirkung bei der Planung funktioneller und baulicher Maßnahmen

Funktionelle Maßnahmen wie z. B. Logistikplanung, Ablaufpläne in der Pflege und in der Hauswirtschaft erfordern gelegentlich die Mitwirkung des Hygienebeauftragten.
Bei Umbau- und Sanierungsmaßnahmen sowie Neubauplanungen sollte natürlich auch auf optimale Hygiene in den Abläufen geachtet werden. Aufgrund der zum Teil hohen Kosten solcher Maßnahmen ist es ratsam, einen hauptamtlichen Hygieniker (Facharzt für Hygiene und Umweltmedizin oder Facharzt für Mikrobiologie und Infektionsepidemiologie mit entsprechenden Kenntnissen) hinzuzuziehen.

Die Liste der Aufgaben des Hygienebeauftragten erscheint lang. Sie denken, das schaffen Sie nicht? Alles ist halb so schlimm, wie es scheint.

1.3 Selbstverständnis von Hygienebeauftragten

Beraten oder belehren?

Hygienebeauftragte sind, vom rein juristischen Standpunkt aus betrachtet, **interne Berater**. Der Erfolg ihrer Tätigkeit hängt maßgeblich davon ab, wie sie selbst ihre Rolle definieren und wie sie innerhalb der Einrichtung, vor allem durch die Heimleitung, Pflegedienstleitung und Hauswirtschaftsleitung, soweit nicht in Personalunion mit dem Amt des Hygienebeauftragten, betrachtet wird. Wird die Funktion des Hygienebeauftragten zusätzlich zu einer leitenden Funktion übernommen, gibt es in der Regel keine Probleme. Oft aber werden Hygienebeauftragte aus der Reihe der Mitarbeiter ohne leitende Funktion gewählt. Eben noch gleichberechtigtes Mitglied eines Teams sollen sie nun – mit erweiterten Aufgaben und Kompetenzen – anleiten, informieren und eventuell belehren. Dieser plötzliche Rollenwechsel gelingt bei aller Anerkennung und dem Zutrauen, eine erweiterte Tätigkeit ausführen zu können, nicht jedem Menschen auf Anhieb.

Wissen ist Überzeugungskraft

Hygienebeauftragte benötigen daher eine **fundierte Fortbildung**, um die ihnen zugedachten Aufgaben nicht nur mit dem nötigen **fachlichen Hintergrund**, sondern auch der entsprechenden – und notwendigen – **Selbstsicherheit** angehen zu können. Überzeugend wirkt nur, wer selbst überzeugt ist! Dies kann nicht innerhalb weniger Tage geschehen, sondern ist ein Prozess theoretischer Erkenntnis in Verbindung mit praktischer Tätigkeit, der durch Fortbildungen während der Tätigkeit (z. B. jährlich) immer wieder aktualisiert und unterstützt werden muss.

Die Tätigkeit des Hygienebeauftragten ist ein **Ehrenamt**. Normalerweise ist sie begleitend zur regulären Tätigkeit zu erledigen. Motivierte Hygienebeauftragte opfern erfahrungsgemäß einen Teil ihrer Freizeit, was aber nicht zur Regel werden sollte. Daher ist es sehr wichtig, Hygienebeauftragten für ihr Amt eine angemessene Freistellung zukommen zu lassen (☞ Kapitel 1.4). Neben dem Effekt, dass Hygienebeauftragte ihre Tätigkeit besser vorbereitet ausführen können, ist der Sekundäreffekt der Statusaufwertung innerhalb der Einrichtung gleichfalls unverzichtbar. Eine **Freistellung** für eine bestimmte **Tätigkeit** ist für alle Mitarbeiter ein Zeichen, dass diese Tätigkeit innerhalb der Einrichtung **notwendig** ist und der Einrichtungsleitung ein „Arbeitszeitopfer" wert ist. Aber auch Hygienebeauftragte selbst empfinden eine Freistellung als höchst **motivierende Anerkennung** ihrer Tätigkeit. Andererseits darf keinesfalls der Eindruck entstehen, dass nur der Hygienebeauftragte selbst für die Hygiene in der Einrichtung zuständig ist. Immer wieder muss klar gemacht werden, dass jeder Einzelne für seinen Tätigkeitsbereich verantwortlich ist und damit auch Verantwortung für die Hygiene trägt. Hygienebeauftragte sollten sich daher v. a. als Koordinatoren und Berater verstehen. Dazu gehört neben der Formulierung klarer Arbeitsanweisungen auch die Aufgabe, diejenigen zu überzeugen, die ihrer Tätigkeit motivierter nachgehen, wenn sie verstanden haben, warum sie etwas tun sollen. Für die Mitarbeiter, die solchen Hinweisen nicht folgen können oder wollen, mag der Hinweis auf die geltende Rechtslage sowie mögliche arbeitsrechtliche Konsequenzen bei Nichtbeachtung der Vorgaben genügen. Durch wachsende Qualitätsansprüche steigen die Anforderungen ständig, dazu ist jeden Tag eine Flut von Informationen zu verarbeiten. Kein Wunder also, wenn manche Menschen auf Neuerungen wie z. B. eine zusätzliche Hygieneregel nicht begeistert reagieren. Die Kunst erfolgreicher Hygienebeauftragter besteht darin, negative Reaktionen nicht auf die eigene Person oder die Sache zu beziehen, sondern als Ausdruck des momentanen Zustandes des Betreffenden zu akzeptieren. Sie warten einen günstigeren Moment ab, um die Überzeugungsarbeit fortzusetzen.

Freistellung ist notwendig

Aufgaben klar definieren

Der Erfolg von Hygienebeauftragten hängt auch maßgeblich davon ab, welche Rolle sie innerhalb der Einrichtung zugewiesen bekommen. Hygienebeauftragte, Pflegedienstleitung, Hauswirtschaftleitung und Einrichtungsleitung müssen gemeinsam die **Position und Kompetenzen** festlegen (☞ Kapitel 6.1 und unten). Hygienebeauftragte betreuen zahlreiche Schnittstellen in der Einrichtung (☞ Abb. 1), die bei der Pflege des Qualitätsmanagements (☞ Kapitel 6.8) von erheblicher Bedeutung sind. Wer das Amt der Hygienebeauftragten inne hat, haftet dem Arbeitgeber arbeitsrechtlich dann, wenn er die Funktion nicht wahrnimmt. Dem Autor ist jedoch kein solcher Fall bekannt.

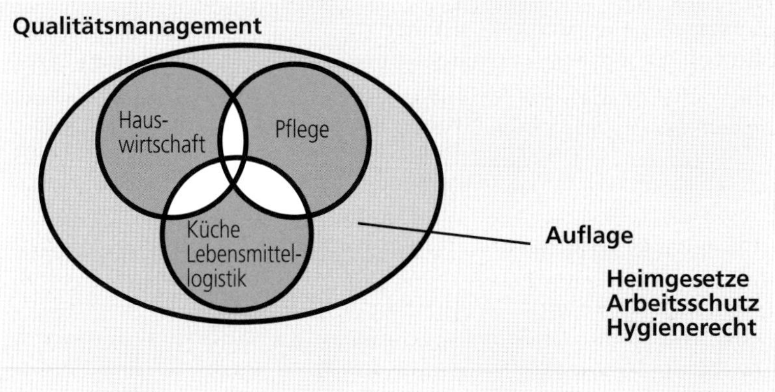

Abb. 1: Schnittstellen in der Einrichtung

Wichtig für die Arbeit der Hygienebeauftragten ist das Management von Schnittstellen in der Einrichtung. Zeitabläufe und Verfahren in Hauswirtschaft und Pflege, aber auch im Bereich Lebensmittellogistik und Küche sind zu koordinieren. Fragen aus allen drei Bereichen sind zu klären. Dabei sind die Anforderungen der Aufsichtsbehörden sowie die Integration des allgemeinen Qualitätsmanagements der Einrichtung zu beachten.

Gemeinsam wird nun festgelegt, welche **Aufgaben** konkret auf den oder die Hygienebeauftragte zukommen. Aus dieser Festlegung entsteht die **Stellenbeschreibung,** die regelt, welche Rechte und welche Pflichten der zukünftige Hygienebeauftragte in der Einrichtung hat.

1.4 Freistellung von Hygienebeauftragten

Dies ist naturgemäß ein schwieriger Diskussionspunkt. Dennoch, gut Ding will Weile haben! Eine Freistellung, und sei es nur eine Stunde in der Woche, verschafft Zeit zur Wahrnehmung der zusätzlichen Aufgaben und dokumentiert den Status gegenüber den Mitarbeitern.

Merke: Generell kann gesagt werden, dass die Notwendigkeit von Hygienemaßnahmen und die Intensität ihrer Durchführung vom Zustand der betreuten Bewohner abhängig sind.

Hierbei können nach der RKI-Empfehlung „Infektionsprävention in Heimen“ zwei Risikogruppen unterteilt werden (für Reha und Krankenhaus siehe Abschnitt „Berechnung der empfohlenen Freistellung“):

Übersicht 1: Infektionsbezogene Risikogruppen

Überwiegend soziale Betreuung: Geringes Risiko für Infektionen

Rüstige Senioren
Diese Personen sind (leicht eingeschränkt) mobil und leiden nicht an abwehreinschränkenden Grunderkrankungen.

Übersicht 1: Infektionsbezogene Risikogruppen (Fortsetzung)

Eingeschränkt mobile Bewohner
Bewohner, die bereits einen Großteil des Tages in ruhender Position verbringen und/oder an abwehreinschränkenden Grundkrankheiten (Diabetes, Krebs, Rheuma oder Asthma, Leberzirrhose u. a.) leiden. Die Grundkrankheit kann therapeutisch im Wesentlichen beherrscht werden.

Pflegerische Betreuung: Erhöhtes Risiko für Infektionen

Immobile Bewohner
Diese Bewohner sind überwiegend bettlägerig. In diese Kategorie fallen auch Bewohner mit abwehrschwächenden Grunderkrankungen, die therapeutisch momentan nur schwer beherrschbar sind sowie Bewohner mit akuten schweren Infektionen der oberen Luftwege und des Darmes.

Beatmete und stark abwehrgeschwächte Pflegebedürftige
Es handelt sich um Pflegebedürftige, die umfassend pflegerisch versorgt werden müssen, Wachkomapatienten, Bewohner mit sehr hohem Infektionsrisiko, Krebspatienten in späten Stadien, Bewohner mit AIDS, aber auch Tracheotomierte, die häufig abgesaugt werden müssen. Betroffen sind auch Bewohner mit lokaler Abwehrschwäche, z. B. durch Lungenemphysem, Mukoviszidose, schwere Hauterkrankungen, ausgedehnte Hautulzera.

Akut Erkrankte
Hierzu gehören Bewohner, die an einer Infektionskrankheit leiden, z. B. einer akuten Infektion der oberen Luftwege. Weiterhin handelt es sich um Bewohner mit abwehrschwächenden Grunderkrankungen in der Akutphase. Hinzu kommen Patienten mit abwehrschwächender Medikation, z. B. mit Kortisonpräparaten.

Berechnung der empfohlenen Freistellung

Zeitaufwand

Einleuchtend ist, dass die pflegerische Betreuung von Bewohnern einen erhöhten Aufwand gegenüber der sozialen Betreuung bei der Durchführung von Hygienemaßnahmen beinhaltet.
Legt man die für das Krankenhaus festgelegten Risikoabstufungen und Hinweise zur Bestimmung der Pflegeintensität aus der Anlage zu Ziffer 5.3.7 der Richtlinie für Krankenhaushygiene und Infektionsprävention des Robert Koch-Institutes zugrunde, kann für überwiegend sozial betreute Bewohner der alte Wert aus dem Reha-Bereich (rüstige Bewohner = eine Vollzeitstelle für 1000 Betten) und dem Bereich mit Pflegeaufwand (= eine Vollzeitstelle für 600 Betten) gebildet werden. Damit ist es zulässig, für 800 Betten eine Vollzeitstelle für den Hygienebeauftragten zu veranschlagen. Für schwerst Pflegebedürftige und besonders gefährdete Bewohner wird eine Vollzeitstelle pro 300 Betten angenommen. Dies ergibt einen rechneri-

schen Bedarf von 7,7 Minuten für pflegerische Betreuung und 3,9 Minuten für soziale Betreuung pro Woche und Bett.
Die Krankenhausrichtlinien lassen sich nicht direkt auf Altenpflegeeinrichtungen übertragen. Daher werden die in der Klinik ermittelten Minutenwerte im Altenpflegebereich reduziert.

Empfohlene Freistellungszeit

Die empfohlene Freistellungszeit zur Durchführung des Hygienemanagements liegt bei mindestens:

- **2 Minuten pro Bewohner und Woche für soziale Betreuung** und
- **5 Minuten für pflegerische Betreuung einschließlich Schwerstpflegebereiche.**

Diese Anhaltswerte sind für die Kontrolle eines bereits etablierten und laufenden Hygienemanagements gültig. Selbstverständlich erfordert die Etablierung des Hygienemanagements, die Einführung neuer Hygieneanweisungen sowie die Einweisung der Mitarbeiter wesentlich mehr Zeit.
Auch nach der Einführung und bei reibungsloser Durchführung des Hygienekonzeptes sollte eine gewisse Freistellung beibehalten werden, um die Durchführung angemessen kontrollieren und Mitarbeiterschulungen vorbereiten und durchführen zu können.
Im **Rehabilitationsbereich** wird vom RKI eine Vollzeitstelle pro 500 Betten gefordert, wobei ggf. zusätzliche Risiken zu bewerten sind. Im **Krankenhaus** richtet sich der Bedarf nach Betten in den einzelnen Fachgebieten und kann nach den Angaben der RKI-Empfehlung „Personelle Anforderungen..." berechnet werden. Dabei werden die medizinischen Fachgebiete und Maßnahmen wie Intensivpflege, Operationen und ambulante Eingriffe in verschiedene Risikogruppen eingeteilt und mit einer Vollzeitstelle von 200–500 Betten verknüpft, es gibt auch Berechnungsbeispiele für Hygienefachkräfte. Für Altenpflegeeinrichtungen gibt es dort keine Hinweise, so dass das oben Gesagte weiter gelten kann.

1.5 Stellenbeschreibung des Hygienebeauftragten

Verbindliche Beschreibung der Aufgaben

Die nachfolgend dargestellte Musterstellenbeschreibung kann natürlich in dieser Form nicht für jede Einrichtung zutreffen und ist als Beispiel anzusehen. Die dazugehörigen Überlegungen sind nach den einzelnen Ziffern eingefügt. Für die effektive Tätigkeit eines Hygienebeauftragten ist es sehr wichtig, dass diese Stellenbeschreibung nicht nur auf dem Papier besteht, sondern praktisch umgesetzt wird. Es macht auch nichts, wenn sie nicht gleich umfassend ist und in den Folgejahren ergänzt wird. Einrichtungen wie auch Hygienebeauftragte werden sich weiterentwickeln und neue Möglichkeiten ausarbeiten.

Übersicht 2: Stellenbeschreibung der Hygienebeauftragten

Stellenbeschreibung

1. Personenbezogene Daten
Name, Vorname, Geburtsdatum.

2. Berufliche Qualifikation
Z. B. examinierter Altenpfleger, Kranken- und Gesundheitspflegerin, und zusätzlich erworbene Qualifikationen wie bspw. Stationsleitung, Wohnbereichsleitung, PDL oder Hauswirtschaftsmeisterin, Hauswirtschaftsleitung etc.

3. Qualifikationen als Hygienebeauftragter
Nennung absolvierter Hygienefortbildungen mit Stundenzahlen sowie eventuell ähnliche Tätigkeiten in anderen Einrichtungen.

4. Aufgabenstellung
Hier werden aus der in Kapitel 1.2 angeführten Aufgabenstellungen diejenigen ausgewählt, die Hygienebeauftragte in der jeweiligen Einrichtung abhängig von Größe, Bewohnerzustand und Qualitätsanforderungen ausführen sollen.

5. Art der Tätigkeit und Wochenstundenzahl
Von der Funktion her handelt es sich bei der Tätigkeit der Hygienebeauftragten um eine Stabsstelle. In dieser Eigenschaft arbeiten Hygienebeauftragte der Einrichtungsleitung sowie der Pflegedienstleitung und der Hauswirtschaftsleitung zu. Die vorgenommene Freistellung wird in Wochenstunden angegeben. Man kann dem Berechnungsbeispiel in Kapitel 1.4 folgen, es können aber auch andere Werte eingesetzt werden. Aus den vorab genannten Gründen (☞ Kapitel 1.3) sollte auf eine Freistellung jedoch **nicht** verzichtet werden.

6. Unterstellte Mitarbeiter
Das Amt des Hygienebeauftragten zieht normalerweise keine Unterstellung nach sich. Hygienebeauftragte fungieren als Berater für alle Mitarbeiter sowie als Ansprechpartner mit Fachwissen auf dem Gebiet der Infektiologie und Hygiene.

7. Vorgesetzte
Hier wird empfohlen, dass Hygienebeauftragte in ihrer Funktion direkt der Heimleitung unterstellt ist. Die Frage stellt sich natürlich nicht, wenn Heimleitung, Pflegedienstleitung oder Hauswirtschaftsleitung selbst das Amt des Hygienebeauftragten wahrnehmen. Sie ist aber für die Mitarbeiter von Interesse, die durch ihre Pflegetätigkeit der PDL unterstellt bleiben. Als Hygienebeauftragte sollten sie jedoch direkt der Heimleitung berichten können.
Bezüglich des Qualitätsmanagements sollte der Hygienebeauftragte eng mit dem Qualitätsmanager zusammenarbeiten, diesem aber nicht unterstellt sein. Es handelt sich hierbei um eine Empfehlung

Übersicht 2:
Stellenbeschreibung der Hygienebeauftragten (Fortsetzung)

des Autors, Rechtsgrundlagen gibt es hierfür derzeit nicht. Das Modell hat sich jedoch in Krankenhäusern bereits bewährt und wird z. B. bei Fachkräften der Bundeswehr durchgeführt. Stabsärzte bspw. haben einen Fachvorgesetzten, nämlich den ranghöheren Arzt, in der Einrichtung aber einen Disziplinarvorgesetzten, der die Einrichtung kommandiert, ohne Arzt zu sein.

8. Regelung der Stellvertretung
Sie ist problematisch, wenn eine Einrichtung nur einen Hygienebeauftragten ausbilden kann oder will. Viele Hygienebeauftragte können im Kreise der Mitarbeiter durchaus Einzelne benennen, die sich für Fragestellungen der Hygiene mehr interessieren als die anderen. Diese kommen als potenzielle Stellvertreter auch ohne Ausbildung in Frage, wenn sie besonders gründlich in den Hygieneplan eingewiesen werden und sich mit der Thematik einrichtungsbezogen mit den ausgebildeten Hygienebeauftragten auseinandersetzen. Natürlich wird damit nicht der Status eines ausgebildeten Hygienebeauftragten erreicht, aber zur Überbrückung von Urlaubszeiten, Krankheitstagen oder anderen Fehlzeiten des eigentlichen Hygienebeauftragten steht ein weiterer Ansprechpartner zur Verfügung.

9. Dokumenteneinsicht
Um ihre Aufgaben wahrnehmen zu können, müssen Hygienebeauftragte Einsicht in alle Unterlagen der Pflegedokumentation nehmen können, einschließlich Arztbriefe, ggf. nach Rücksprache mit den zuständigen Ärzten. Sie sollten, soweit relevant, an Ausschreibungen für Medizinprodukte, Reinigungs- und Desinfektionsmittel sowie ggf. hygienerelevante Dienstleistungen wie externe Wäscherei und Gebäudereinigung beteiligt werden. Sie müssen auch die Möglichkeit erhalten, eingehende Angebote aus hygienischer Sicht zu prüfen und dazu Kommentare abzugeben.

1.6 Ausbildung der Hygienebeauftragten

Hygiene lernen braucht Zeit

Nachdem in der Anfangszeit Vorstellungen bzgl. der Ausbildung relativ unterschiedlich waren, setzt sich mittlerweile ein **Konzept** durch, das von einer vier- bis sechswöchigen **Ausbildung** in einem **modularen System** ausgeht. Dabei werden in der Regel zunächst einwöchige Kurse absolviert, dazwischen liegen wiederholt Pausen von mehreren Wochen bis Monaten, in denen in der Einrichtung **praktisch gearbeitet** werden kann. Die Ausbildung sollte mit einer schriftlichen Prüfung abschließen. Im Folgenden werden die Anforderungen dargestellt, die an eine Ausbildung zu stellen sind.

Ausbildungsinhalte

Vermitteln von Übertragungswegen zu ausgewählten Krankheitserregern als theoretische Grundlage für Hygienemaßnahmen

Dies ist erforderlich, um die Mitarbeiterfrage: „Warum soll ich das machen?"' kompetent und motivierend beantworten zu können. Hierzu gehört die Darstellung der Übertragung und Aufnahme ausgewählter Erreger.

Vermittlung der gesetzlichen Grundlagen und allgemeiner Kenntnisse bzgl. der Hygieneregeln

Neben der sicheren Antwort auf die Frage: „Wo steht, dass ich das machen muss?"' wird die Zusammenarbeit mit den Aufsichtsbehörden erleichtert. Eventuelle Richtlinien oder Empfehlungen der Bundesländer sind zu berücksichtigen, ggf. die Hygieneverordnungen der Länder (☞ Kapitel 3).

Die Ausbildung muss Fähigkeiten zur Risikoabschätzung beinhalten.

Dadurch sollen übertriebene Maßnahmen und unnötige Kosten vermieden, aber unter Berücksichtigung der gegebenen Möglichkeiten eine möglichst optimale Hygiene eingeführt werden. Dies gilt für alle Bereiche der Einrichtungen einschließlich Wäscherei und Küche und ggf. Schädlingsbekämpfung.

Grundkenntnisse der **Krankheitslehre** sowie der Symptomatik der **Infektionskrankheiten,** aber auch der möglichen **abwehrschwächenden Grunderkrankungen** älterer Menschen bzw. von Menschen mit Einschränkungen sind zu erwerben. In Zusammenarbeit mit den jeweiligen Hausärzten muss es ermöglicht werden, besondere **Infektionsrisiken** einzelner Bewohner bzw. Pflegebedürftiger zu erkennen und entsprechende **Präventionsmaßnahmen** zu ergreifen.

Die Ausbildung sollte theoretische Grundlagen sowie die praktische Vorgehensweise bei Qualitätsmanagement und Qualitätssicherung beinhalten.

Die hier etablierten Grundlagen der Analyse, Planung, Durchführung und Dokumentation von Maßnahmen kann auf alle Bereiche der Einrichtung übertragen werden. Ein konsequent durchgehaltener, einheitlicher Aufbau der Anweisungen erleichtert den Mitarbeitern den Zugang und der Einrichtung insgesamt eine ggf. geplante Zertifizierung.
Hierzu gehört auch die Kenntnis von Prüfverfahren, z. B. die Durchführung von mikrobiologischen Untersuchungen zur Kontrolle des Hygienestandards.

Die Ausbildung muss den Teilnehmer befähigen, Arbeitsanweisungen aussagekräftig, nachvollziehbar und rechtlich eindeutig zu formulieren.

Besonderer Schwerpunkt ist hier die Auseinandersetzung mit Problemen, auch als Krisenmanagement oder „Trouble shooting" bezeichnet.

Die Ausbildung muss Hinweise bzgl. besonderer Hygienesituationen, z. B. Tiere in Heimen, beinhalten.

Die Ausbildung muss Wege der Weitergabe der erworbenen Kenntnisse innerhalb der Einrichtungen umfassen.

Anhand von Fallgeschichten und Beispielen erhält der Teilnehmer die Möglichkeit, seinen Mitarbeitern Infektionsrisiken plastisch und angemessen unterhaltsam (und damit motivierend!) vorzutragen, auf Angebote für Schulungsmittel wird hingewiesen. Es ist sinnvoll, eine Ausbildungsstätte zu wählen, die während der kursfreien Zeit kostenlos Fragen beantwortet oder eine Praxisanleitung zur Verfügung stellt. Weniger dringende Fragen können zu Anfang der jeweils neuen Kursblöcke gestellt werden. Immer wieder werden Praktika diskutiert und von der DGKH auch gefordert. Bis heute stehen geeignete Praktikumsplätze nicht in ausreichender Zahl zur Verfügung, weshalb das RKI Praktika auch nicht zwingend fordert. Wegen der zunehmend engeren Personalsituation erscheint auch ein Fernlehrgang, der theoretische Inhalte vor Ort aus Lehr- bzw. Studienbriefen erlernen lässt und in einer angemessenen Zahl von Präsenzzeiten vertieft, eine sinnvolle Alternative zu gar keiner Ausbildung. Hierbei sind die Vorstellungen der einzelnen Bundesländer zu berücksichtigen.
Sinnvoll ist in diesem Zusammenhang auch eine Einweisung auf Computer, insbesondere für die Infektionserfassung, die Erstellung von Präsentationen und die Internetrecherche.

> **Merke:** Wichtig ist es auch, nach Abschluss der Ausbildung und während der praktischen Tätigkeit etwa alle ein bis zwei Jahre eine Fortbildungsveranstaltung zu besuchen, um neue Entwicklungen mitzubekommen und sich mit anderen Teilnehmern zur praktischen Umsetzung auszutauschen. Bei dieser Gelegenheit können auch neue Anregungen für Personalschulungen gewonnen werden.

Teil 2: Die Grundkenntnisse des Hygienebeauftragten

2 Mikrobiologie – das sollte man schon wissen

2.1 Der Mensch als Wirt für Mikroorganismen

Mikroorganismen leben in und auf uns. Zahlenmäßig führend sind die Bakterien, etwa 700 g unseres Körpergewichtes sind reine Bakterienmasse! Diese Bakterien sind auf und im gesamten Körper verteilt. Hier einige Beispiele:

Mikroben – immer und überall präsent

Haut

Residente Flora: Mikrokokken, Staphylokokken (Staphylococcus-epidermidis-Gruppe), Corynebakterien.
Kopf: Mischflora, 1.500.000 Keime/cm^2.
Rücken, Füße: Hautflora, 500 bis 1000 Keime/cm^2.
Stirn: Hautflora, 100.000 Keime/cm^2.
Schweißdrüsenregionen: 2.000.000 Keime/cm^2.

Hände

Hautflora, transiente Flora (z. B. E. coli), 1.000 bis 5.000 Keime/cm^2.
Fingerkuppen ca. 100 Keime/cm^2.

Atemwege

Nase: Propionibakterien, evtl. Staphylococcus aureus.
Rachen: wie Mund, dazu evtl. auch Meningokokken, Pneumokokken, Streptococcus pyogenes.
Kehlkopf/Luftröhre: wie Rachen mit geringerer Keimzahl.
Bronchien: steril.

Verdauungstrakt

Mund: bis zu 300 Arten, 1 bis 100 Mio. Keime/ml Speichel (vergrünende Streptokokken, Neisserien, Staphylokokken, Anaerobier, gelegentlich Haemophilus, Pneumokokken, Pilze wie Candida und Viren wie Herpes simplex).
Oesophagus: wie Mund.

Magen: aufgrund der Magensäure keimarm, transiente Flora (Reste der Rachenflora, aus Lebensmitteln und Getränken) in einer Menge von ca. 10 bis 1000 Keime/ml Mageninhalt.
Duodenum: keimarm.
Dünndarm: wenige Arten (Bifidobakterien, Enterokokken, E. coli, Anaerobier), ca. 1000 Keime/ml Darmsekret.
Dickdarm: bis zu 500 Arten, 1000 Milliarden (10^{12})/g Stuhl. 99 % Anaerobier, z. B. Clostridien, Bacteroides, anaerobe sowie fakultativ anaerobe Bakterien wie E. coli; coliforme Bakterien, Enterokokken, evtl. Pilze wie Candida, Staphylokokken, Pseudomonas und andere fakultativ pathogene Keime.
Die Besiedelung des Darms beginnt mit der Geburt, zunächst fast nur Bifidobakterien, dann nach und nach die vollständige Darmflora. Ernährungsbedingt kann die Darmflora verschoben sein.

Harnwege

Blase und Nieren: steril.
Harn: 10 bis 10.000 Keime/ml durch Harnröhrenmündungsflora.
Harnwege: sollten mit Ausnahme der äußeren Harnröhrenmündung steril sein.

Genitalbereich

Äußere Genitale: Besiedelung entspricht der Haut, dazu kommen apathogene Treponemen, Mykobakterien, Enterokokken und Anaerobier.

Aber auch Viren fühlen sich bei uns wohl. Fast jeder Bundesbürger wird bereits im Kleinkindalter mit dem Herpes-simplex-Virus infiziert, das den Betroffenen dann ein Leben lang begleitet. Auch das Varizella-Zoster-Virus verlässt den Körper nicht mehr. Diese Viren bevorzugen Nervengewebe als Rückzugsbereich und können über lange Zeitintervalle so gut wie gar nicht in Erscheinung treten.

2.2 Allgemeine Eigenschaften verschiedener Gruppen von Mikroorganismen mit Erregerbeispielen

2.2.1 Bakterien

Welche Umgebung mögen Bakterien?

Bakterien: klein, schnell, überall

Bakterien sind Kleinstlebewesen mit eigenem Stoffwechsel. Möchte man sich die Größe von Bakterien vergegenwärtigen, muss man sich vorstellen, dass auf einen Stecknadelkopf etwa 100 Millionen Bakterien passen. Ihre Größe beträgt 0,5–20 µm (1 µm = 0,001 mm) und sie wiegen ca. 0,45 pg (pg = picogramm = ein billiardstel Gramm).

An ihre Nahrung stellen sie die gleichen Ansprüche wie wir Menschen. Auch sind sie auf Wasser bzw. eine gewisse **Feuchtigkeit** angewiesen, um **überleben** und sich **vermehren** zu können. Einige, wie der Wasserkeim Pseudomonas aeruginosa, sind sehr genügsam. Die Lebenserwartung von Bakterien ohne Feuchtigkeit und Nährstoffe richtet sich nach der Bakterienart und der unmittelbaren Umgebung (z. B. Sekrettropfen, Blutfleck). Sie reicht von wenigen Stunden bis zu mehreren Monaten. Sporenbildner vermögen viele Jahre zu überleben.

Aerobier und Anaerobier

Unterschiedlich ist auch das Verhalten gegenüber Sauerstoff: **Aerobe Bakterien** benötigen Sauerstoff zum Leben, **fakultative Anaerobier,** z. B. einige unserer Darmbakterien, können sowohl mit als auch ohne Sauerstoff in ihrer Umgebung leben. Für sog. **obligate Anaerobier** ist Sauerstoff sogar Gift. Der weitaus größte Teil der Darmbakterien, aber auch der Tetanus- und der Gasbranderreger gehören in diese Gruppe.

Von pH und Temperatur

Auch der pH-Wert (Säure-Basen-Maß, Wasserstoffionenkonzentration) hat Einfluss auf Bakterien. Die meisten **menschenpathogenen Keime** bevorzugen **pH-Werte zwischen 6 und 9**. Sie finden demzufolge in Wasser (neutraler pH-Wert von 7) und Blutplasma (pH 7,4) ideale Lebensbedingungen. Sie können aber auch in leicht saurem bzw. leicht alkalischem Milieu überleben und sich vermehren.
Nur wenige Bakterien und einige Pilze vermögen sich im Kühlschrank bei 6 ± 2 °C noch zu teilen. Tieffrieren (–18 ± 2 °C) stoppt jedes Wachstum, nach dem Auftauen sind die meisten Bakterien aber wieder vermehrungsfähig. Die Lieblingstemperatur – und damit die **höchste Vermehrungsrate** – der meisten menschenpathogenen Keime liegt bei **37 °C,** entsprechend unserer Körperkerntemperatur. Jedoch können sich Bakterien auch bei Raumtemperatur und bei Temperaturen über 37 °C durchaus noch vermehren.

Wie vermehren sich Bakterien?

Bakterien vermehren sich generell durch **Teilung**. Eine Generationszeit liegt dabei zwischen 20 Minuten und einem ganzen Tag. Ein kleines **Rechenbeispiel** mag zeigen, was dies für die Praxis bedeutet:

Beispiel: Wir nehmen an, ein Darmbakterium wie Escherichia coli würde sich unter optimalen Bedingungen alle 20 Minuten teilen. Die Vermehrung verläuft exponentiell, d. h., jede Generation bringt eine Verdoppelung (1, 2, 4, 8, 16, ...). Jedes Bakterium ist sofort nach seiner Entstehung wieder teilungsfähig. In der ersten Stunde entstehen aus einem Keim 8 Bakterien. Nach zwei Stunden sind es bereits 64. Nach drei Stunden haben sich bereits 512 Bakterien entwickelt. Am Ende eines Arbeitstages, also nach acht Stunden, sind unter optimalen Bedingungen aus einer einzigen Bakterie bereits 16.777.216 Stück entstanden!

Bedenkt man nun, dass ein einziger Fingerabdruck 50 bis 500 Bakterien auf einer Fläche zurücklassen kann, wird klar, welche Bedeutung das für unsere Umwelt haben kann. Allerdings sind die Verhältnisse für die Bakterienvermehrung selten optimal, denn Trockenheit und Nahrungsmangel setzen dem rasanten Wachstum dieser Mikroorganismen Grenzen.

Wie wirken Bakterien auf ihre Umgebung ein?

Stoffwechsel findet auch draußen statt

Zur Nahrungsbeschaffung und Aufrechterhaltung ihres Stoffwechsels verfügen die Bakterien über eine Reihe von Stoffen, die sie nach außen abgeben können. Es handelt sich um Enzyme, die Körpergewebe abbauen und den Bakterien Nährstoffe zuführen: Proteasen (eiweißspaltende Enzyme), Lipasen (fettspaltende Enzyme) und Nukleasen (erbgutspaltende Enzyme). Einige Bakterien verfügen darüber hinaus über **Substanzen mit toxischer Wirkung,** die sie aktiv nach außen abgeben können. In diesem Fall spricht man von **Exotoxinen.** Sog. **Endotoxine** werden vor allem von gramnegativen Erregern freigesetzt, wenn das Bakterium nach seinem Tod zerfällt. Ferner ist erwähnenswert, dass einige Bakterien in der Lage sind, sich mit langen, dünnen Proteinfäden, sog. Geißeln, fortzubewegen. Die Haftorgane Pili und Fimbrien ermöglichen es ihnen, sich an Oberflächen und Geweben anzuheften (☞ Abb. 2).

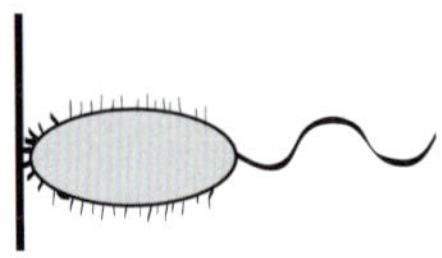

Abb. 2: Haftorgane der Bakterien: Mittels ihrer Haftorgane, den Pili und Fimbrien, können sich Bakterien an Oberflächen anheften.

Überlebensstrategien im Wirt

Manche Bakterien erzeugen Schleimkapseln, mit denen sie sich vor der körpereigenen Abwehr und Antibiotikawirkung schützen können (☞ Abb. 3). Wenige Bakterienarten verfügen über die außerordentliche Fähigkeit, selbst in den Fresszellen (Makrophagen), die der Körper aussendet, um Bakterien zu vernichten, zu überleben und sich darin sogar noch zu vermehren.

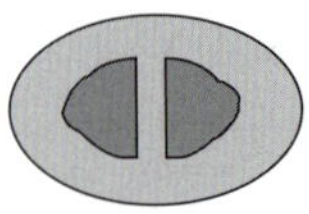

Abb. 3: Schleimkapsel der Pneumokokken. Die „Diplo-Lanzettform" ist typisch für Streptococcus pneumoniae (Pneumokokken). Ebenso charakteristisch ist die ausgeprägte Schleimkapsel (Schemazeichnung nach mikroskopischem Bild).

Sporen – bakterielle Konserven

Einige Keime, die man häufig im Staub findet, sind in der Lage, durch Teilung eine dauerhafte Lebensform (Spore) hervorzubringen, die mit einer „Konserve" vergleichbar ist. Sie können auf diese Weise Jahrzehnte überdauern und sind vor Trockenheit, alkoholischen und anderen Desinfektionsmitteln sowie Hitzeeinwirkung, z. B. durch Kochen geschützt.

Was macht Bakterien zu Erregern?

Pathogenität und Virulenz

Erreger, die **Erkrankungen** bei Mensch und Tier hervorrufen können, werden als pathogen bezeichnet. Pathogenität wird durch sog. **Pathogenitätsfaktoren** wie Pili und Fimbrien, Kapseln, Exo- und Endotoxine und die Fähigkeit zur intrazellulären Vermehrung vermittelt. Die **Stärke der Pathogenität** wird als **Virulenz** bezeichnet.

Kontagiosität

Kontakt und Infektion

Diese Eigenschaft sagt aus, wie infektiös einzelne Erreger sind. Nicht immer kommt es nämlich nach Erregerkontakt zur Infektion. Der **Manifestationsindex** (MI) beschreibt diese Tatsache:

$$MI = \frac{\text{Anzahl der nach Erregerkontakt Infizierten} \times 100}{\text{Anzahl der trotz Erregerkontakt Gesunden}} \text{ in Prozent}$$

Merke: Je höher der Manifestationsindex, desto größer die Infektiosität.

So hat Scharlach bspw. einen MI von ca. 25 %, die Masern dagegen von ca. 95 %.

Multiresistenz

Wenn Therapie schwierig wird

Mutiresistente Erreger stellen ein zunehmendes Problem dar. Von Multiresistenz wird gesprochen, wenn ein Keim gegen mehr als vier Antibiotikagruppen, gegenüber denen Bakterien der gleichen Spezies normalerweise sensibel sind, resistent (unempfindlich) geworden ist. Auch wenn es bekannte und „typische" multiresistente Erreger gibt: Jede Bakterienspezies ist in der Lage, einzelne multiresistente Stämme hervorzubringen! Die hierzu benötigten Gene können entweder über Plasmide (ringförmige DNA-Moleküle), die von Bakterien zusätzlich zum eigenen Ringchromosom aufgenommen und verwertet werden oder durch Spontanmutation erworben werden. Die Resistenzmechanismen reichen von der **Produktion von Enzymen,** die die Antibiotikamoleküle spalten, bevor sie das Bakterium erreichen können (z. B. Beta-Laktamasen gegen Penizilline und Cephalosporine), über die **Verkleinerung von Poren,** durch die Antibiotikamoleküle in die Bakterienzelle eindringen bis zur **Veränderung der Zielmoleküle,** an denen die Antibiotika wirken sollen.

Multiresistente Keime werden oft von Mensch zu Mensch oder über Flächen übertragen und sind dann für einige Zeit Bestandteil der Flora des Besiedelten. Diese Fähigkeit bezeichnet man als **Kolonisationsvermögen.**

Spezielle Bakteriologie: Diese Keime trifft man häufiger

Wichtige Vertreter der Bakterienwelt

Im Folgenden sollen einige Erreger detailliert vorgestellt werden. Bewusst wurde auf die klassische Einteilung der Bakterien verzichtet und nach hygienerelevanten Merkmalen wie Klinik und Herkunft eingeteilt. **Eitererreger** werden hauptsächlich über die Atemluft und durch Kontakt mit Menschen übertragen. **Umweltkeime** dagegen können z. B. in Blumentopferde, auf Lebensmitteln und in Hausstaub gefunden werden. **Darmkeime** kommen natürlich auch in der Umwelt vor, werden aber aufgrund ihrer typischen Eigenschaften in einer eigenen Gruppe dargestellt. **Wasserkeime** kommen hauptsächlich in Wasser und wasserreichen Aerosolen vor. Bei ihnen muss Wasser, z. B. in Medizinprodukten, als Übertragungsweg in die Überlegungen einbezogen werden.

2.2.1.1 Eitererreger

Die Gruppe der Eitererreger verursacht Infektionen wie z. B. Tonsillitis (Mandelentzündung), Osteomyelitis (Knochenentzündung), Wundinfektionen, Abszesse und Pneumonien (Lungenentzündungen, v. a. nach Virusinfektion im Bereich der oberen Atemwege).

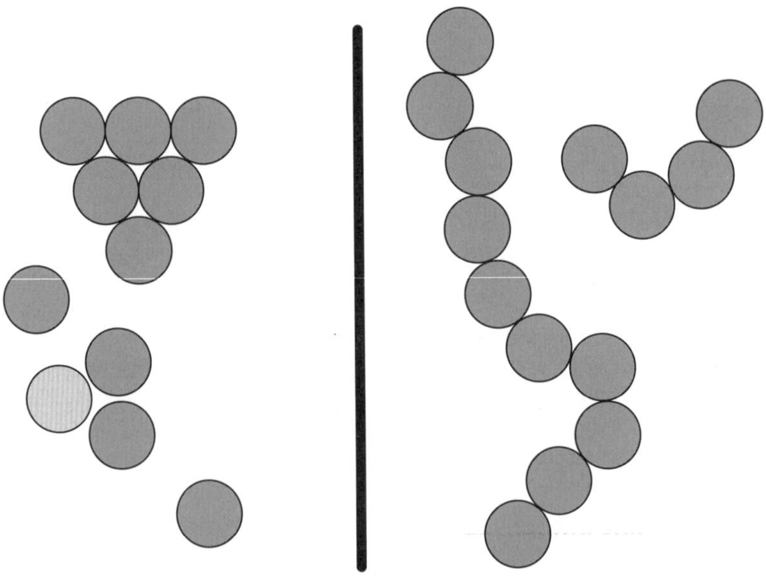

Abb. 4: Kokken unter dem Mikroskop: Grampositive Kokken sind typische Eitererreger. Auf der linken Seite sind Staphylokokken zu sehen. Sie sind in Haufen oder traubenförmig angeordnet, wodurch auch der Name entstand („staphylos'', griechisch: die Traube). Auf der rechten Seite sind Streptokokken zu sehen, die üblicherweise kettenförmig („streptos'', griechisch: die Kette) angeordnet sind.

Staphylokokken traubenförmig

Streptokokken = Ketten

Staphylococcus aureus

Virulente Staphylokokken

Diese Bakterien kolonisieren v. a. die Nasenschleimhaut. Die Ansteckung erfolgt durch **Kontakt- oder Tröpfcheninfektion.** Die grampositiven Keime verfügen über eine massive Zellwand und sind relativ resistent gegen Trockenheit. Staphylokokken bleiben oft drei Tage, manche Stämme monatelang ohne Wasser vermehrungsfähig. Staphylococcus aureus besitzt eine ganze Reihe von Pathogenitätsfaktoren und kann Infektionen auslösen. Gefährdet sind vor allem chronisch Kranke (Diabetiker, Dialysepatienten) und Patienten mit Hautschädigungen (Ekzeme, Wunden, aber auch Kathetereintrittsstellen). Einige Stämme sind Lebensmittelvergifter, deren Toxin Brechdurchfall auslöst. Resistente Varianten sind die **MRSA** (methicillinresistente Staph. aureus), synonym **ORSA** (oxacillinresistente Staph. aureus), die zunehmend als Besiedler in Pflegeeinrichtungen erscheinen. Leider haben diese Erreger auch den Weg in die Allgemeinbevölkerung gefunden. Dort entdeckte Stämme werden auch als CA-MRSA (Community associated) bezeichnet. Einige davon sind durch einen speziellen Wirkstoff (Panton-Valentine-Leukozidin, PVL+) besonders virulent. Sie werden auch zunehmend bei Haus- und Nutztieren nachgewiesen.

Streptococcus pyogenes

Streptokokken

Diese kettenförmig angeordneten Bakterien verursachen ein breites Spektrum an Infektionen, z. B. Wundinfektionen, Erysipel („Wundrose"), Angina u. a. Einige Stämme können mit sog. erythrogenen Toxinen Scharlach auslösen. In mikrobiologischen Befunden werden sie auch als „Streptokokken der serologischen Gruppe A" bezeichnet.

Streptococcus pneumoniae

Pneumokokken

Die sog. Pneumokokken liegen paarweise zusammen und sind von einer schützenden Kapsel umgeben. Sie lösen schwerpunktmäßig Infektionen im HNO-Bereich (Mittelohrentzündung, Bronchitis, Lungenentzündung), aber auch Bindehautinfektionen und u. U. Infektionen der Augenhornhaut aus. Gefährlich ist die Lungenentzündung vor allem für den **älteren Menschen,** daher wird eine **Pneumokokkenimpfung** empfohlen. Bei Erwachsenen und älteren Menschen vermögen Pneumokokken auch Hirnhautentzündungen auszulösen. Kleine Kinder tragen häufig Pneumokokken im Rachen, ohne zu erkranken, können sie aber übertragen. Dies ist beim Besuch der Enkel bzw. Urenkel „erkälteter" älterer Menschen zu berücksichtigen.
Die Umweltresistenz von Pneumokokken ist geringer als die von Staphylokokken. Das Personal hat normalerweise keine Infektion zu befürchten.

Haemophilus influenzae

Dieses **gramnegative Stäbchenbakterium** erhielt seinen Namen, weil man es fälschlicherweise für den Erreger der Influenza (Grippe), eigentlich das Influenzavirus, hielt. Es nutzt die Gelegenheit, wenn eine Virusinfektion die Abwehr von Luftröhre und Lunge geschwächt hat. Dann entsteht eine **eitrige Bronchitis** oder sogar eine **Lungenentzündung.** Auch hier gibt es relativ selten Resistenzen, die Umweltresistenz ist relativ gering. Haempohilus influenzae Typ B kann bei Kindern Hirnhautentzündung auslösen, weshalb eine Impfung angeboten wird. Kinder können diesen Keim ohne Symptome im Rachen tragen.

2.2.1.2 Darmbakterien

Enterobakteriazeen

Darmkeime – fakultativ pathogen

Die offiziell als Enterobacteriaceae bezeichneten gramnegativen Stäbchen sind Teil der fakultativ anaeroben Darmflora. Die im Darm völlig harmlosen Keime können an falscher Stelle (z. B. in der Harnröhre) Probleme verursachen. Sie werden daher als fakultativ pathogen bezeichnet.

Am häufigsten treten **Escherichia coli** und Co. bei **Harnwegsinfekten** auf. Sie besiedeln aber auch chronische Wunden, Trachealsekret und können außerdem akute Wunden infizieren. Einige, z. B. Klebsiella pneumoniae, können eitrige Bronchitis und Lungenentzündung auslösen. Zu dieser Gruppe gehören außerdem die Gattungen Enterobacter, Citrobacter, Klebsiella, Salmonella, Serratia und andere.

Enterobakteriazeen sind normalerweise nicht desinfektionsmittelresistent.

Leider treten zunehmend sehr resistente Vertreter aller Gattungen, vor allem E. coli und Klebsiella, als Träger von ß-Laktamasen mit erweitertem Spektrum (ESBL) auf. Hochresistente Varianten der ESBL sind zusätzlich gegen Carbapenem-Antibiotika resistent, was nur noch wenige Therapieoptionen offen lässt.

Salmonellen

Populäre Lebensmittelinfektionserreger

Eine pathogene Art der Enterobakteriazeen sind die Salmonellen (Salmonella enterica subspecies enterica mit über 2000 verschiedenen Biovaren). Man unterscheidet die in Deutschland verbreitete **Enteritis-Gruppe** und die eher im außereuropäischen Ausland heimische **Typhus-Gruppe,** bestehend aus Salmonella typhi und paratyphi A, B und C.

Lebensmittel wie rohes Fleisch, nicht durchgegartes Geflügel, rohe Eier und Speisen mit rohem Ei sind die Hauptquellen für die Salmonelleninfektion. Eine Übertragung durch ungewaschene Hände ist möglich.

> **Achtung:** Zu beachten ist, dass die Infektionsdosis bei Kindern, älteren Menschen und Kranken niedriger ist als bei gesunden Erwachsenen.

Nach einer Inkubationszeit von einem halben bis zwei Tagen setzen Durchfall, Erbrechen und erhöhte Temperatur ein, die etwa 1–5 Tage anhalten.

Campylobacter

Campylobacter coli und jejuni werden durch Lebensmittel übertragen und verursachen nach 1- bis 3-tägiger Inkubationszeit eine fieberhafte Lebensmittelinfektion.
Helicobacter pylori, ein naher Verwandter, wird im Zusammenhang mit **Magengeschwüren** gesehen.

2.2.1.3 Umweltkeime

Keime aus der Umwelt

Zu den Umweltkeimen, die den Menschen beeinträchtigen, gehören zunehmend multiresistente Varianten von **Acinetobacter** (meist A. baumannii oder lwoffi). Dieses **gramnegative Stäbchenbakterium,** das auf Pflanzen, in Blumenerde, in Wasser und Tee gefunden werden kann, fällt vor allem als Besiedler von Trachealsekreten und Erreger von **Harnwegs- und Wundinfektionen** auf. Es hat jedoch keine Desinfektionsmittelresistenz und kann mit den üblichen Hygienemaßnahmen, vor allem einer sorgfältigen Flächendesinfektion, gut beherrscht werden. Auch hier gibt es hoch- bzw. pan- (gegen alles) resistente Varianten.
Zu den Keimen, die in Erde und Staub zu finden sind, gehören darüber hinaus die grampositiven Sporenbildner-Familien **Bacillus** und **Clostridium.** Bei der aeroben Bazillusfamilie tritt vor allem Bacillus cereus als Erreger von Wundinfektionen, auch bei chronischen Wunden, in Erscheinung. Gleichzeitig ruft er Lebensmittelvergiftungen hervor.

Clostridien

Die Sporenbildner, die auch im Darm vertreten sind, können nur in sauerstofffreiem Milieu überleben. Geeignete Verhältnisse finden sich z. B. auch in nekrotischen Wundbereichen oder sehr schlecht durchbluteten Quetschwunden.
Bei den Clostridien, die obligat anaerob sind, treten vor allem **Clostridium perfringens** als Lebensmittelvergifter und (heutzutage selten) als Erreger des Gasbrandes in Erscheinung. Sehr stark zugenommen hat **Clostridium difficile,** der Erreger der pseudomembranösen oder Antibiotika-assoziierten Kolitis. Diese schwere Dickdarmentzündung mit Durchfall und Schleimhautschäden wird durch ein Überwuchern des Darms mit Clostridium difficile ausgelöst, wenn Antibiotika oder Zytostatika die normale Darmflora zerstört haben.

Infektion durch Antibiotika, schwere Verläufe meldepflichtig

Zu den Erdkeimen gehört auch **Clostridium tetani,** der in Zeiten flächendeckender Impfungen trotz der bei Geimpften erhaltenen Infektionsfähigkeit (Impfung hilft nur gegen das den Wundstarrkrampf auslösende Toxin) keine große Rolle mehr spielt und **Clo-**

stridium botulinum, ein Lebensmittelvergifter, der schlaffe Lähmungen auslösen kann.

2.2.1.4 Wasserkeime

Keime in der Feuchtigkeit

Bei der Pseudomonasfamilie, hier v. a. **Pseudomonas aeruginosa,** handelt es sich um klassische Wasserkeime. Von Natur aus schon relativ resistent, war Pseudomonas aeruginosa einer der ersten Keime, der sog. **panresistente Stämme,** die gegen nahezu alle derzeit verwendeten Antibiotika resistent sind, entwickelte. Außerdem ist Pseudomonas diejenige Spezies, die in der Vergangenheit Resistenzen gegen Desinfektionsmittel einschließlich Silber entwickeln konnte. Bei Anwendung zeitgemäßer Flächendesinfektionsmittel mit verschiedenen Wirkstoffen sind Desinfektionsmittelresistenzen allerdings nur selten zu beobachten.

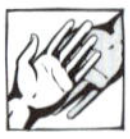

Spezieller Pflegehinweis: Pseudomonas besiedelt vor allem Trachealsekret von Beatmeten, erzeugt Wundinfektionen und bei mit Sondenkost Ernährten auch Darminfektionen. Die Übertragung erfolgt durch Leitungswasser, älteren Tee und Aerosoltröpfchen, z. B. aus verkalkten Duschen.

Stenotrophomonas maltophilia

Auch dieser Keim bereitet häufig Probleme im Krankenhaus. Er ist in der Lage, Wundinfektionen und Harnwegsinfektionen auszulösen sowie Trachealsekret zu besiedeln.

Legionella pneumophila

Legionellen lieben Wasserleitungen

Dieses Stäbchenbakterium lebt im Wasser, bevorzugt in Amöben, die sich im Wasser aufhalten. Es wird in fast jeder Wasserleitung und auch in Oberflächengewässern, sofern sie nicht salzhaltig sind, nachgewiesen. Bei älteren und abwehrgeschwächten Menschen kann es eine **Pneumonie** verursachen. Diese verläuft sehr schwer, oft unter Beteiligung von Nieren, Leber und mit neurologischen Symptomen und/oder Durchfall. Die Übertragung erfolgt v. a. über den feinen Wassernebel, der z. B. von verkalkten Brauseköpfen ausgeht, im Einzelfall auch über andere Übertragungswege. V. a. zur Bekämpfung dieses Bakteriums sollten die Wasserleitungen von Alten- und Pflegeheimen mindestens einmal im Jahr untersucht werden, wie es seit 01.01.2003 in der Trinkwasserverordnung auch vorgesehen ist.

2.2.1.5 Sonstige Erreger

Chlamydien (Chlamydophila)

Chlamydien wurden lange Zeit für Viren gehalten, weil sie sich wegen eines Defektes des Erregerstoffwechsels immer in den Wirtszellen vermehren. Chlamydienbedingte Krankheitsbilder sind **Harnröhreninfektionen** und durch Chlamydia pneumoniae hervorgerufene **Lungenentzündungen.** Die Übertragung erfolgt durch **Tröpfcheninfektion. Chlamydia psittaci** verursacht die sogenannte Ornithose, daher müssen bei der Einrichtung einer Voliere ornithosefreie Vogelbestände eingesetzt werden.

Mycobacterium tuberculosis, Tuberkulosekomplex

Tuberkulose – noch immer aktuell

Genau wie in früheren Zeiten bilden auch sozialer Wohlstand und ein hoher persönlicher Hygienestandard keinen sicheren Schutz vor der Infektion. Mykobakterien verfügen über einige bemerkenswerte Eigenschaften. Die Generationszeit beträgt im Gegensatz zu vielen anderen Bakterien 18 bis 24 Stunden. Die Zellwand ist sehr komplex aufgebaut und enthält Lipide, die die Bakterien u. U. gegen bestimmte Desinfektionsmittel tolerant machen und bewirken, dass sie in einem komplizierten Verfahren für die Mikroskopie gefärbt werden müssen. Die Zusammensetzung der Zellwand ermöglicht auch außerhalb des menschlichen Körpers ein relativ langes Überleben (mehrere Wochen bis Monate). Verschiedene Spezies, vor allem **Mycobacterium tuberculosis,** bilden den **Tuberkulosekomplex.** Es gibt jedoch noch andere Mykobakterienarten, die z. B. im Wasser vorkommen. Diese MOTT (Mycobacteria other than tubercle bacilli) lösen andere Krankheitsbilder wie z. B. Lungeninfektionen bei Aidskranken oder Lymphknotenschwellungen bei Kindern aus. Sie lassen sich besser anzüchten und werden anders therapiert.

Inkubationszeit und Therapie

Die lange Generationszeit bedingt eine **lange Inkubationszeit** (Zeit vom Erregerkontakt bis zum Auftreten der ersten Symptome), was bedeutet, dass auch die Kultur im Labor erst nach 6 Wochen für negativ erklärt werden kann, wenn keine Mykobakterien gewachsen sind. Entsprechend lang verläuft die Therapie. Sie muss über **mindestens 6 Monate** durchgeführt werden, wobei drei bis vier Antibiotika zeitgleich zu verabreichen sind. Grund für die Kombinationstherapie ist die Fähigkeit der Mykobakterien, gegen einzeln verabreichte Antibiotika rasch Resistenzen zu entwickeln. Die Mykobakterien werden therapeutisch an der Vermehrung gehindert; die körpereigene Abwehr kann sie buchstäblich einmauern (Verkäsung, Verkalkung). In diesem Zustand können sie jahrzehntelang infektiös bleiben und reaktiviert werden.

Rechtzeitiges Erkennen einer Tuberkulose

Zu Beginn der Erkrankung stehen **Müdigkeit und Abgeschlagenheit** im Vordergrund, gelegentlich ist die **Körpertemperatur erhöht.** Die Patienten sind gleichgültig und **antriebsarm.** Bei etwa der Hälfte der Erkrankten ist eine zunächst schleichende, dann immer rascher fortschreitende **Gewichtsabnahme** zu beobachten. Im weiteren Verlauf des Krankheitsbildes stellt sich ein **trockener Husten** ein, den charakteristischen blutigen Auswurf haben nur noch ca. 5 % der Patienten, nur etwa 20 % haben überhaupt Auswurf. Daher wird die **Diagnose** häufig **bronchoskopisch** gestellt. Molekularbiologische Verfahren aus der gewonnenen Spüllösung wie die **Polymerase-Ket-**

ten-Reaktion (PCR) beschleunigen die Diagnostik erheblich. Schon nach 24 Stunden kann die Diagnose Tuberkulose gestellt werden. Die Infektion kann aber auch völlig unbemerkt ablaufen und endet mit der Einkapselung der Erreger am lokalen Infektionsherd und den regionalen Lymphknoten.
Gelingt es der körpereigenen Abwehr nicht, die Erreger einzukapseln, breiten sie sich in der Lunge aus und bilden schließlich eine Abszesshöhle, die sog. **Kaverne.** Diese Kaverne kann Zugang zum Bronchialsystem erhalten. In diesem Fall hat der Patient **bakterienhaltigen Auswurf** und ist spätestens dann als **infektiös** anzusehen (**offene Tuberkulose**). Darüber hinaus können Mykobakterieninfektionen außerhalb der Lunge, bspw. als Infektion von Wirbelkörpern, als tuberkulöse Meningitis, Nierentuberkulose, Genitaltuberkulose und Knochentuberkulose auftreten.

> **Merke:** Risikofaktoren für die Infektion sind Immunschwäche, z. B. AIDS, bereits vorhandene chronische Erkrankungen der Lunge, starker Stress über einen längeren Zeitraum, ungünstige soziale Verhältnisse, Alkoholismus und Drogensucht. Auch sind Reaktivierungen überstandener Tuberkulosen im höheren Alter ein zunehmendes Risiko. Meldepflicht gegenüber dem Gesundheitsamt besteht bei Erkrankung und Tod.

2.2.2 Viren

Stoffwechsel auf Pump – Viren

Viren besitzen keinen eigenen Stoffwechsel, sie bestehen praktisch nur aus ihrem Erbgut (DNA oder RNA) und der Trägerhülle, dem Kapsid. Daher benötigen sie zur Vermehrung immer eine **Wirtszelle.** Außerhalb eines Organismus überleben sie nicht lange. Trotzdem ist nahezu jeder denkbare Infektionsweg für Viren geeignet. Am häufigsten ist die **Tröpfcheninfektion.** Die Viren werden dann in der Regel über die Hände aufgenommen und z. B. in Körperöffnungen eingebracht. Von dort gelangen sie zu ihren Zielzellen (z. B. die Schleimhaut der Atemwege). Nun laufen die **Phasen der Vermehrung** ab:

Übersicht 3: Ablauf der Virusinfektion

> **Adsorption:** Die Viren lagern sich mit dem Kapsid oder der zusätzlichen Hülle, über die manche Viren verfügen, an spezifische Rezeptoren ihrer Wirtszelle an (☞ Abb. 5a).
>
> **Penetration:** Das Virus dringt ins Zellinnere ein. Dort wird das Genom aus der Hülle freigesetzt, die Hülle zerfällt („Uncoating") (siehe Abb. 5b).
>
> **Synthese neuer Virusbestandteile:** Die Wirtszelle wird nun gezwungen, das Virusgenom zu vermehren und mit ihren Organellen Hüllenteile zu erzeugen (☞ Abb. 5c). Das dazu erforderliche Material nimmt die Wirtszelle aus ihren eigenen Vorräten.

Übersicht 3: Ablauf der Virusinfektion (Fortsetzung)

Eine Sonderform sind die Retroviren, deren RNS zuerst mit dem Enzym „reverse Transkriptase" in der DNS kopiert und dann in das Genom der Wirtszelle eingebaut wird. Virus-DNS wird in das Genom der Zelle eingebaut, dort transkribiert und die komplementäre RNS als „Bauanleitung" für die Hülle verwendet.

Reifung: Die neu produzierten Virusbestandteile werden nun zusammengesetzt.

Ausschleusung: Die fertigen Viren können nun über die Zellwand ausgeschleust werden, die Wirtszelle stirbt ab (☞ Abb. 5d). Durch die Zerstörung der Zellen kommt es zu klinischen Symptomen, z. B. einem Schnupfen. Die ausgereiften Viren infizieren rasch neue Zellen. Ein Teil der Viren verlässt den Körper (z. B. durch Husten, Niesen). Einige finden dabei einen neuen Wirt, die meisten gehen aber zugrunde. Behüllte Viren können die Wirtszelle verlassen, ohne sie zu zerstören.

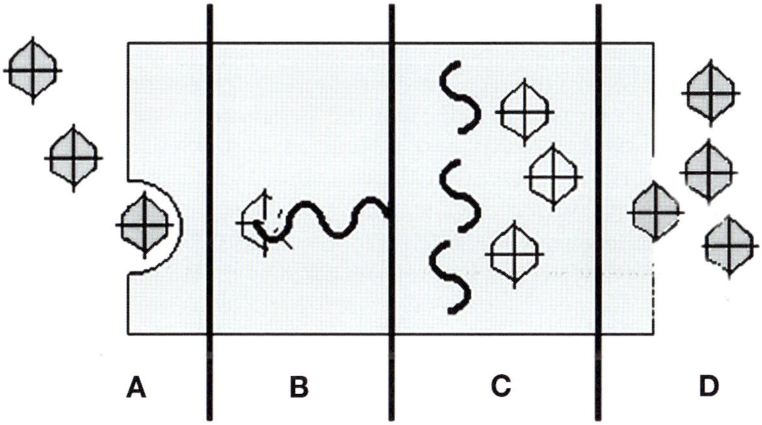

Abb. 5: Viruszyklus
a: Die Viren docken an den Zellrezeptoren an und dringen in die Zelle ein.
b: In der Zelle wird das Kapsid zerstört und das Erbgut des Virus freigesetzt.
c: Die Virusbestandteile werden in der Zelle vermehrt.
d: Zahlreiche neu entstandene Viren werden evtl. unter Zerstörung der Zelle ausgeschleust.

Diagnostik von Virusinfektionen

Viren finden

Da die Untersuchungen zum spezifischen Virusnachweis sehr aufwändig sind, wird in aller Regel darauf verzichtet und die Diagnose aufgrund des **Krankheitsbildes** gestellt. Zum Virusnachweis stehen prinzipiell drei Wege zur Verfügung:
Viren oder deren Komponenten werden im **Patienten**material direkt nachgewiesen, Viren können in **Zellkulturen** gezüchtet oder indirekt durch Bestimmung der **Antikörper im Blut** der untersuchten Personen nachgewiesen werden. Durch die Unterscheidung von Antikörpern der Klassen IgM (akute Infektion) und IgG (länger zurückliegende Infektion) kann der Infektions- und Schutzstatus bestimmt werden.

Therapie von Virusinfektionen

Therapieformen: Während virusbedingte Erkältungen und die klassischen Kinderkrankheiten meistens rein **symptomatisch** behandelt werden, z. B. durch Anwendung abschwellender Nasentropfen, Acetylsalicylsäure oder mit Mitteln gegen Juckreiz bei Ausschlägen, kann bei schweren Viruserkrankungen die **kausale Therapie** erfolgreich sein.

Die Entwicklung der **Virustatika,** wie die Medikamente gegen Viren genannt werden, hat nach der Entdeckung des HIV-Virus einen enormen Aufschwung erfahren. Heute stehen etwa 15 verschiedene, gegen Viren wirksame Präparate zur Verfügung. Bei der Herpes-simplex-Infektion, z. B. im Lippenbereich, können lokal wirksame Virustatika zur Bekämpfung der Symptome eingesetzt werden.

Achtung: Die Antibiotikagabe bei einer reinen Virusinfektion ist sinnlos und schädigt darüber hinaus die Darmflora!

Komplikationen von Virusinfektionen

Wenn Bakterien Chancen nutzen ...

Die häufigste Komplikation einer Virusinfektion, besonders im Bereich der oberen Luftwege, ist die **bakterielle Zweit- oder Superinfektion.** Der Virusbefall schwächt die Zellen der lokalen Abwehr, führt zu Gewebeschäden und ermöglicht es Bakterien, wie z. B. Haemophilus influenzae, sich anzusiedeln.

Spezieller Pflegehinweis: Ältere Menschen sind z. B. durch Besiedelung mit Pneumokokken oder Staphylococcus aureus gefährdet, die zur Superinfektion der Bronchialschleimhaut führt. In diesem Fall verschlechtert sich das Krankheitsbild, eine Antibiotikagabe nach ärztlicher Anordnung ist indiziert.

Auch virale Hautauschläge wie Herpes simplex und Herpes zoster (Gürtelrose) können durch Eitererreger wie Staphylokokken und Streptokokken verstärkt werden. Hier werden zweckmäßigerweise lokale Antiseptika angewandt.

Viren und Tumorerkrankungen

Virusinfektionen und Karzinome

Einige Viren können **Karzinome** auslösen. Ein Beispiel hierfür ist das Epstein-Barr-Virus, der Erreger der infektiösen Mononukleose (Pfeiffer'sches Drüsenfieber), der das nasopharyngeale Karzinom verursachen kann.

Chronische Infektionen mit verschiedenen anderen Viren vermögen das Gewebe so zu schädigen, dass eine Entartung entsteht. Ein Beispiel hierzu ist das Leberzellkarzinom, das als Folge einer chronisch-aggressiven Hepatitis B entsteht.

Viren aus hygienischer Sicht

Viren: ohne Hüllen resistenter!

Ein Kapsid, in dem das Erbgut „verpackt" ist, haben alle Viren. Aus hygienischer Sicht ist es jedoch wichtig, zwischen behüllten und unbehüllten Viren zu unterscheiden. Die behüllten Viren besitzen zusätzlich zum Kapsid eine Hülle, deren Struktur der unserer Zellmembranen ähnelt. **Unbehüllte** Viren **widerstehen** Desinfektionsmitteln und Tensiden, z. B. in Spülmittel, deutlich **besser.**

Tab. 1: Behüllte und unbehüllte Viren (Beispiele)

Behüllt		Unbehüllt	
Name	**Krankheit**	**Name**	**Krankheit**
Flaviviren	Gelbfieber Hepatitis C	Adeno- viren	Atypische Pneumonie Keratokonjunktivitis epidemica
Hepadna- viren	Hepatitis B	Calici- viren	Hepatitis E
Herpes- viren	Herpes simplex Windpocken Gürtelrose (Herpes zoster)	Noro- viren	Enteritis
Retroviren HIV	AIDS	Papillom- viren	Dornwarzen
Ortho- myxoviren	Influenza	Parvoviren	Ringelröteln Gastroenteritis
Paramy- xoviren	Masern Mumps Parainfluenza	Picorna- viren	Hepatitis A Poliomyelitis Enteritiden Schnupfen
Rhabdo- viren	Tollwut	Reoviren/ Rotaviren	Enteritis
Togaviren	Röteln Enzephalitis hämorrhag. Fieber		

2.2.2.1 Prione

Noch weniger als Viren: Prione

Prione sind infektiöse Partikel, die in der Lage sind, sich durch Umfalten körpereigener Eiweißmoleküle zu vermehren. Sie bringen also kein eigenes Erbgut mit, sondern beeinflussen die für die Funktion wichtige Faltung vorhandener Proteine so, dass jeweils ein weiteres pathogenes Protein entsteht. Das häufigste Krankheitsbild heißt **Creutzfeld-Jakob-Erkrankung** und ist bei Verdacht, Erkrankung und Tod meldepflichtig.
Die Krankheit ist durch Funktionsstörungen des Zentralenervensystems gekennzeichnet. Anfangs sind unspezifische Gedächtnisstörun-

gen, Schwindelgefühl, depressive Verstimmung u. ä. Symptome zu beobachten. Schließlich entwickelt sich das Vollbild einer **Demenzerkrankung.**
Die Übertragung erfolgte durch neurochirurgische Instrumente, durch Transplantate (z. B. Augenhornhaut, Dura mater) und durch Aufnahme der Prione über den Verdauungstrakt. Eine Ausbreitung gibt es in Deutschland nicht.

> **Achtung:** Durch die üblichen Sterilisations- und Desinfektionsmaßnahmen können diese Erreger **nicht** beseitigt werden, was im Krankenhaus bei neurochirurgischen und HNO-Operationen berücksichtigt wird. Der Übertragungsweg über den Magen-Darm-Trakt soll durch aufwändige Untersuchungen tierischer Lebensmitteln unterbrochen werden.

Spezielle Viren

2.2.2.2 Hepatitisviren

Risiko für Pflegepersonal – Hepatitis

Es handelt sich um unterschiedliche Viren, die aufgrund der Ähnlichkeit der Krankheitsbilder zusammengefasst und alphabetisch geordnet wurden. Hinsichtlich der Hygiene können wegen der **identischen Übertragungswege Hepatitis-A- und Hepatitis-E- Erreger** sowie die anderen in jeweils eine Gruppe zusammengefasst werden.

HAV (Hepatitis A-Virus)

Nach **fäkal-oraler Übertragung** und einer Inkubationszeit von 15 bis 40 Tagen die Hepatitis A in etwa 5 % der Fälle mit akut auftretenden Krankheitszeichen wie Müdigkeit, Abgeschlagenheit und hellem Stuhl. In etwa 10 % der Fälle tritt **Gelbsucht (Ikterus)** auf, vor allem im Bereich der Augäpfel (Sklerenikterus) und der Haut. Die Infektion hinterlässt in der Regel keine Folgeschäden.
Mögliche Übertragungswege sind direkter Hautkontakt, Infektion durch kontaminiertes Trinkwasser bzw. Lebensmittel.
Ansteckung durch Badewasser oder Geschlechtsverkehr (selten).
Die Diagnose erfolgt durch Nachweis des Virus im Stuhl und/oder der Antikörper im Blut.

HBV (Hepatitis B-Virus)

Hier erfolgt die Ansteckung durch **Blut** und **Sexualverkehr.** Die Inkubationszeit beträgt 30 bis 120 Tage, dann beginnt die Erkrankung schleichend. Die Symptome entsprechen denen der Hepatitis A, Gelbsucht ist jedoch häufiger zu beobachten. Folgeschäden und Verbleib des Virus im Körper werden in 5 bis 10 % der Fälle beobachtet. Nach längerem Krankheitsverlauf entsteht eine Leberzirrhose, aus der ein Hepatom (Leberzellkarzinom) resultieren kann.

HCV (Hepatitis C-Virus)

Am häufigsten erfolgt die Ansteckung durch **Blut,** allerdings bleibt in 40% der Fälle der genaue Infektionsweg unbekannt. Die Inkubationszeit beträgt 1 bis 5 Monate, meist etwa 2 Monate. Nach unspezifischem Beginn tritt in einem Drittel der Fälle Gelbsucht auf. Chronische Verläufe sind relativ häufig.

HDV (Hepatitis Delta-Virus)

Das Deltavirus ist auf die **Helferfunktion** des **HBV** angewiesen und tritt nur dann auf, wenn bereits eine Hepatitis-B- Infektion besteht. Nach einer Inkubationszeit von 21 bis 90 Tagen verschlimmert dieses inkomplette Virus die bestehende Infektion.

HEV (Hepatitis E-Virus)

Der Krankheitsverlauf ist dem der Hepatitis A ähnlich. Das HEV kommt in tropischen Ländern wie Afrika, dem Nahen Osten, Mexiko und Indien vor.

2.2.2.3 HIV (Human immunodeficiency virus)

Von HIV (humanes Immundefizitvirus) sind bisher zwei Typen (HIV-1 und HIV-2) bekannt. Derzeit leben nach Schätzung des Robert Koch-Institutes etwa 46.500 mit HIV-infizierte Menschen in der Bundesrepublik Deutschland. Die Hauptinfektionsquellen sind **ungeschützter Geschlechtsverkehr,** Ansteckung durch **kontaminierte Injektionskanülen** und **Blutkontakte.** Die Erkrankung wird als **AIDS (erworbenes Immundefektsyndrom)** bezeichnet.

Nach einer Inkubationszeit von 6 bis 40 Tagen ist ein dem Pfeiffer'schen Drüsenfieber (infektiöse Mononukleose) ähnliches Krankheitsbild zu beobachten. Dies kann jedoch so leicht ausgeprägt sein, das es entweder kaum bemerkt wird oder aber nicht zu einer weiterführenden Diagnostik führt. Danach bleibt die Infektion unter Umständen bis zu mehreren Jahren asymptomatisch. Gelegentlich auftretende Lymphknotenschwellungen oder Milzvergrößerungen werden beschrieben. Beschwerden können unspezifisch sein, Veränderungen an Haut und Schleimhäuten werden sichtbar, u. U. treten gastrointestinale Beschwerden auf. Gelegentlich zeigen sich auch neurologische Symptome. Im Vollbild der Erkrankung treten **opportunistische Infektionen** mit an sich relativ harmlosen Erregern wie **Pneumocystis jerovici, Toxoplasma gondii** und **Candida albicans** auf. Vorhandene **Tuberkuloseerreger** können reaktiviert werden.

HIV – 100mal weniger infektiös als HBV

Therapie: Inzwischen stehen viele unterschiedliche Medikamente zur Verfügung, die an verschiedenen Stellen des Virusvermehrungszyklus angreifen und in Kombination gegeben werden. Eine vollständige Heilung ist nicht möglich, jedoch kann unter Dauertherapie eine normale Lebensspanne erreicht werden.

2.2.2.4 Adenoviren

Augenerkrankungen

Adenoviren sind Verursacher der **Keratokonjunktivitis epidemica,** einer schweren Binde- und Hornhautentzündung des Auges. Zu beachten ist, dass Adenoviren auch außerhalb des Organismus, z. B. auf dem Instrumentarium und dem Inventar, lange infektiös bleiben können. Sie führen gelegentlich zu Ausbrüchen in Pflegeeinrichtungen. Mehr dazu ☞ Kapitel 10.4.2.

2.2.2.5 Herpesviren

Anhängliche Viren – Herpes

Alle hier genannten Herpesviren lieben ihren Wirtsorganismus so, dass sie sich gar nicht mehr von ihm trennen wollen. Sie verbleiben nach einmal erfolgter Infektion wahrscheinlich lebenslang im Körper, wobei sie Nervengewebe bevorzugen.

Herpes-simplex-Virus Typ 1 (HSV 1)

Erreger des **Herpes labialis** (Lippenherpes). Auf Haut und Schleimhaut kommt es zu Bläschen, die mit klarem Sekret gefüllt sind. Die Übertragung erfolgt durch direkten Kontakt, aber auch Tröpfchen- und Schmierinfektion sind möglich. Werden die Bläschen aufgekratzt, kommt es zur bakteriellen Superinfektion. Der **generalisierte Herpes** (**Herpessepsis**) und die **Hirnentzündung** (**Herpesenzephalitis**) kommen nur bei abwehrgeschwächten Patienten vor.

Herpes-simplex-Virus Typ 2 (HSV 2)

Erreger des **Herpes genitalis.** Der Genitalbereich ist überwiegend betroffen, der Verlauf gleicht dem bei Infektion mit HSV 1.

Varizella-Zoster-Virus (VZV)

VZV – ein Virus, zwei Krankheiten

Erreger der **Windpocken** (**Erstinfektion**) und der **Gürtelrose** (**Rezidiv**). Die Ansteckung erfolgt meist durch Tröpfcheninfektion. Nach einer Inkubationszeit von 2 bis 3 Wochen entwickelt sich ein stark juckendes Exanthem, das sich vom Rumpf ausgehend über den ganzen Körper einschließlich der Kopfhaut ausbreitet. Zunächst entstehen rote Flecken, dann Papeln, später wasserklare Bläschen, die nach Krustenbildung abheilen. Gleichzeitig bestehen Effloreszenzen unterschiedlicher Stadien („Sternenhimmel"). Komplikationen wie Meningoenzephalitis und Pneumonie sind selten, aber gefährlich.
Jahrzehnte nach der Erstinfektion kann es zum Rezidiv in Form der **Gürtelrose** kommen. Dabei ist das Exanthem auf ein Hautsegment (entsprechend ein oder zwei Dermatomen), meist im Rumpfbereich, beschränkt. Die Hauterscheinungen sind grundsätzlich als **infektiös** anzusehen, d. h. es kann bei nicht immunen Personen zur Windpockenerkrankung (**nicht** zur Gürtelrose!) kommen.

2.2.2.6 Influenzaviren

Influenza – echte Grippe

Influenzaviren sind die Erreger der **Virusgrippe.** Man unterscheidet drei verschiedene Typen, die mit Großbuchstaben (A, B und C) bezeichnet werden. Eine erweiterte Bezeichnung erfolgt nach vorhandenem Typ des Hämagglutinins und der Neuraminidase (z. B. H1N1). In Deutschland sind vor allem A, seltener B vertreten. Die Übertragung erfolgt durch Tröpfcheninfektion. Nach kurzer Inkubationszeit (1 bis 3 Tage) entwickelt sich das typische Krankheitsbild mit hohem Fieber, Kopf- und Gliederschmerzen. Als Komplikation kann eine Herzmuskelentzündung (Myokarditis), eine Hirnhautentzündung (Meningoenzephalitis) oder eine Lungenentzündung (Pneumonie), entweder durch das Virus selbst oder eine bakterielle Superinfektion entstehen. Mehr dazu ☞ Kapitel 10.4.1.

2.2.2.7 Papillomviren

Warzen

Papillomviren sind die Erreger der **Dornwarzen.** Ständig werden aktive Viren über die Warzen abgegeben. Bei einer Blutung steigt die abgegebene Virusmenge noch. V. a. zur Bekämpfung dieser Viren ist es erforderlich, den Fußboden eines von mehreren Bewohnern bzw. Patienten genutzten Badezimmers regelmäßig viruswirksam (viruzid) zu desinfizieren, insbesondere, wenn Warzen nachgewiesen wurden.

2.2.2.8 Rotaviren

Niedrige Infektionsdosis

Diese unbehüllten und damit relativ stabilen Viren gehören zur Familie der Reoviridae. Bemerkenswert ist ihre sehr **niedrige Infektionsdosis** (10 Viren sind für eine Infektion ausreichend) bei gleichzeitig sehr hoher Ausscheidung (10^9 bis 10^{11} Viren pro Gramm Stuhl). Neben der fäkal-oralen Übertragung kommt offenbar auch eine aerogene Übertragung in Frage. Nach einer Inkubationszeit von 1 bis 3 Tagen treten wässrige Durchfälle in Verbindung mit Erbrechen und Fieber auf. In der Regel halten die Symptome 2 bis 6 Tage an. Gelegentlich treten begleitend schnupfenähnliche Symptome auf.

2.2.2.9 Noroviren

Erfolgreichstes Enteritisvirus: von ca. 9 000 (2001) auf weit über 200 000 Fälle (2008) gestiegen

Diese zur Familie der Caliciviridae gehörenden Viren sind eine der häufigsten Ursachen für akute **Gastroenteritisfälle** in Pflegeeinrichtungen. Die sehr niedrige Infektionsdosis liegt bei 10 bis 100 Viren. Die Infektion erfolgt auf fäkal-oralem Weg oder durch Aerosol, das beim Erbrechen entsteht. Die Übertragung durch kontaminierte Lebensmittel und andere Gegenstände ist ebenfalls möglich. Die Inkubationszeit beträgt 1 bis ca. 3 Tage. Neben Erbrechen und starkem Durchfall fällt ein ausgeprägtes Krankheitsgefühl auf, das durch Bauch-, Kopf- und Muskelschmerzen gekennzeichnet ist. Fieberhafte Temperaturen werden selten beobachtet. Im Normalfall dauert die Erkrankung etwa 12 bis 72 Stunden. Das Virus kann aber noch bis zu zwei Wochen nach Abklingen der Symptomatik ausgeschieden werden.

Spezieller Pflegehinweis: Die Händehygiene mit Alkoholkombinationspräparaten kann versagen, daher Herstellergutachten anfordern. Als Testvirus im Gutachten sollte das murine Norovirus verwendet worden sein. Einwirkzeiten länger als eine Minute sind nicht mehr Stand der Technik. Sie soll über einen Zeitraum von 2 Wochen (nach Abklingen der Symptome) bei jedem möglichen Stuhlkontakt bzw. Toilettengang fortgeführt werden.

2.2.3 Pilze

2.2.3.1 Sprosspilze

Besiedler und Infektionserreger

Wie der Name schon andeutet, vermehren sie sich durch Sprossung, d. h. eine kleine Tochterzelle sprosst aus der Mutterzelle. Die Erreger werden auch als Hefepilze bezeichnet. Manchmal ziehen sich die Sprosspilzzellen in die Länge, sog. Pseudomyzel. Sie sind etwa zehnmal so groß wie Staphylokokken. Auch Sprosspilze haben Haftorgane und Endotoxine.

Candida albicans und andere Candida-Spezis

In geringeren Mengen sind sie physiologische Bewohner des Verdauungstraktes. Erst ihre durch eine **Störung der normalen Flora** (Antibiotikabehandlung!) oder der **regionalen Abwehr** hervorgerufene massenhafte Vermehrung führt zu **Candidose** oder **Soor.**
Auf Schleimhäuten (z. B. Mund, Zunge) bildet sich ein weißlicher Belag. Die Candidose des Darms ist symptomarm (eventuell Blähungen, gelegentlich leichte Durchfälle) und wird oft erst bemerkt, wenn die Analhaut oder die Genitalien mit befallen werden.

Merke: Im Pflegebereich treten vor allem Mundsoor und Windeldermatitiden als typische Hefepilzinfektionen auf. Aber auch andere Hautbereiche sowie Zehen- und Fingernägel können befallen sein. Katheter und Implantate können mit Pilzen besiedelt sein.

Zur **systemischen Infektion** (Sepsis mit Absiedelungen in Organen und Augenhintergrund) kommt es nur bei schwerer Grunderkrankung mit Immunsuppression. Charakteristischerweise entwickelt sich ein schleichendes Krankheitsbild mit geringen Temperaturerhöhungen.

2.2.3.2 Schimmelpilze

Überall und feuchteliebend – Schimmelpilze

Die meisten Schimmelpilze sind eher lästige Verunreiniger von Lebensmitteln und Besiedler von feuchten Gegenständen, als dass sie gefährlich für Menschen wären. In der Regel werden „nur“ Allergien

ausgelöst. Schimmelpilze vermehren sich durch Sporen, die im Gegensatz zu den Bakteriensporen **keine resistenten Dauerformen** sind. Eine typische Schimmelpilzkolonie besteht aus **Substratmyzel** (echtes Myzel, bestehend aus spezialisierten Zellen) zur Ernährung der Kolonie und aus in die Luft gestreckten Myzelien (für Atmung und Vermehrung, daher das „pelzige" Aussehen der Kolonien).
Medizinisch wichtig sind die **Aspergillus-Gruppe** (Gießkannenschimmel) und die **Mucor-Gruppe** (Köpfchenschimmel). Beide Gruppen können verletzte Haut befallen sowie mit Fremdkörpern in tiefere Hautschichten gelangen. Die Gehörgänge können besiedelt werden. Die Lunge kann nach Einatmen der Sporen infiziert werden, insbesondere vorgeschädigte Bezirke (TBC-Kavernen). Aspergillen können als Allergene für Asthma fungieren. Mucor besitzt eine besondere Affinität zu Blutgefäßen, dies kann zu Thrombosen führen. Aspergillus-Arten können **Aflatoxine** erzeugen, die **lebertoxisch** sind. **Verschimmelte** Lebensmittel, vor allem Nüsse, daher **immer verwerfen.**

Merke: Schimmelpilze können Ursache für allergische Beschwerden bis hin zu Asthma sein. Dabei verursachen Stoffwechselprodukte der Pilze in der Luft (MVOCs-microbial volatile organic compounds) die Beschwerden.

2.2.3.3 Dermatophyten

Lästige Liebhaber von Haut, Haare und Nägeln

Diese Pilzgruppe ernährt sich von Bestandteilen der menschlichen Haut, Haare und Nägel. Auf häufigsten tritt sie als **„Fußpilz"** in Erscheinung. Wie bei den Schimmelpilzen erfolgt die Vermehrung durch Sporen, die als **Konidien** bezeichnet werden. Prophylaktisch wirkt schonendes Waschen mit tensidhaltigen Waschlösungen, therapeutisch stehen verschiedenste Präparate zur Verfügung. Bei alten Menschen sind Infektionen der Fußnägel mit Dermatophyten häufig. Die Anwendung von Salbenpräparaten ist i. d. R. hierbei nicht erfolgreich. Ist der Nagel noch nicht komplett befallen, kann mit speziellen, gegen Pilze wirksamen Lösungen oder Nagellacken versucht werden, den Nagel zu retten. Haben die Pilze das Nagelbett erreicht, wächst der Nagel fortan bereits pilzbefallen. In diesem Fall ist nur eine systemische Therapie mit Tabletten erfolgversprechend.

Spezieller Pflegehinweis: Pflegepersonal bzw. Fußpfleger, die Fußpilz und pilzbefallene Nägel behandeln, müssen entsprechende Schutzmaßnahmen treffen. Eine Keimverschleppung ist durch geeignete Desinfektions-/Sterilisationsmaßnahmen und das Tragen von Einmalhandschuhen zu verhindern.

2.2.4 Parasiten

Prinzipiell unterscheidet man **Endo- und Ektoparasiten.** Endoparasiten sind z. B. Spulwürmer, Bandwürmer, Echinokokken, kurz also Parasiten, die im **Inneren** des **menschlichen Körpers** bzw. in seinen **Organen** leben.
Dem gegenüber stehen **Ektoparasiten** wie Läuse, Krätzmilben und Flöhe, also Parasiten, die auf oder in der **Haut** und auf **Haaren** leben. Während Endoparasitosen in Deutschland nicht mehr oft auftreten, sind Ektoparasiten nach wie vor relativ häufig.
Ektoparasiten von Bedeutung sind die **Kopflaus,** die **Kleiderlaus** und die **Filzlaus.** Noch häufiger tritt in Pflegeeinrichtungen die achtbeinige **Krätzmilbe Scabies** auf. Hausstaubmilben können durch ihren Kot Allergikern das Leben schwer machen, den Menschen jedoch nicht direkt besiedeln.
Wo Haustiere gehalten werden, können auch Flöhe auftauchen. V. a. der Katzenfloh weist keine sehr hohe Wirtsspezifität auf und befällt auch mal gerne Menschen. Pulex irritans, der eigentliche **Menschenfloh,** ist sehr selten geworden.

2.2.4.1 Endoparasiten

A Protozoen (Einzeller)

Protozoen sind im Gegensatz zu Bakterien **Eukaryonten,** d. h. sie besitzen einen **Zellkern,** daneben noch **Organellen** und meist Geißeln. Häufig kommen sie bei Mensch und Tier vor, einige werden durch Insekten übertragen. In der Bundesrepublik Deutschland sind im wesentlichen Toxoplasmen, Trichomonaden und seltener Lamblien und Amöben von Bedeutung.

Toxoplasma gondii

Gefährlich für Schwangere – Toxoplasmen

Dieses bananenförmige Protozoon bevorzugt neben dem Menschen noch Jungkatzen, andere Haustiere und Vögel als mögliche Wirte. Die Übertragung auf den Menschen erfolgt durch den Umgang mit Haustieren und durch den Genuss von rohem Fleisch und Salat. Die Infektion bleibt in der Regel symptomarm (Abgeschlagenheit, Lymphknotenschwellung, evtl. leichtes Fieber). Gelegentlich bilden sich kleine, verkalkte Zysten im Gehirn. Die Infektion in der **Schwangerschaft** (2. und 3. Trimenon) ist hingegen für den Embryo gefährlich. Gleichfalls stark bedroht sind AIDS-Patienten.

Achtung: Zu beachten ist, dass auch alte, symptomarm oder symptomlos verlaufene Toxoplasmoseinfektionen bei einer späteren Abwehrschwäche, z. B. bei einer HIV-Infektion reaktiviert werden können. Nachfolgende Komplikationen sind z. B. Netzhaut-, Lungen- oder sogar Hirnschäden.

Trichomonas vaginalis

Trichomonaden

Dieser Flagellat kommt bei Frau und Mann in der Genitalregion vor. Er wird beim **Geschlechtsverkehr** von Mensch zu Mensch übertragen. Bei der Frau ruft er eine **Zervizitis** (Gebärmutterhalsentzündung), beim Mann eine **Harnröhrenentzündung** hervor.

Lamblien – auch in Europa heimisch

Giardia lamblia (Lamblia intestinalis) besiedelt den **oberen Dünndarm** des Menschen, nachdem die Zysten (umweltresistente Form) mit kontaminiertem Wasser (Fäkalien) oder durch Fliegenkot kontaminierten Lebensmitteln aufgenommen wurden. Die Klinik reicht von Beschwerdelosigkeit bis zu schweren wässrigen Durchfällen. Der Nachweis erfolgt im Stuhlnativpräparat (Beweglichkeit der Lamblien oder Zysten).

Amöben

Chlorresistent und Legionellentaxi – Amöben

Tatsächlich befinden sich in unserem Trinkwasser verschiedene Amöbenspezies. Das ist darauf zurückzuführen, dass Amöben in der Lage sind, Zysten zu bilden. Diese Zysten sind gegen Chlor, das in Deutschland das gebräuchlichste Wasserdesinfektionsmittel ist, relativ resistent. Als Krankheitserreger spielen sie hier keine große Rolle, sie sind jedoch als **Transportorganismen für Legionellen** bekannt. In Deutschland heimische Amöben wie **Endolimax nana** können zumindest bei disponierten Menschen leichte Durchfälle hervorrufen. Die Amöbenruhr (Entamoeba histolytica) wird gelegentlich aus dem Ausland eingeschleppt.

B Helminthen (Eingeweidewürmer)

Große Würmer – heute selten

Die klassischen Bandwürmer wie der **Schweine- und Rinderbandwurm** und der **Fischbandwurm** sind durch die heute üblichen Lebensmittelkontrollen selten geworden. Die Parasiten, die die beachtliche Länge von über zehn Metern erreichen können und z. T. eine hohe Lebenserwartung (mehrere Jahre) haben, werden daher kaum noch gefunden. Bandwürmer erkennt man an der Ausscheidung sog. **Proglottiden** (Bandwurmteile), die den ausgedehnten, verzweigten Uterus der Parasiten enthalten. Diese meist beweglichen, breiten und abgeflachten Wurmteile und der Ei-Nachweis im Stuhl sichern die Diagnose. Eine **Wurmkur** schafft schnell Abhilfe.

Echinokokken – eine OP-Indikation

Weitaus gefährlicher sind der **Hunde- und der Fuchsbandwurm** (Echinococcus granulosus und Echinococcus alveolaris). Diese Würmer wandern über die Darmwand in das Lebergewebe ein, wo sie sich ähnlich einem Tumor ausbreiten oder große zystische Blasen bilden. Die Therapie erfolgt chirurgisch durch Entfernung der Zysten und der befallenen Leberbezirke. Hunde- und Fuchsbandwurm kann durch Waldbeeren, Fallobst und Pilze übertragen werden. Werden diese Nahrungsmittel gekocht, besteht keine Ansteckungsgefahr.

Haustiere entwurmen

Haustiere können z. B. **Spulwürmer** wie Toxocara canis übertragen. Werden Haustiere in Einrichtung des Gesundheitsdienstes gehalten, oder kommen diese zu Besuch, ist eine regelmäßige Entwurmung nachzuweisen (☞ auch Kapitel 9).

Oxyuren – oft bei Kindern

In der Bundesrepublik Deutschland sind **Oxyuren** (Enterobius vermicularis) verbreitet. Die Madenwürmer können über Eier, die das Weibchen nachts in der Analregion ablegt, die daraufhin stark zu jucken anfängt, von Mensch zu Mensch weitergegeben werden, aber auch den gleichen Menschen immer wieder infizieren. Der Nachweis der Würmer erfolgt durch den **Klebestreifentest.** In der Analregion wird ein Klebestreifenabklatsch mit klarem Klebefilm vorgenommen; anschließend werden die Eier mikroskopisch nachgewiesen.

Therapie: Durch die Verabreichung von Vermiziden (Wurmmitteln) werden die Parasiten abgetötet und rasch eine Heilung herbeigeführt.

2.2.4.2 Ektoparasiten

Sarcoptes scabiei scabiei (Krätzmilbe)

Bei **Krätzmilbenbefall** unterscheidet man die klassische Krätze (Scabies) von der krustösen Krätze (Scabies norvegica). Die unterschiedlichen Krankheitsbilder werden von der gleichen Milbenspezies ausgelöst. Gemäß § 34 IfSG sind die Erkrankungen in Einrichtungen für Kinder und Jugendliche im Einzelfall, sonst bei Ausbrüchen meldepflichtig. Die Anzahl der Milben pro betroffenen Patienten entscheidet über den Verlauf. Bei der krustösen Krätze ist der Faktor um das 20- bis 100fache höher. Die Milbe, die sich vom Ei über das Larven- und Nymphenstadium zum erwachsenen Tier entwickelt, gräbt Gänge in die oberste Hautschicht (Stratum corneum) des Menschen.

Symptome

Die Betroffenen verspüren einen oft **heftigen Juckreiz,** der weniger durch die Milbe selbst als durch ihren Kot ausgelöst wird. Wenn sie kratzen, kann durch das **Aufkratzen** der Gangmündungen und nachfolgende **bakterielle Infektionen** das Bild so verändert werden, dass die Skabiesdiagnostik stark erschwert wird. Die Milbe verhungert ohne Wirt nach 4 bis 5 Tagen. Die Übertragung der Milben findet durch begattete Weibchen statt. Innerhalb von 30 Minuten haben sie sich in die Hornschicht der Haut eingebohrt. Bei niedrigen Temperaturen (12 °C) und feuchter Luft sind sie sogar bis zu 14 Tage überlebensfähig. Ab 16 °C werden sie immobil. Milben sitzen gelegentlich auf Hautschuppen und werden dann buchstäblich verloren. Dies erklärt, weshalb mögliche Übertragungswege außer dem direkten Kontakt von Mensch zu Mensch auch Matratzen, Handtücher, Waschlappen, ja sogar Polstermöbel oder Hautcreme sein können. (Zur Bekämpfung ☞ Kapitel 4.7.9.6)

Kopfläuse

Befall mit Kopfläusen ist heute noch relativ häufig, vor allem in Einrichtungen für Kinder und Jugendliche. Die sechsbeinige Kopflaus klebt ihre **Eier**, die sog. **Nissen**, an die Kopfhaare, kann aber auch andere behaarte Körperstellen befallen. Nach 18 bis 21 Tagen ist der **Lebenszyklus Ei – Larve – vermehrungsfähige Laus** abgeschlossen. Mit einer Größe von 2,5 bis 3 mm sind Läuse mit bloßem Auge erkennbar; bei der Suche ist jedoch eine Lupe hilfreich. Untersucht werden müssen Schläfen, Ohren- und Nackengegend, bei starkem Befall oder entsprechenden Hautläsionen auch Barthaar und Brustbehaarung.

Kopfläuse können jedes behaarte Körperteil befallen

Kopfläuse übertragen in Deutschland keine Krankheitserreger, ihr Speichel führt aber zu ausgeprägtem **Juckreiz.** Durch Kratzen mit nachfolgender bakterieller Sekundärinfektion entsteht ein **ekzemähnliches Bild** mit kleinen, **eiternden Wunden,** ggf. mit **Schwellung** der betreffenden regionalen **Lymphknoten.**
Neben der direkten Übertragung „von Kopf zu Kopf" werden Läuse über Kleidung, Kämme, Haarbürsten, Kopfkissen, Decken und Plüschtiere übertragen. (Zur Bekämpfung ☞ Kapitel 4.7.9.7)

2.3 Wer ist wer in der Welt der Mikroorganismen

2.3.1 Meldepflichtige Krankheiten und ihre Erreger

In der nachfolgenden Tabelle werden verschiedene Krankheitsbezeichnungen genannt und Erreger, Übertragungswege und Leitsymptome angegeben. Diese Tabelle soll die Zuordnung meldepflichtiger Erkrankungen (entsprechender Paragraph des IfSG in Klammern) mit den notwendigen Schutzmaßnahmen erleichtern.

Tab. 2: Meldepflichtige Erkrankungen

Krankheit (§ IfSG)	Erreger	Übertragungsweg	Leitsymptom
Botulismus (6)	Clostridium botulinum	Lebensmittel	Schluckstörungen, Doppelbilder
Cholera (6, 34)	Vibrio cholerae	Wasser, Lebensmittel	wässriger, heller Durchfall, viele Entleerungen am Tag
Diphtherie (6, 34)	Corynebacterium diphtheriae, toxinbildend	von Mensch zu Mensch über die Luft oder direkten Kontakt	Halsentzündung, membranöse Beläge der Mandeln

Tab. 2: Meldepflichtige Erkrankungen (Fortsetzung)

Krankheit (§ IfSG)	Erreger	Übertragungsweg	Leitsymptom
Enteritis durch enterohämorrhagische Escherichia coli (EHEC) (6, 34)	EHEC	kontaminierte Lebensmittel, rohes Fleisch, fäkal-oral	Durchfälle, später evtl. Anämie und Nierenversagen im Rahmen des hämolytisch-urämischen Syndroms (HUS)
Virusbedingtes hämorrhagisches Fieber (6, 34)	Marburg-Virus, Ebolavirus, Denguevirus und andere	unterschiedlich, meist Insekten, in Europa nur aerogener Übertragungsweg relevant	hohes Fieber mit Blutungsneigung nach Auslandsaufenthalt
Haemophilus-influenzae-Typ B-Meningitis (34)	Haemophilus influenzae Typ B	von Mensch zu Mensch über die Luft oder durch direkten Kontakt	Fieber, Kopfschmerzen, Nackensteifigkeit, oft nach Erkältung
Hepatitis A oder E (6, 34)	Hepatitisviren	Lebensmittel, Kontakt mit Erkrankten	Müdigkeit, Abgeschlagenheit, Appetitlosigkeit, Gelbfärbung der Augäpfel und der Haut (Ikterus)
Hepatitis B, C, D (6)	Hepatitisviren	Blut, Stuhl	wie Hepatitis A und E, chronische Verlaufsformen möglich
Impetigo contagiosa (ansteckende Borkenflechte) (34)	Staphylococcus aureus, Streptococcus pyogenes	Kontakt (Schmierinfektion)	eitrige Pusteln auf der Haut
Keuchhusten (34)	Bordetella pertussis	aerogen von Mensch zu Mensch	Halsschmerzen, Erkältung, später heftige, vor allem nächtliche Hustenattacken
ansteckungsfähige Lungentuberkulose (6, 34)	Mycobacterium bovis, tuberculosis, africanum, microti	aerogen von Mensch zu Mensch	schleichende Gewichtsabnahme, Müdigkeit, „Depression", Husten
Masern (6, 34)	Morbillivirus	aerogen von Mensch zu Mensch	Halsschmerzen, Fieber, später konfluierende rote Hautflecken
Meningokokken – Meningitis oder – Sepsis	Neisseria meningitidis	aerogen von Mensch zu Mensch	Halsschmerzen, Fieber, später Kopfschmerzen, Nackensteifigkeit

Tab. 2: Meldepflichtige Erkrankungen (Fortsetzung)

Krankheit (§ IfSG)	Erreger	Übertragungsweg	Leitsymptom
Mumps (34)	Mumpsvirus	aerogen von Mensch zu Mensch	Halsschmerzen, Fieber, Schwellung der Speicheldrüsen (Parotitis)
Paratyphus (6, 34)	Salmonella paratyphi A, B, C	Lebensmittel, fäkal-oral (Ausland)	Fieber, Gelenk- und Kopfschmerzen, inital Obstipation, später Diarrhoe
Pest (6, 34)	Yersinia pestis	Beulenpest (Rattenfloh) Lungenpest (aerogen von Mensch zu Mensch)	Lymphknotenschwellung v. a. im Achsel- und Halsbereich schwere Lungenentzündung, Bluthusten (Hämoptoe)
Poliomyelitis (Kinderlähmung) (6, 34)	Polioviren	aerogen von Mensch zu Mensch	plötzlich auftretende, schlaffe Lähmung oder fieberhafter Verlauf mit Muskelentzündung
Skabies (Krätze), krustöse Krätze (34)	Krätzmilbe Sarcoptes scabiei	von Mensch zu Mensch, Kleidung und Pflegeutensilien	rote, juckende Flecken in den Gelenkbeugen, u. U. am gesamten Rumpf oder Rücken
Scharlach (34)	Streptococcus pyogenes (Streptokokken der serologischen Gruppe A)	Kontakt, aerogen	Halsschmerzen wie bei Angina, später auftretendes, feinflächiges Scharlachexanthem, auch auf Schleimhäuten (Enathem)
Shigellose (6, 34)	Shigella dysenteriae	Lebensmittel, Wasser	Durchfälle, bakterielle Ruhr
spongiforme humane Enzephalopathie (nicht hereditär) (6)	Prionproteine	Transplantate, kontaminierte Instrumente, Lebensmittel	unspezifisch, Depression, Gedächtnisstörung, Ataxie, Demenz
Tollwut (6)	Rabiesvirus	Tierbiss, Tierspeichel	Schluckbeschwerden, später Koma

Tab. 2: Meldepflichtige Erkrankungen (Fortsetzung)

Krankheit (§ IfSG)	Erreger	Übertragungsweg	Leitsymptom
Typhus abdominalis (6,34)	Salmonella typhi	Lebensmittel	wie Paratyphus, jedoch deutlich schwererer Verlauf
Windpocken (34)	Varizella-Zoster-Virus	aerogen von Mensch zu Mensch, Kontakt mit Gürtelrose-Bläschen	Halsschmerzen, Fieber, wässrige Bläschen, die platzen und dann abheilen

Länderregierungen können die Meldepflicht jederzeit ausweiten, weshalb man sich beim lokalen Gesundheitsamt nach ggf. bestehenden weiteren Meldepflichten erkundigen sollte. In bestimmten Fällen kann auch das Gesundheitsamt die Meldung bestimmter Erreger zusätzlich verlangen (z. B. MRSA-Erfassung zur Datenerhebung für ein Netzwerk).

2.3.2 Wer ist wer in der Bakterienwelt?

Mikrobiologische Befunde weisen oft fachlich korrekte Bakteriennamen auf, die man aber leider nicht kennt. Diese Tabelle soll helfen, den Keim richtig zuzuordnen, um dann eine angemessene Risikoabschätzung vornehmen zu können.

Tab. 3: Krankheitserreger und ihre Herkunft

	Herkunft des Erregers				
Bakterienname	**Umwelt**	**menschliche Flora oder Übertragung**	**Darmkeim**	**tierassoziierter Keim**	**Wasser**
Achromobacter	×				×
Acinetobacter	×				
Actinobacillus		×			
Actinomyces		×			
Aerococcus	×				
Aeromonas			×		
Afipia				×	
Agrobacterium	×				
Alcaligenes					×
Arcanobacterium	×			×	
Bacillus	×				

	Herkunft des Erregers				
Bakterienname	**Umwelt**	**menschliche Flora oder Übertragung**	**Darmkeim**	**tierassoziierter Keim**	**Wasser**
Bacteroides			×		
Bartonella				×	
Bifidobacterium		×			
Borrelia				×	
Brucella				×	
Burkholderia					×
Campylobacter				×	
Capnocytophaga		×		×	
Cedecea			×		
Chlamydia		×		×	
Chlamydophila		×		×	
Chryseomonas					×
Citrobacter			×		
Clostridium	×		×		
Comamonas					×
Coxiella	×			×	
Edwardsiella			×		
Eikenella		×			
Enterobacter			×		
Enterococcus			×		
Erysipelothrix				×	
Escherichia			×		
Eubacterium		×			
Ewingella			×		
Flavobacterium					×
Francisella				×	
Fusobacterium		×			
Haemophilus		×			
Hafnia			×		
Johnsonella			×		

Tab. 3: Krankheitserreger und ihre Herkunft (Fortsetzung)

Tab. 3: Krankheitserreger und ihre Herkunft (Fortsetzung)

	Herkunft des Erregers				
Bakterienname	**Umwelt**	**menschliche Flora oder Übertragung**	**Darmkeim**	**tierassoziierter Keim**	**Wasser**
Klebsiella			×		
Legionella					×
Leptospira					×
Listeria	×			×	
Micrococcus		×			
Moraxella		×			
Morganella			×		
Neisseria		×			
Oerskovia		×			
Pantoea	×		×		
Pasteurella				×	
Peptococcus			×		
Peptostreptococcus			×		
Plesiomonas					×
Porphyromonas		×			
Prevotella		×			
Propionibacterium		×			
Proteus			×		
Providencia			×		
Pseudomonas					×
Salmonella			×		
Serratia			×		
Shigella			×		
Sphingomonas	×				
Staphylococcus		×			
Stenotrophomonas	×				
Vibrio					×
Yersinia			×		

2.4 Die Waffen des Körpers

Unwillige Wirte: Abwehrmechanismen

Nach dieser Masse von Erregern mit all ihren Tricks und Kniffen könnte man meinen, wir Menschen stünden auf verlorenem Posten. Weit gefehlt, unsere körpereigene Abwehr ist ein Wunderwerk der Natur, durchaus sehr vielen Herausforderungen gewachsen. Sie besteht aus der:

Barrierefunktion der Haut und Schleimhaut

Begrenzung und Außenweltkontakt

Haut und Schleimhaut grenzen unseren Körper nach außen ab und schützen ihn v. a. mechanisch vor Infektionen. Wird die Haut oder die Schleimhaut verletzt, sorgt eine mehr oder weniger starke **Blutung** dafür, dass Schmutzpartikel aus der Wunde „gespült" werden. Durch die **Blutgerinnung** wird die Wunde rasch verschlossen, um weitere Erreger abzuhalten.
Die Luftwege können durch **Nasenbehaarung** zur Grobfilterung der eingeatmeten Luft sowie **Flimmerephithelien** in der Luftröhre auf mechanischem Wege Erreger aus der physiologischerweise sterilen Lunge fern halten.
Der Gastrointestinaltrakt verfügt über **Kolonisationsresistenz** (siehe unten) und das **lymphatische System.** Das **schleimhautassoziierte Abwehrsystem** kann durch bestimmte Zellen darüber hinaus als „Trainingslager" für die gesamte körpereigene Abwehr dienen.
Die Harnwege sind bis auf die Harnröhrenmündung steril und verfügen gleichfalls über eine Art „Fresszellen", mit denen sie aufsteigende Bakterien abwehren können. Regelmäßige **Spülung** durch den **abfließenden Harn,** besonders, wenn er schwach sauer ist, trägt darüber hinaus zur Aufrechterhaltung der Sterilität in den Harnwegen bei. Schleimhäute verfügen noch über eine Antikörperschicht aus sekretorischem Immunglobulin A (IgA).

Kolonisationsresistenz

Definition: Unter diesem Begriff versteht man die Besiedlung von Haut und Schleimhäuten mit der natürlichen Bakterienflora. Die dabei erzielte Keimdichte ist beträchtlich (☞ „Der Mensch als Wirt für Mikroorganismen", ☞ Kapitel 2.1). Manche Erreger besiedeln ohne das Auftreten von Infektionszeichen oder Bildung von Antikörpern.

Schutz durch Flora

Die Funktion „Kolonisationsresistenz" kann sehr gut plastisch dargestellt werden, indem man sich einen Parkplatz bei einer Großveranstaltung vorstellt. Überall dort, wo schon ein Auto steht, kann keines mehr abgestellt werden. Das Gleiche gilt für die Standortflora auf menschlicher Haut und Schleimhäuten. Wo sich bereits große

Mengen von Bakterien befinden, haben es Eindringlinge schwer, noch einen Platz zu finden. Wiederholt auftretende Infektionen zeigen jedoch, dass es nicht unmöglich ist.

Die „chemischen Waffen" des Blutes

Chemische Abwehr

Erreger in der Blutbahn führen nicht zwangsläufig zu einer Infektion. Im Gefäßsystem steht eine „Proteinkaskade" bereit, das sog. **Komplementsystem.** Das normalerweise aus mehreren Proteinkomplementen bestehende System wird durch Erregerstrukturen aktiviert und bildet den sog. **„Membran-Attacke-Komplex"**, der in der Lage ist, die Bakterienzellwand zu durchbrechen. Die Bakterien, die ja nicht über innere Organe verfügen, laufen buchstäblich aus und werden so getötet. **„Chemotaxis"** nennt man das Anlocken von **Makrophagen** (Fresszellen) durch die Spuren der ausgelaufenen Bakteriensubstanz. Die chemische Abwehrfunktion des Blutes wird insgesamt als **„unspezifische humorale Abwehr"** bezeichnet.
Darüber hinaus kann das Komplementsystem auch in Teilen Erreger für Fresszellen Makrophagen (s. u.) markieren.

Rufbereite Zellen – die unspezifische zelluläre Abwehr

Killerzellen

Makrophagen stehen nicht nur im Blutstrom zur Verfügung, sondern auch regional in Organen, zum Beispiel in der Lunge.

Die sog. **natürlichen Killerzellen** eliminieren virusbefallene Zellen. Von Viren befallene Zellen „verraten" sich durch veränderte Oberflächenstrukturen und werden angegriffen und zerstört.

Natürliche Killerzellen können über Neurotransmitter und Zytokine mit dem zentralen Nervensystem Informationen austauschen. Die relativ neue Wissenschaft der **Psychoneuroimmunologie** beschäftigt sich mit diesen Fragestellungen. Das Wissen unserer Vorfahren, dass der **Zustand der Psyche** die **Infektionsabwehr** mitbestimmt, kann nun biochemisch bewiesen werden.

Den Steckbrief übergeben – die Funktion der antigenpräsentierenden Zellen

Vom Antigen zur spezifischen Abwehr

Die Aufgabe der unspezifischen Abwehr besteht in der Bekämpfung von Mikroorganismen, die in den Körper gelangen. Die spezifische Abwehr dagegen bekämpft bestimmte Erreger, die eine Infektion im Körper auslösen konnten. Die sog. antigenpräsentierenden Zellen vermitteln den **Übergang zur spezifischen Abwehr.** Diese Zellen sind in der Lage, z. B. bakterielle Antigene zusammen mit anderen Proteinen auf ihrer Oberfläche zu präsentieren. Damit gibt die Zelle den „Erregersteckbrief" an Zellen (Lymphozyten aus der sog. B- und T-Reihe) weiter. Diese Zellen sind aufgrund ihrer genetischen Ausstattung befähigt, eine große Zahl von Erregerantigenen zu „bearbeiten" und eine **passende Immunantwort** einzuleiten. Im Falle der B-Zellen wird die Antikörperproduktion aufgenommen, im Falle der **T-Zellen** werden **spezialisierte Helfer- (CD4-) und Effektor- (CD8-) Zellen** entwickelt.

Die Helferzellen unterstützen dabei die **Zusammenarbeit von B-und T-Effektorzellen,** deren Aufgabe das Vernichten von Erregern und virusbefallenen, körpereigenen Zellen ist.

> **Merke:** Wurde die Infektion erfolgreich bekämpft, hinterlassen virale Infektionen und manche Bakterienerkrankungen einen lang anhaltenden **Immunschutz,** der durch sog. **Gedächtniszellen** aufrechterhalten wird. Gedächtniszellen ermöglichen bei erneutem Erregerkontakt eine **rasche Abwehrreaktion.**

Bakterielle Infektionen hinterlassen seltener eine lang dauernde **Immunität,** meist nur dann, wenn das Krankheitsbild nicht durch das Bakterium selbst, sondern z. B. durch sein **Toxin** (wie bei Tetanus oder Keuchhusten) ausgelöst wurde.
Den Effekt der Gedächtniszellen macht man sich auch bei der **Impfung** zu Nutze (☞ Kapitel 2.6).

Wann lässt die Abwehr nach?

Abwehrstörungen

Diese normalerweise gut funktionierenden Abwehrfunktionen sind im Alter, aber auch bei bestimmten Erkrankungen, herabgesetzt. Abwehrschwäche liegt in der Regel vor bei:

- hohem Alter (Nachlassen der Eiweißproduktion, also auch der Antikörperproduktion),
- Immobilität (Nachlassen der Flimmerhärchenaktivität in der Lunge, verminderter Sekretabtransport etc.),
- Nikotin- und Alkoholmissbrauch (Beeinträchtigung des Stoffwechsels),
- Zuckerkrankheit (Diabetes mellitus mit Beeinträchtigung des Stoffwechsels),
- chronischen Erkrankungen (z. B. Asthma, Arthritis, Psoriasis, lokale Abwehrstörungen, Dialyse),
- Krebserkrankungen (Stoffwechselbeeinträchtigung),
- Immunschwächeerkrankungen wie AIDS u. a.,
- nach Transplantationen (abwehrschwächende Therapie zum Schutz des Transplantates),
- Leberschäden (verminderte Eiweißproduktion, reduzierte Stoffwechselleistung),
- offenen chronischen Wunden (gestörte Barrierefunktion, herabgesetzter Allgemeinzustand),
- medikamentöser Therapie mit Kortisonpräparaten, Immunsuppressiva u. a.,
- Depression (Bewegungsmangel, negativer Einfluss psychischer Störungen).

Darüber hinaus erleichtern **akute Virusinfektionen** Bakterien die Infektion. Jeder **„unnatürliche Weg“** im Körper, z. B. **Venenkatheter,**

Tracheostoma, Harnwegskatheter etc. führt gleichfalls zu einem erhöhten Risiko, bedingt durch die Wunde an der Eintrittsstelle und das Fremdkörpermaterial, das vor allem Bakterien Schlupfwinkel bietet. Weitere Beispiele ☞ Kapitel 4.

2.5 Infektiologie – vom Kontakt zur Krankheit

Woher Erreger kommen

Die Infektionswege, auf denen die Erreger zu uns gelangen sind vielgestaltig:

- über Lebensmittel und Wasser,
- durch Kontakt von Mensch zu Mensch oder von Tier zu Mensch,
- über Insektenstiche,
- über kontaminierte (mit Erregern behaftete) Gegenstände und Flächen,
- über die Luft (Einatmen von erregerhaltigem Aerosol).

Infektionsablauf

Der Infektionsablauf ist entsprechend unterschiedlich, kann aber allgemein so dargestellt werden:
Bakterien gelangen in den Körper und heften sich an das Gewebe ihres Wirtes. Mit Hilfe ihrer nach außen abgegebenen Stoffwechselenzyme und Toxine verdauen sie das Gewebe und vermehren sich durch Teilung. Die körpereigene Abwehr des Wirtes beginnt mit Gegenmaßnahmen (chemische Abwehr, Makrophagen, Granulozyten, Fieber). Die Symptome richten sich nach Erreger und Infektionsort. Eventuell unterstützt durch Antibiotika besiegt die Infektionsabwehr schließlich die Erreger, der Wirtsorganismus wird gesund. Nur wenn die Abwehrfunktion nicht ausreichend ist, schreitet die Infektion fort, meist, indem die Keime in die Blutbahn gelangen und sich im ganzen Körper ausbreiten (Sepsis).

Kolonisationsmodell „Biofilm“

Schleimiger Bakterienmix

Als Ursache **chronischer Infektionen** wie z. B. Parodontitis (Zahnfleischentzündung mit Zahnfleischschwund) sowie für die unreine Phase **chronischer Wunden** als Folge eines Dekubitus bzw. venöser oder arterieller Mikrozirkulationsstörungen hat sich das Kolonisationsmodell, von einigen Autoren als „Biofilm“ bezeichnet, herausgestellt.
Biofilme entstehen durch die Anlagerung genetisch befähigter Bakterien der gleichen Art, die sich mittels ihrer Haftorgane am Wundgrund anlagern. Das Gen führt – vereinfacht ausgedrückt – zur „Schleimbildung“. Wissenschaftlich wird dieser Schleim als Matrix oder Glykokalix bezeichnet und bewirkt dreierlei:
Schutz der Bakterien vor Antibiotikawirkung.
Zusätzlich vor der Einwirkung von Antiseptika und Besiedelung mit weiteren Keimen.

Im Biofilm herrscht ab einer gewissen Schichtdicke ein Sauerstoffgefälle. Auf dem Wundgrund siedeln sich so vielleicht **Anaerobier** an, Bakterien, die unter Sauerstoffabschluss leben. Diese verraten sich durch einen unangenehmen Geruch. Andere Bakterien bilden im Biofilm quasi „Nester", die als Mikrokolonien bezeichnet werden.

Spezieller Pflegehinweis: Der Biofilm muss vor der weiterführenden Therapie durch den Einsatz von Antiseptika entfernt werden. Hierzu bieten sich im Wundbereich intensive Spülungen mit physiologischer Kochsalzlösung und ggf. eine mechanische Reinigung mit einer sterilen Kompresse an. Wasserstoffperoxid (3 %tig) kann durch die Freisetzung von Sauerstoff zur Ablösung des Biofilms beitragen, sollte aber wegen der möglichen Heilungsverzögerung nur ein-/zweimal eingesetzt werden.

Der Biofilm bildet sich auch in flüssigkeitsführenden Systemen wie in Katheterlumina von Harnwegs- wie auch Venenkathetern.

2.5.1 Typische bakterielle Infektionen

Typische bakterielle Infektionen sind:

Infektionsmuster der Bakterien

Abszess

Der Abszess ist eine Eiteransammlung in einer durch Gewebeeinschmelzung entstandenen Höhle. Abszesse können bspw. in der Muskulatur (Spritzenabszess) auftreten. Sie können spontan aufbrechen, wobei der Eiter nach außen abfließt, oder chirurgisch gespalten werden (Eröffnung und Abfluss des Eiters (Drainage)). Eine Antibiotikatherapie ist bei Abszessen in der Regel nicht sinnvoll.

Empyem

Als Empyem wird eine Eiteransammlung in bereits vorhandenen Körperhöhlen wie Gelenken, dem Pleuraspalt oder der Kieferhöhle bezeichnet. Die jeweilige Körperhöhle füllt sich dabei ganz oder teilweise mit Eiter.

Phlegmone oder Erysipel

Hier breiten sich Bakterien wie Staphylococcus aureus oder Streptococcus pyogenes (Erysipel) ohne Eiterbildung flächenhaft in der Haut aus. Die betroffenen Hautabschnitte sind hoch gerötet, überwärmt und schmerzempfindlich. Im Gegensatz zu Abszess und Empyem, wo nur eine Drainage Erfolg bringen kann, muss diese Erkrankung auf jeden Fall antibiotisch angegangen werden.

Andere bakterielle Infektionen

Merke: Andere bakterielle Infektionen werden meistens allgemein als Entzündung bezeichnet und mit der Endung „-itis“ bedacht.

Sepsis

Eine besondere Form der bakteriellen Infektion, die den ganzen Körper erfasst, ist die Sepsis. Hier sind Keime in großer Anzahl in die Blutbahn eingedrungen und werden in die Organe geschwemmt. Der bakterielle Stoffwechsel kann dabei zu einem **septischen Schock** führen oder **Embolien** auslösen.

Bakterielle Pneumonie

Die Pneumonie (Lungenentzündung) wird meist durch Streptococcus pneumoniae ausgelöst und ist i. d. R. auf **einen Lungenlappen (Lobärpneumonie)** begrenzt. Sie geht mit hohem Fieber, rostbraun-eitrigem Auswurf und typischen Atemgeräuschen einher. Diesem Krankheitsbild steht die sog. **atypische Pneumonie** gegenüber, die i. d. R. nicht auf einen Lungenlappen begrenzt ist, mit mäßigem Fieber, überwiegend trockenem Husten und geringen Rasselgeräuschen beim Abhören einhergeht.

Merke: Bakterielle Infektionen verlaufen häufig akut. Nur wenige verlaufen sehr langwierig wie die Tuberkulose oder chronisch wie z. B. die Endokarditis, wenn sie nicht behandelt wird. Außer dem Abszess und – mit Einschränkung – dem Empyem werden bakterielle Erkrankungen wirkungsvoll durch die Gabe von Antibiotika bekämpft. Entscheidend ist, ob das Bakterium für das entsprechende Antibiotikum sensibel (empfänglich) ist, oder ob sich bereits Resistenzen gebildet haben.

2.5.2 Mögliche Verlaufsformen von Virusinfektionen

Virusinfektionen – nicht immer nach Schema „F“

Fast jeder denkbare Infektionsverlauf durch Viren ist möglich. Prinzipiell kann man folgende Unterteilungen treffen:

Stille Infektion

Nicht immer folgt dem Viruskontakt auch eine Infektion, oder die Infektion verläuft symptomarm bzw. symptomlos. Der Körper setzt sich aber dennoch mit dem Erreger auseinander und bildet Antikörper, die oft noch nach Jahren nachgewiesen werden können.

Akuter Verlauf

Hier wird die Infektion offensichtlich. Die Krankheit klingt jedoch vollständig ab, ohne Spätschäden zu hinterlassen. Zurück bleiben Antikörper, die oft über viele Jahre oder sogar lebenslang nachgewiesen werden können. Ein verzögerter Krankheitsverlauf ist möglich, d. h., nach einer zunächst eintretenden Besserung verschlechtert sich das Krankheitsbild noch einmal, um dann vollständig abzuklingen.

Chronisch rezidivierende Infektion

Nach der initialen und symptomatischen Infektion verlassen die **Viren** den Organismus nicht, sondern **kapseln sich in Zellen ab,** in denen sie gewissermaßen „ruhen" können. Die Infektion kann i. Abh. v. der Abwehrlage des Wirtsorganismus wieder aufflammen.

Chronisch persistierende Infektion

Diese Form der Infektion führt nach Virusbefall des entsprechenden Organs zu einem schleichenden Verlauf. Obwohl die Symptomatik des Krankheitsbildes sehr schwach ausgeprägt oder fast gar nicht vorhanden sein kann, werden ständig neue Viren produziert. Der betroffene **Patient** ist also **dauerhaft infektiös.** Diese Verlaufsform ist z. B. bei **Hepatitis B** und **Hepatitis C** möglich.

Chronisch aggressive Infektion

Die chronisch aggressive Infektion stellt eine Virusinfektion über einen langen Zeitraum dar. Zellen werden dabei permanent geschädigt, das Leben des infizierten Patienten wird durch Organfunktionsstörungen oder -versagen verkürzt. Dauerhaft werden relativ große Mengen an Viren erzeugt, der Betroffene ist bis zu seinem Lebensende infektiös. Beispiele für solche Infektionsabläufe stellen bestimmte Formen der **Hepatitis B-** und die **HIV-Infektion** dar.

2.6 Schutzimpfungen

2.6.1 Prinzip der Impfung

Impfung – „Training" für die Abwehr

Durch **abgeschwächte, lebende Infektionserreger** wird die körpereigene Abwehr „trainiert". Gegen diese Impfkeime findet eine Antikörperbildung statt, die beim Auftreten der „echten" Krankheitskeime eine schnelle Antikörpervermehrung bewirkt und die eindringenden Mikroorganismen unschädlich macht. Andere Impfstoffe bestehen aus **toten** oder aus **Teilen von Erregern.** Im Falle der Diphtherie- und Tetanusimpfung werden die **Giftstoffe** (Toxine) der jeweiligen Bakterien **chemisch verändert** (**Toxoide**). Die entsprechenden Antikörper bieten Schutz bei einer Infektion.

Merke: Schutzimpfungen können die jeweilige Infektion vollständig verhindern oder aber stark abschwächen. Komplikationen und Nebenwirkungen sind bei den öffentlich empfohlenen Impfungen, die im Impfplan der ständigen Impfkommission (STIKO) am Robert Koch-Institut angegeben sind, relativ selten.

2.6.2 Wann soll nicht geimpft werden?

Kontraindikationen

Die beste Wirkung von Impfungen wird erzielt, wenn der Körper gesund ist.
Impfungen sollten daher nicht durchgeführt werden:

- während akuter Infektionen,
- bei anderen akuten Erkrankungen, z. B. im akuten Schub einer Neurodermitis,
- bei vorbekannten heftigen Impfreaktionen (mit Fieber und Hautreaktionen).

Bei bekannter Allergie sowie während einer hoch dosierten Kortisonbehandlung ist eine Risikoabwägung vor der Entscheidung zur Impfung notwendig.

2.6.3 Wer ist im Betrieb für den Impfschutz zuständig?

Zuständigkeiten

Gemäß der TRBA 250 (BGR 250, Nachfolge der UVV „Gesundheitsdienst", früher BGV C8) ist der Arbeitgeber verpflichtet, den Arbeitnehmer über Schutzimpfungen aufzuklären. Die Impfung ist jedoch freiwillig, da es in Deutschland keine Impfpflicht gibt. Die Kosten für die **Hepatitis-B-Impfung** muss der Arbeitgeber tragen (Ziffer 9.5 TRBA 250). Die Impfungen werden vom **Betriebsarzt** festgelegt, der auch die Voruntersuchung durchführt und die korrekte Durchführung überwacht.

2.6.4 Empfohlene Schutzimpfungen für das Pflegepersonal

Funktion

Die derzeit von der ständigen Impfkommission des Robert Koch-Institutes empfohlenen Impfungen haben den Zweck, Pflegepersonal und Bewohner vor schweren Infektionen zu schützen. Unter diesem Gesichtspunkt sind derzeit die im Folgenden aufgeführten Schutzimpfungen sinnvoll.

Hepatitis B-Impfung

Hepatitis B-Impfstoffe haben den Nachteil, dass sie u. U. schlecht wirken und daher nach relativ kurzer Zeit eine Nachimpfung erforderlich sein kann.

Beachte: Dennoch ist die Hepatitis B-Impfung für Pflegepersonal zu empfehlen, da Infektionsgefahr bei Kontakt mit Blut, Körperflüssigkeiten und Stuhl besteht. Die Wirkung verbessert sich bei Kombination mit der Impfung gegen Hepatitis A (in der gleichen Spritze), weswegen die Kombinationsimpfung heute allgemein empfohlen ist.

Die Hepatitis B-Impfung erfolgt durch Applikation der Erstdosis. Vier bis acht Wochen später wird die zweite und nach sechs Monaten die dritte Dosis verabreicht. Nach der dritten Impfung ist eine Titerkontrolle erforderlich, die eine Beurteilung des Impferfolgs und der Antikörperbildung erlaubt. Der ermittelte Titerwert erlaubt eine Abschätzung, wann eine Kontrolluntersuchung bzw. eine Nachimpfung erforderlich ist.

Evtl. schlechte Wirkung des Impfstoffes

Hepatitis A-Impfung

Zunehmend hat sich die Erkenntnis durchgesetzt, dass eine Hepatitis A-Impfung auch in Deutschland eine sinnvolle Ergänzung ist. Die Hepatitis A wird auf verschiedensten Wegen übertragen und ist dadurch schneller zu akquirieren als die Hepatitis B. Sie wird relativ häufig aus dem Ausland eingeschleppt, und auch in Deutschland werden regelmäßig Neuerkrankungen beobachtet. Die Hepatitis B- und die Hepatitis A-Impfung werden kombiniert in einer Spritze angeboten, können aber auch einzeln verabreicht werden.
Die Hepatitis A-Impfung (zweimalige Gabe) ist fast immer erfolgreich, Titerkontrollen sind daher nicht erforderlich.

Tetanusschutzimpfung

Hinweis: Die Tetanusimpfung wirkt in aller Regel umgehend und schützt vor der spastischen Lähmung nach Infektion. Sie muss alle zehn Jahre aufgefrischt werden, bei ausgedehnten Verletzungen früher. Es ist zweckmäßig, die **Tetanusimpfung** mit einer **Diphtherieimpfung** zu **kombinieren.** Dies kann durch eine Injektion geschehen.

Diphtherieimpfung

Auch gegen Diphtherie besteht normalerweise durch eine Impfung im Kindesalter Impfschutz. Allerdings geht dieser nach zehn Jahren verloren, so dass regelmäßige Auffrischungen erfolgen sollten. Obwohl die Diphtherie in Osteuropa wieder rückläufig ist, sollte der Schutz wieder aufgefrischt werden. Nach Grundimmunisierung und Auffrischungsinjektion besteht der Impfschutz für weitere zehn Jahre.

Grippeschutzimpfung

Die Grippeschutzimpfung muss jährlich neu durchgeführt werden, da die Grippeerreger dazu neigen, ihre Oberflächenantigene stark zu verändern. Eine einmalige Injektion gewährt ausreichend Schutz für die jeweilige Saison.

> **Merke:** Die Grippeschutzimpfung ist im Altenpflegebereich besonders empfehlenswert, da die Grippe bei älteren Menschen tödlich verlaufen kann. Jüngere, sonst gesunde Menschen erkranken gleichfalls relativ schwer, und Komplikationen wie eitrige Bronchitis und Lungenentzündung sind nicht selten. Nach Möglichkeit sollten daher Pflegende und Bewohner geimpft werden.

2.6.5 Empfohlene Schutzimpfungen für Bewohner

Auch Bewohner brauchen Impfschutz

Auch die Bewohner sollten über ausreichenden Impfschutz verfügen. Neben Tetanus, Diphtherie und Influenza ist die Impfung gegen **Pneumokokken** sinnvoll. Sie richtet sich gegen die Kapsel der Pneumokokken. Die Impfung schwächt den Verlauf der Pneumokokkenpneumonie und verhindert Komplikationen wie die Meningitis und hält in der Regel sechs Jahre.

2.7 Von Proben für die Mikrobiologie und Befunden

Normalerweise ist die Entnahme mikrobiologischer Proben in Pflegeeinrichtungen Arztsache. U. U. müssen Proben aber auch vom Pflegepersonal entnommen und versandt werden.
Folgende mikrobiologische Proben werden in Pflegeeinrichtungen besonders häufig entnommen: Urinproben, Stuhlproben, Wundabstriche, Rachenabstriche, Abstriche auf multiresistente Erreger, besonders MRSA und Trachealsekret.

Das muss das Labor wissen

Um dem Labor eine optimale Interpretation der angezüchteten Keime zu ermöglichen, müssen auf dem Begleitschein folgende Angaben gemacht werden:

- Patientendaten (Name, Vorname, Geburtsdatum, ggf. Geschlecht).

- Art des Untersuchungsmaterials und Entnahmebereich (z. B. Wundabstrich Ulcus cruris re.).
- Angaben zu einer eventuellen antibiotischen Vorbehandlung.
- Angaben zu abwehrschwächenden Grunderkrankungen (z. B. Diabetes, Karzinom).
- Materialbezogene Diagnose (z. B. Wundinfektion oder bei Stuhlproben Diarrhoe).

Lagerung im Kühlschrank

Proben, die nicht sofort verschickt werden können, sollten in o. g. Beispielen zunächst im **Kühlschrank** aufbewahrt werden. I. d. R. bleiben die Keimzahl und das Keimspektrum im Wesentlichen erhalten. Bei Wundabstrichen ist zu beachten, dass Anaerobier absterben. Dies ist jedoch zur Diagnose einer Wundinfektion meist von nachgeordneter Bedeutung.

Merke: Ein schneller Transport der Proben ins Labor gewährleistet ein unverfälschtes Ergebnis und ist daher immer anzustreben!

Keimnachweis im Labor

Im **Labor** wird die Probe bearbeitet. D. h., sie wird auf verschiedene Nährmedien aufgebracht und ggf. mikroskopiert. Das Mikroskop erlaubt eine grobe Zuordnung wie „gramnegative Stäbchen“. In der Regel haben sich die Keime nach einer **Bebrütung** über Nacht vermehrt und können differenziert und getestet werden. Die **Differenzierung** ist ein Nachweis verschiedener Stoffwechselfunktionen der Keime und ermöglicht es, den Erreger einer bestimmten Spezies/ Erregergruppe zuzuordnen, z. B. „Escherichia coli“. Zeitgleich wird eine Kultur angelegt, die es ermöglicht, den angezüchteten Keim auf i. d. R. 12 Antibiotika gleichzeitig zu testen.
Nach weiteren 24 Stunden kann aus den Testergebnissen der **Befund** gestellt werden. Danach erfolgt die Mitteilung der Namen der angezüchteten Keime sowie das dazugehörige **Antibiogramm** oder **Resistogramm.**
Um einen vollständigen Befund liefern zu können, vergehen i. d. R. mindestens 48 Stunden. Im Einzelfall kann die Befunderstellung auch länger dauern, weil bestimmte Keime, wie z. B. Campylobacter, Anaerobier u. a., deutlich mehr Zeit zur Vermehrung und damit zur Bildung sichtbarer Kolonien benötigen.
Die Befundmitteilung enthält außer dem Antibiogramm und den Namen der ermittelten Keime noch eine **semiquantitative Mengenangabe.** Diese wird durch Pluszeichen oder in Textform mitgeteilt und im Allgemeinen in drei Stufen (vereinzelt, reichlich oder massenhaft) angegeben. Der Hinweis „nach Anreicherung“ bedeutet, dass so wenige Keime im Abstrichtupfer vorhanden waren, dass ein Erregernachweis erst nach einer Bebrütung über 24 Stunden erbracht werden konnte.

Spezieller Pflegehinweis: Für Hygienebeauftragte sind vor allem die Keimdifferenzierung und das Antibiogramm interessant. Wenn der Verdacht besteht, dass sich ein Keim in der Einrichtung ausbreitet oder mehrere Bewohner oder Patienten mit dem gleichen Keim infiziert sind, müssen Keimnamen und Antibiogramm bzw. Resistogramm verglichen werden. Kommt man zu dem Ergebnis, dass es sich um ein identisches Muster handelt, ist dies ein Indiz (kein Beweis!) für einen Ausbruch. Hier kann ggf. Rücksprache mit dem mikrobiologischen Labor genommen werden, das eventuell weitere Hinweise bei der Beurteilung der biochemischen Reaktionen der fraglichen Erreger liefern kann.

Einen sichereren Nachweis für die Identität der bei verschiedenen Bewohnern isolierten Erreger gibt nur der genetische Fingerabdruck. Die Erstellung ist jedoch meist kostenintensiv. Im Allgemeinen ist es ausreichend, davon auszugehen, dass identisch aussehende Keime mit gleichem Antibiogramm auch identisch sein könnten.

3 Juristisches – was man als Hygienebeauftragter wissen sollte

3.1 Kleine Rechtskunde – vom Gesetz bis zur Empfehlung

Differenzierung

Wer sich intensiv mit Fachliteratur beschäftigt, stößt auf eine Fülle von Gesetzen, Verordnungen, Normen, Richtlinien und Empfehlungen. Hierbei stellt sich die Frage, welche Bestimmungen bindend und welche als Empfehlung anzusehen sind, somit also Variationsmöglichkeiten bieten.
Im Folgenden werden die wichtigsten Begriffe anhand unterschiedlicher Beispiele geklärt. Darüber hinaus findet sich eine Zusammenstellung, die eine Übersicht über Rechtsgrundlagen für Hygienebeauftragte gibt. Ab Ziffer 3.2 werden die wichtigsten Details zu den verschiedenen Rechtsgrundlagen dargestellt.

3.1.1 Erläuterung der juristischen Begriffe

Gesetze

Was zu befolgen ist …

Gesetze sind zwingend zu beachten. Als Zusatz zu Gesetzen gibt es sog. **Durchführungsbestimmungen,** die den Aufsichtsbehörden mitteilen, wie im Detail vorgegangen werden soll. Bundesinstitute wie das Robert Koch-Institut (RKI) sollen Empfehlungen zum Vollzug aussprechen (§§ 4 und 23 Abs. 2 Infektionsschutzgesetz). Nach Vorhaben des Gesetzgebers wird eine weitere Kommission „Antiinfektiva, Resistenzanlage und Therapie“ am RKI etabliert.

Verordnungen

Verordnungen können Gesetze ergänzen oder bestimmte Fragestellungen regeln. Sie sind wie Gesetze zu behandeln und entsprechend **verbindlich,** also zu beachten. Auch hierfür kann es **Durchführungsbestimmungen** geben. Wichtig sind für Hygienebeauftragte die:

- Europäische Lebensmittelhygieneverordnung EG 852/2004 (Küche, HACCP – Konzept),
- Lebensmittelhygieneverordnung (LMHV) 2007,
- Trinkwasserverordnung (TrinkWV (2001), auch als TVO bezeichnet),

- Gefahrstoffverordnung (GefStoffV, Umgang mit Gefahrstoffen, Gefahrstoffkataster, z. B. Desinfektionsmittelkonzentrate),
- Biostoffverordnung (BiostoffV, Umgang mit biologischen Arbeitsstoffen) und die
- Medizinproduktebetreiberverordnung (MPBetreibV, Aufbereitung von medizinischen Geräten). Eingeschränkt kann auch einmal die Medizinprodukte-Sicherheitsplanverordnung (Meldepflicht von Zwischenfällen im Zusammenhang mit Medizinprodukten) von Interesse sein.
- Hygieneverordnungen der Bundesländer.

Unfallverhütungsvorschriften der Berufsgenossenschaften

Nicht vom Staat – aber wie Gesetze

Auch diese Veröffentlichungen haben **Gesetzescharakter** und sind zu beachten. Bei Missachtung kann eine Geldstrafe verhängt werden. Die Vorgaben zum Mitabeiterschutz wurden gegliedert in Berufsgenossenschaftliche Vorschriften (BGV) und Berufsgenossenschaftliche Regeln (BGR).

Beachte: Nicht nur Arbeitgeber, sondern auch Arbeitnehmer können bestraft werden, wenn sie die Vorschriften missachten.

Unfallverhütungsvorschriften sind daher ein wertvolles Instrument des Hygienebeauftragten zur Durchsetzung **personalhygienischer Maßnahmen.**

Richtlinien und Leitlinien

Empfehlungen des RKI

Die frühere Richtlinie für Krankenhaushygiene und Infektionsprävention nebst Anlagen wird seit 1998 sukzessive durch evidenzbasierte Empfehlungen des RKI ersetzt. Diese sind im Infektionsschutzgesetz begründet, aber müssen trotzdem nicht zwingend befolgt werden, mehr dazu unten. **Leitlinien** können von jeder Fachgesellschaft aufgestellt werden. Sie haben **empfehlenden Charakter.** Man kann durchaus Alternativen in den Hygieneplan oder ins Hygienemanagement aufnehmen. Allerdings sollte die eigene Lösung das gewünschte Ziel auch erfüllen. Sie muss eventuell einer externen Begutachtung standhalten. Dies gilt auch für die zunehmende Anzahl an Expertenstandards und Konsensusempfehlungen für die Pflege.

Normen

Normen sind keine Gesetze

Normen spiegeln den Stand der Technik wider. Darüber hinaus dienen sie der Vereinheitlichung von Anforderungen, z. B. an den Bau von Geräten und die Entwicklung von Verfahren, insbesondere Prüfverfahren. Für die Belange des Hygienebeauftragten haben die einschlägigen Normen insbesondere für die Überprüfung von Reinigungs- und Desinfektionsverfahren Bedeutung. Besonders wichtige Anhalte geben sie aber auch bei der Planung von Neubauten bzw. ausgedehnten Sanierungsmaßnahmen.

Normengruppen

Insgesamt gibt es drei verschiedene Normengruppen:

- die allmählich aussterbenden **DIN-Normen,** die nur für die Bundesrepublik Deutschland gelten,
- die **Europäischen Normen** (EN), die im Bereich der Europäischen Union gelten,
- die **Weltnormen** (ISO), die weltweite Gültigkeit haben.

Empfehlungen und persönliche Meinungen verschiedener Institutionen

Nicht alles glauben, was erzählt wird!

Der Hygienebeauftragte sollte nach eingehender Prüfung einer Empfehlung selbst entscheiden, ob die vorgegebene Empfehlung stichhaltig und nachvollziehbar ist. Mitunter erschwert die Argumentation einzelner Hygieniker die Arbeit des Hygienebeauftragten, insbesondere, wenn durch die Empfehlung, erforderliche Hygienemaßnahmen zu unterlassen, ein großes Einsparpotenzial in Aussicht gestellt wird. Häufig halten diese Behauptungen einer kritischen Nachprüfung nicht stand, und es finden sich gegenteilige Argumentationsstrategien, die es zu berücksichtigen gilt. Man sollte aber gegenläufige Meinungen zulassen und in die Entscheidungsfindung einfließen lassen. Sie regen zum Nachdenken über das eigene Vorgehen an. Die letztendliche Entscheidung fällt heute aber nach einer eingehenden Risikobewertung (☞ Kapitel 4).

> **Merke:** Eine wichtige Grundlage für Hygienebeauftragte stellen die Empfehlungen des Robert Koch-Institutes dar.

Seit 1998 werden die entsprechenden Veröffentlichungen des RKI nicht mehr als Richtlinie, sondern als Empfehlung bezeichnet. Diese Empfehlungen ergehen aufgrund einer umfangreichen Literaturrecherche, sie sind nach Evidenzkategorien (☞ Kapitel 3.8) abgestuft.

3.1.2 Weitere relevante Begriffe

Beweislastumkehr

Bedeutung der Dokumentation

Bei rechtlichen Auseinandersetzungen muss i. d. R. der Geschädigte beweisen, dass und wie er geschädigt wurde. Dies gilt meist nicht im medizinischen Bereich, da die Richter davon ausgehen, dass ein Patient die komplexen Vorgänge in einer Pflegeeinrichtung oder einer Arztpraxis nicht durchschauen kann. Daher wird – bei Verdacht auf einen groben Behandlungs-/Pflegefehler – die Beweislast häufig umgekehrt. Dann muss die Einrichtung beweisen, dass der vorliegende Schaden nicht durch Fehlverhalten oder fehlerhafte Maßnahmen entstanden ist. Dies gelingt nur, wenn durch entsprechende Planung, Arbeitsanweisungen und Dokumentation der geforderte Nachweis überzeugend erbracht werden kann.

Organisationsverschulden

Ein Organisationsverschulden liegt immer dann vor, wenn es dem Personal einer Einrichtung durch entsprechende Arbeitsanweisungen und/oder Arbeitsplanung der Leitung unmöglich ist, Maßnahmen korrekt durchzuführen. Dies ist z. B. der Fall, wenn durch Sparmaßnahmen auf notwendige Hygienemaßnahmen verzichtet wird.
Das Medizinprodukterecht kennt diese Form nur im Ausnahmefall, i. d. R. haftet immer der Anwender für die möglichen Folgen durch fehlerhafte Medizinprodukte.

Fahrlässigkeit

Definition: Fahrlässig handelt jemand, der die gebotene Sorgfaltspflicht nicht walten lässt. Im Bereich der Hygiene liegt Fahrlässigkeit vor, wenn aus Zeitmangel oder Unachtsamkeit kleinere Punkte des Hygienestandards missachtet werden.

Fahrlässige Handlungen können geschehen, da kein Mitarbeiter ununterbrochen vollkommen konzentriert tätig sein kann. Ablenkung, vermehrter Arbeitsanfall, Stress, Müdigkeit und Überarbeitung begünstigen Fahrlässigkeit. Bei fahrlässigem Handeln besteht Versicherungsschutz.

Grobe Fahrlässigkeit

Definition: Grobe Fahrlässigkeit liegt vor, wenn gegen Gesetze, allgemeine Standards oder Arbeitsanweisungen verstoßen wird. Der Mitarbeiter lässt die erforderliche Sorgfalt außer Acht und handelt so, dass selbst Laien die Unzweckmäßigkeit erkennen können.

Wird grobe Fahrlässigkeit vermutet oder nachgewiesen, kann – je nach Vertrag – die Versicherung, die Betroffene zunächst entschädigt hat, das Geld vom Versicherten zurückfordern.

Vorsatz

Vorsatz liegt vor, wenn bewusst gegen Hygienestandards verstoßen wird mit dem erklärten Ziel, Betreuten oder dem Arbeitgeber Schaden zuzufügen.

3.1.3 Rechtsgrundlagen

Die folgenden Tabellen geben eine Übersicht über Rechtsgrundlagen für Hygienebeauftragte.

Hygienerelevante Gesetze

Tab. 4: Hygienerelevante Gesetze

Gesetz	Wichtige Paragraphen	Inhalte
Infektionsschutzgesetz (IfSG)	§§ 6,7,8,9 § 34	Meldewesen an Gesundheitsamt und Robert Koch-Institut.
	§ 23	Kommissionen am RKI (KRINKO, ART) Pflicht zur Infektionsstatistik (Krankenhaus, amb. Operieren)
	§ 33–36	Einrichtungen zur Betreuung von Kindern und Jugendlichen, Gemeinschaftseinrichtungen, Hygieneplan, Ausschlusskriterien für Mitarbeiter und Betreute.
	§ 42, 43	Umgang mit Lebensmitteln, Ausschlusskriterien.
Medizinproduktegesetz (MPG)	div. §§	Medizinprodukte müssen mindestens ein CE-Zeichen, sterile und invasive Geräte die Prüfnummer einer benannten Stelle tragen. Der Hersteller muss deutschsprachige, verständliche Gebrauchsanweisungen liefern, ggf. persönliche Einweisung.
Heimgesetze der Bundesländer	div. §§	Pflicht zur Qualitätssicherung in der Hygiene
Sozialgesetzbuch XI (SGB XI)	§ 80 (§ 112 Pflegeerweiterungsgesetz)	Internes Qualitätsmanagementsystem.
Arbeitsschutzgesetz (ArbSchG)	div. §§	Personalschutz allgemein.
Arzneimittelgesetz (AMG)	div. §§	Händedesinfektionsmittel, Schleimhautdesinfektionsmittel.
Lebensmittel-, Bedarfsgegenstände- und Futtermittelgesetzbuch (LFGB)	div. §§	Lebensmittelhygiene, Grundlagen, Kontrollen durch Aufsichtsbehörden.

Hygienerelevante Verordnungen

Tab. 5: Hygienerelevante Verordnungen

Verordnungen	Wichtige Paragraphen	Inhalte
Biostoffverordnung (BiostoffV)	§ 2 §§ 2,7 § 12	Gefährdungsbeurteilung potenzieller Erreger, ungezielte Tätigkeit, Betriebsanweisungen.
Eur. Lebensmittelhygiene-Verordnung (EG 852/2004)	div. §§	Lebensmittelhygiene, HACCP-Konzept.

Tab. 5: Hygienerelevante Verordnungen (Fortsetzung)

Verordnungen	Wichtige Paragraphen	Inhalte
Gefahrstoffverordnung (GefStoffV)	div. §§ § 14	Erfassung von Gefahrstoffen nach Mengen und Lagerart (Gefahrstoffkataster), Sicherheitsdatenblätter für relevante Produkte, Betriebsanweisungen.
Medizinprodukte-Betreiberverordnung (MPBetreibV)	§ 4 div. §§	Validierte Aufbereitung, Pflichten beim Betrieb von Medizinprodukten.
Medizinprodukte-Sicherheitsplanverordnung (MPSicherheitsplanV)	div. §§	Meldepflicht bei Zwischenfällen oder Beinahezwischenfällen mit Medizinprodukten.
Hygieneverordnungen der Länder	div. §§	Organisation der Hygiene
Arbeitsstättenverordnung (ArbstättV)	div. §§	Bedingungen, z. B. Raumgröße, Temperatur von Arbeitsplätzen.
Trinkwasserverordnung (TVO, TrinkwV (2001))	div. §§	Wasserqualität für Leitungswasser und Trinkbrunnen. Wasserproben.

Technische Regeln

Tab. 6: Technische Regeln

Technische Regeln Gefahrstoffe (TRGS)	TRGS 540	Puderfreie Handschuhe.
	TRGS 525	Desinfektionsmittel.
Technische Regeln Biologische Arbeitsstoffe	TRBA 400 TRBA 250	Vollzug der Biostoffverordnung.

Berufsgenossenschaftliche Veröffentlichungen

Tab. 7: Berufsgenossenschaftliche Veröffentlichungen

Berufsgenossenschafliche Vorschriften (BGV)	BGV A1	Koordinationspflicht gemäß § 6
	BGV A2, A4	Arbeitsmedizinische Vorsorge.
Berufsgenossenschafliche Regeln (BGR)	☞ Kapitel 2.6 der BGR 500	Personalschutz Wäscherei.
	BGR 208	Reinigungsarbeiten bei Infektionsgefahr in medizinischen Bereichen.

Normen

Tab. 8: Normen

DIN (in Deutschland gültige Normen)	1946	Raumlufttechnik im Krankenhaus.
	19 643	Wasser in Schwimmbädern.
EN (europaweit gültige Normen)	div.	Sterilisation und Sterilisationskontrolle.

ISO (weltweit gültige Normen)	9000 : 2008 ff.	Qualitätsmanagement.
VDI (Verein Deutscher Ingenieure)	6022	Raumlufttechnik, Lüftungsanlagen.

Tab. 8: Normen (Fotsetzung)

Richtlinien, Leitlinien und Empfehlungen ohne Gesetzescharakter

- Richtlinie für Krankenhaushygiene und Infektionsprävention des Robert Koch-Institutes einschließlich Anlagen, Empfehlungen des RKI.
- Richtlinien und Empfehlungen der Gesundheitsministerien der Länder.
- Merkblätter des ehemaligen Bundesinstitutes für gesundheitlichen Verbraucherschutz und Veterinärmedizin (BgVV), ab November 2002 der Nachfolgeinstitutionen Bundesinstitut für Risikobewertung (BfR) und Bundesamt für Verbraucherschutz und Lebensmittelsicherheit (BVL).
- Leitlinie „Hygienebeauftragte in der Pflege" der Deutschen Gesellschaft für Krankenhaushygiene (DGKH).

Übersicht 4: Richt-, Leitlinien, Empfehlungen

3.2 Sozialgesetzbücher, Heimgesetz

Die **Sozialgesetzbücher (SGB)** regeln das Vertragswerk zwischen **Leistungserbringern** (Einrichtungen) und **Leistungsträgern** (Kassen). Sowohl Krankenhäuser (SGB V) als auch Pflegeeinrichtungen (medizinische Leistungen SGB V, SGB XI) werden in den entsprechenden Paragraphen zum Etablieren eines Qualitätsmanagementsystems aufgefordert. Hierzu dienen geeignete Prüfungen und Auswertungen der Prüfungsergebnisse mit dem Ziel eines kontinuierlichen Verbesserungsprozesses. Die Unterlassung dieser Maßnahmen kann durch Kürzungen des Pflegesatzes geahndet werden.
Die Heimmindestbauverordnung sieht eine bestimmte Ausstattung von Heimen vor, in der Heimpersonalverordnung ist der Personalschlüssel mit den erforderlichen Qualifikationen geregelt.

3.3 Infektionsschutzgesetz

3.3.1 Meldepflicht bei Infektionen gemäß Infektionsschutzgesetz (IfSG)

Was wird wann gemeldet?

Eine Meldung der entsprechenden Erkrankungen muss vom behandelnden und ggf. hinzugezogenen Arzt oder von der Heimleitung binnen 24 Stunden an das zuständige Gesundheitsamt erfolgen. Die Meldung ergeht per Formular (☞ Abb. 6).

Die Meldung der gemäß Infektionsschutzgesetz meldepflichtigen Erkrankungen kann mit einem standardisierten Meldebogen erfolgen. Alle erforderlichen Daten werden abgefragt.

Das IfSG enthält eine Liste der namentlich zu meldenden Erkrankungen und der Keime (§ 6, Labormeldepflicht § 7). Einrichtungen für Kinder und Jugendliche haben weitere Meldepflichten (§ 34 IfSG ☞ Tab. 2).

Man unterscheidet:

Unterscheidungen

Meldepflicht bei Verdacht auf bzw. **Erkrankung und Tod** an Botulismus, Cholera, Diphtherie, humane spongiforme Enzephalopathie (nicht hereditär), akute Virushepatitis A bis E, hämolytisch-urämisches Syndrom (HUS), virusbedingtes hämorrhagisches Fieber, Masern, Menigokokkenmeningitis oder -sepsis, Milzbrand, Polio, Pest, Tollwut (s. u.), Typhus, Paratyphus.

Meldepflicht bei Erkrankung und Tod an Tuberkulose (auch Behandlungsbeginn ohne Erregernachweis, Behandlungsverweigerung oder -abbruch).

Meldepflicht bei Verdacht oder Nachweis von Enteritis infectiosa bzw. mikrobieller Lebensmittelvergiftung bei Beschäftigten in der Lebensmittelherstellung oder beim Auftreten von zwei oder mehr Fällen, wenn ein Zusammenhang zu vermuten ist.

Meldepflicht bei über das übliche Maß hinausgehenden **Impfreaktionen.**

Meldepflicht bei besonders **schweren Krankheitsverläufen** (z. B. Clostridium difficile).

Meldeformular
Meldepflichtige Krankheiten gemäß §§ 6, 8, 9 IfSG

Vertraulich

....
Gesundheitsamt

....
Straße und Hausnummer

|_|_|_|_|_| ....
PLZ Ort

....
Telefon (Fax)

Meldende Person / Einrichtung:

....
Name der Einrichtung

....
Straße und Hausnummer

|_|_|_|_|_| ....
PLZ Ort

....
Meldender Telefonnummer

Datum: |_|_|/|_|_|/|_|_|_|_|
Tag Monat Jahr

Patient/in:

Name: .... Vorname: .... ❍ Männlich ❍ Weiblich Geburtsdatum: |_|_|/|_|_|/|_|_|_|_|
Tag Monat Jahr

Hauptwohnsitz: .... |_|_|_|_|_| ....
Straße und Hausnummer PLZ Ort

Derzeitiger Aufenthaltsort,
falls abweichend: .... |_|_|_|_|_| ....
Straße und Hausnummer PLZ Ort

Meldepflichtige Krankheit *(Bitte entsprechend Verdacht, Erkrankung oder Tod ankreuzen)*

Erkrankung	Verdacht	Erkrankung	Tod	Bemerkungen	Erkrankung	Verdacht	Erkrankung	Tod	Bemerkungen
Botulismus	❍	❍	❍		Hämolytisch-urämisches Syndrom, enteropathisches (HUS)	❍	❍	❍	
Cholera	❍	❍	❍		Hämorhagisches Fieber, virusbedingt	❍	❍	❍	
Diphterie	❍	❍	❍		Masern				
Humane spongiforme Enzephalopathie	❍	❍	❍	außer familiär-hereditärer Formen					außer familiär-hereditärer Formen
Virus Hepatitis, akute (Virus unbekannt)	❍	❍	❍		Meningokokken-Meningitis/Sepsis	❍	❍	❍	
Hepatitis A, akute	❍	❍	❍		Milzbrand	❍	❍	❍	
Hepatitis B, akute	❍	❍	❍		Poliomyeltis	❍	❍	❍	als Verdacht gilt jede schlaffe Lähmung, außer wenn traumatisch bedingt
Hepatitis C, akute	❍	❍	❍		Pest	❍	❍	❍	
Hepatitis D, akute	❍	❍	❍		Typhus abdominalis	❍	❍	❍	
Hepatitis E, akute	❍	❍	❍		Paratyphus	❍	❍	❍	

Erkrankung	Verdacht	Erkrankung	Tod	Bemerkungen
Tollwut	❍	❍	❍	auch die Verletzung durch ein tollwutkrankes, -verdächtiges oder -ansteckungsverdächtiges Tier sowie Berührung eines solchen Tieres oder Tierkörpers
Tuberkolose	●	❍	❍	Meldung auch bei fehlendem bakteriologischen Nachweis, wenn vollständige Antituberkulotika-Therapie indiziert
Mikrobiell bedingte Lebensmittel-Vergiftung oder akute infektiöse Gastroenteritis	❍	❍	●	nur, wenn entweder bei ≥ 2 Erkrankungen ein epidemiologischer Zusammenhang zu vermuten ist oder eine betroffene Person im Lebensmittelbereich tätig ist (§ 42 Abs. 1 IfSG) Erregername *(falls bekannt)*: ....
Andere bedrohliche Krankheit	❍	❍	❍	Erregername *(falls bekannt)*: ....
Erkrankungshäufigkeiten	❍	❍	❍	≥ 2 Erkrankungen , bei denen ein epidemiologischer Zusammenhang vermutet wird Erregername *(falls bekannt)*: ....
Impfschaden	❍	●	●	Zusätzliche Informationen werden über gesonderten Meldebogen, der beim Gesundheitsamt zu beziehen ist, erhoben

❍ = *bitte Feld ankreuzen, falls zutreffend* ● = *diese Meldung ist laut §§ 6, 8, 9 IfSG nicht vorgesehen*

Abb. 6: Meldeformular Infektionskrankheiten (Vorderseite)

Symptome/Kriterien, auf die die <u>klinische</u> Diagnose gestützt wird *(bitte die wichtigsten Symptome einzeln aufzählen):*

....

....

Tag der Erkrankung[1]: .... Tag der Diagnose[1]: ....

[1] *wenn genaues Datum nicht bekannt ist, bitte den wahrscheinlichen Zeitraum angeben*

Verstorben: ❍ Nein ❍ Ja Wenn ja, Todestag: __/__/____ (Tag / Monat / Jahr) ❍ Nicht bekannt

Wahrscheinliche Infektionsquelle: Land: .... Ort: ....

Weitere Angaben zur wahrscheinlichen Infektionsquelle (Person, Produkt, Einrichtung):

....

Blut-/Organ-/Gewebespende in den letzten 6 Monaten[2]: ❍ Nein ❍ Ja ❍ Nicht bekannt

[2] *Angabe nur notwendig bei Krankheiten, die durch Blut oder Gewebespende übertragen werden können*

Wenn ja, nähere Angaben: ....

Aufenthalt/Überweisung/Aufnahme in Krankenhaus oder ander Einrichtung der stationären Pflege *(soweit bekannt):*

❍ Nein ❍ Ja Wenn ja, wo: .... (Name der Einrichtung) .... (Station/Abteilung)

Anschrift: .... (Straße und Hausnummer) ______ (PLZ) .... (Ort)

Aufnahme am: __/__/____ (Tag / Monat / Jahr) Entlassung am: __/__/____ (Tag / Monat / Jahr)

Impfstatus zur Erstellung der Diagnose:

Impfstatus in Bezug auf gemeldete Erkrankung, gegen die Impfstoffe zur Verfügung stehen oder standen (z.B. bei Cholera, Diphterie, FSME, HIB, Hepatitis A oder B, Influenza, Masern, Meningokokken, Poliomyelitis, S. typhi, Tuberkolose)

❍ nicht geimpft ❍ geimpft Anzahl der erhaltenen Impfdosen: __ Letzte Impfdosis: __/__/____ (Tag / Monat / Jahr)

❍ Impfstatus nicht bekant

Tätigkeit oder Betreuung in Gemeinschaftseinrichtungen oder im Lebensmittelbereich:

❍ Tätigkeit des/der Erkrankten in medizinischen Bereichen oder Gemeinschaftseinrichtungen (z.B. Schule, Kinderkrippe, Heim, sonstige Massenunterkünfte § 36 Abs. 1 oder 2 IfSG)

❍ Tätigkeit des/der Erkrankten im Lebensmittelbereich (nur bei akuter Gastroenteritis, akuter Virushepatitis, Thyphus, Paratyphus, Cholera) (§ 42 Abs. 1 IfSG)

❍ Erkrankte/r wird in Gemeinschaftseinrichtung für Kinder oder Jugendliche betreut (z.B. Schule, Kinderkrippe, § 33 IfSG)

.... (Name der Einrichtung) .... (Straße und Hausnummer) ______ (PLZ) .... (Ort)

.... (Name der Einrichtung) .... (Straße und Hausnummer) ______ (PLZ) .... (Ort)

Labor/Untersuchungsstelle, das/die mit der Erregerdiagnostik beauftragt wurde: ....

.... (Name des Labors)

.... (Straße und Hausnummer) ______ (PLZ) .... (Ort) .... (Telefonnummer)

❍ = *bitte Feld ankreuzen, falls zutreffend*

Abb. 6: Meldeformular Infektionskrankheiten (Rückseite)

§ 6 Abs. 3 IfSG bestimmt eine nicht namentliche **Meldepflicht** im Falle von **Ausbrüchen nosokomialer Infektionen** (zwei oder mehr) in Einrichtungen (gleich welcher Erreger). Diese Meldung kann gemäß § 8 Abs. 1 Satz 5 IfSG auch von examinierten Pflegekräften abgegeben werden.

Meldepflicht bei Tollwutexposition

Nach § 7 IfSG besteht weiterhin eine namentliche **Meldepflicht für 47 Erreger,** die der **Laborarzt** melden muss. Nicht namentliche Meldung durch das Labor soll weiterhin erfolgen bei Treponema pallidum, HIV, Echinokokken, Malaria, Röteln (konnatal) und Toxoplasma gondii (konnatal).

3.3.2 §§ 23 IfSG

§ **23 IfSG** definiert die Kommissionen am RKI/KRINKO (Kommission bei Krankenhaushygiene und Infektionsprävention) und ART (Antiinfektive Resistenzlage und Therapie).

Betreuung von Kindern und Jugendlichen

3.3.3 §§ 33, 34, 35 IfSG

§ **33 IfSG** definiert „Gemeinschaftseinrichtungen" zunächst als Einrichtungen für Kinder und Jugendliche. In § 34 wird eine **Meldepflicht** für Betroffene und ein **Tätigkeitsverbot** für Mitarbeiter mit entsprechenden Erkrankungen (Tabelle 2, S. 59) ausgesprochen. Hinzu kommt Verlausung (Befall mit Läusen).

Betreuung von Kindern und Jugendlichen

Dieses Verbot gilt für den Umgang mit den Betreuten so lange, bis eine Ansteckungsgefahr nach ärztlichem Urteil nicht mehr zu befürchten ist. Betreute dürfen Betriebsräume nicht betreten, Einrichtungen nicht benutzen und auch nicht an Gemeinschaftsveranstaltungen teilnehmen.

Dies gilt auch für Personen, in deren Wohngemeinschaft ein Mitglied an einer der oben genannten Erkrankungen **außer** Impetigo contagiosa, Keuchhusten, Skabies, Scharlach oder anderer Streptococcus-pyogenes-Infektion und Windpocken vermutlich (Verdacht) oder tatsächlich erkrankt sind.

In Satz 6 wird eine Mitteilung an das Gesundheitsamt (personenbezogen und krankheitsbezogen) durch die Einrichtungsleitung gefordert, wenn nicht anderweitig eine Meldung erstattet wurde. In § 35 wird eine entsprechende **Belehrung** der Mitarbeiter dieser Einrichtungen bei Arbeitsantritt und mindestens im Abstand von zwei Jahren gefordert. Diese Belehrung ist zu protokollieren, das Protokoll ist drei Jahre beim Arbeitgeber aufzubewahren.

3.3.4 § 36 IfSG

§ 36 IfSG fordert von Gemeinschaftseinrichtungen, Krankenhäusern, Vorsorge- oder Rehabilitationseinrichtungen, Kliniken für ambulantes Operieren, Dialyseeinrichtungen und anderen Pflegeein-

Hygieneplan ist Pflicht!

richtung die **Erstellung von Hygieneplänen.** Die genannten Einrichtungen sollen auch durch das Gesundheitsamt infektionshygienisch überwacht werden; dies kann z. B. durch **Begehungen des Amtsarztes** erfolgen.
Absatz 2 von § 36 IfSG dehnt die **Überwachung** durch das **Gesundheitsamt** aus **infektionshygienischer Sicht** auch auf Arzt- und Zahnarztpraxen, auf Praxen sonstiger Heilberufe, in denen invasive Eingriffe vorgenommen werden, und auf sonstige Einrichtungen, in denen bei Tätigkeiten am Menschen Krankheitserreger durch Blut übertragen werden können, aus.
In Absatz 4 wird eine **ärztliche Aufnahmeuntersuchung** auch in Pflegeheime mit eindeutiger Aussage zum Fehlen von Anzeichen des Vorliegens einer **Lungentuberkulose** gefordert.

3.3.5 §§ 42, 43 IfSG

Lebensmittel und Belehrung

Diese Paragraphen enthalten die Pflicht zur Belehrung von Personen, die mit Lebensmitteln umgehen. § 42 enthält eine Liste der **Lebensmittel,** § 43 die **Pflicht zur Belehrung.** Die Erstbelehrung ist durch das Gesundheitsamt durchzuführen, Folgebelehrungen durch den Arbeitgeber. Die Belehrungen sind entsprechend zu dokumentieren.

3.4 BiostoffV und TRBA bzw. BGR 250

3.4.1 BiostoffV

Erreger in Risikogruppen

Die BiostoffV ist eine Umsetzung von Europäischem Recht zum Schutz von Mitarbeitern vor biologischen Arbeitsstoffen, also Bakterien, Pilzen, Parasiten und Viren sowie ggf. deren Toxine. Sie wird in die Praxis umgesetzt durch ergänzende Durchführungsbestimmungen, die „Technischen Regeln für Biologische Arbeitsstoffe" (TRBA). In der BiostoffV werden Erreger in Risikogruppen (RG) eingeteilt:

RG 1: Keine Krankheitserreger oder extrem selten Krankheitserreger. Beispiele hierfür sind Käse veredelnde Schimmelpilze und die Bier- oder Bäckerhefe, aber auch Teile der Hautflora.
RG 2: Krankheitserreger, Prävention und Therapie unkompliziert oder möglich. Beispiele hierfür sind Staphylococcus aureus (auch als MRSA), Darmkeime, Wasserkeime, Hefen der Gattung Candida, Parasiten und „Schnupfenviren".
RG 3: Erreger schwerer Erkrankungen, Ausbreitung möglich, Vorbeugung möglich, Therapie eventuell möglich. Eine Untergruppe, RG 3**, umfasst die Hepatitis B,C und D sowie das HI-Virus. Zur RG 3 gehören auch die Erreger der Tuberkulose.
RG 4: Schwere Erkrankung, leichte Ausbreitung der Bevölkerung denkbar, Prävention und Therapie schwer oder nicht mög-

lich. In dieser Gruppe sind nur Viren, die in Europa nicht heimisch sind, etwa die Ebola-Viren.

Tätigkeiten in Schutzstufen

Allerdings hängt das Infektionsrisiko für Mitarbeiter nicht nur von den Erregern mit ihren Eigenschaften ab, sondern auch von den Tätigkeiten, die mit ihnen ausgeübt werden. Diese werden in Schutzstufen gleichfalls von 1–4 eingeteilt. In der TRBA 250 werden eher krankenhaustypische Tätigkeiten beispielhaft genannt, daher wurde hier auf Pflegetätigkeiten umgeschrieben.

Schutzstufe (SST) 1: Infektion unwahrscheinlich
Führen, Essen eingeben, Ergo- u. Beschäftigungstherapie, einfache Untersuchung ohne Körperöffnungen und Augen
SST 2: Kontakt mit Körperflüssigkeiten und entsprechenden Erregern, z. B. Injektionen, Punktionen, Wundversorgung, absaugen, Windeln wechseln
SST 3: Hohe Konzentrationen von Erregern Risikogruppe 3, erhebliche Aerosolbildung oder besondere Verletzungsgefahr
SST 4: Mit Tätigkeiten mit Krankheitserregern RG 4

Zusammenfassend kann also gesagt werden, dass Pflegepersonal in der Regel zu Erregern der Risikogruppe 2, bei Viren 3** exponiert sind und Tätigkeiten in der Schutzstufe 2 ausüben. Diese Tätigkeit ist ungezielt im Sinne der BiostoffV, da gezielte Tätigkeiten nur mit bekannten Erregern, z. B. im Labor, durchgeführt werden.

3.4.2 TRBA 400

Die TRBA 400 fordert von Arbeitgebern in Einrichtungen des Gesundheitsdienstes eine Arbeitsplatz- und Tätigkeits-bezogene Gefährdungsbeurteilung für alle Mitarbeiter, die während ihrer Arbeit Kontakt zu biologischen Arbeitsstoffen haben können. Hierzu gehören auch Reinigungskräfte und Verwaltungskräfte mit regelmäßigen Bewohnerkontakt. Bei der Beurteilung soll der Betriebsarzt hinzugezogen werden. Eine Kopie der Gefährdungsbeurteilung sollte den Hygienebeauftragten vorliegen.

3.4.3 TRBA 250

Was in der TRBA 250 steht

Die TRBA 250 entspricht der Berufsgenossenschaftlichen Regel (BGR) 250 und ersetzt damit die alte BGV C8. Sie verpflichtet Arbeitgeber zur Bereitstellung von Schutzmitteln und Arbeitsanweisungen (Hygieneplan), die Arbeitnehmer wiederum sind verpflichtet, den Hygieneplan zu befolgen und die Schutzmittel einzusetzen. Beispielhaft und auszugsweise seien einige Ziffern genannt:

Ziffer 4.1.1 Bauliche und technische Maßnahmen (gelten nicht für häuslichen Bereich)

4.1.1.1 Den Versicherten sind leicht erreichbare Händewaschplätze mit fließendem warmem und kaltem Wasser, Direktspender für Händedesinfektionsmittel, hautschonende Waschmittel, geeignete Hautschutz- und -pflegemittel und Einmalhandtücher zur Verfügung zu stellen.

4.1.1.2 Den Versicherten sind gesonderte, für Patienten nicht zugängliche Toiletten zur Verfügung zu stellen.

4.1.1.3 Oberflächen (Fußböden, Arbeitsflächen, Oberflächen von Arbeitsmitteln) sollen leicht zu reinigen und beständig gegen die verwendeten Reinigungsmittel und gegebenenfalls Desinfektionsmittel sein.

4.1.1.4 Für das Sammeln von spitzen oder scharfen Gegenständen müssen Abfallbehältnisse bereitgestellt und verwendet werden, die stich- und bruchfest sind und den Abfall sicher umschließen. Gilt auch für die ambulante Pflege in Wohnungen!

Ziffer 4.1.2 Organisatorische und hygienische Maßnahmen

4.1.2.2 Der Unternehmer darf Jugendliche, werdende oder stillende Mütter mit Tätigkeiten mit biologischen Arbeitsstoffen nur beschäftigen, soweit dies mit den Bestimmungen des Jugendarbeitsschutzgesetzes und des Mutterschutzgesetzes und dessen zugehörigen Verordnungen, insbesondere der Mutterschutzrichtlinienverordnung, vereinbar ist.

Hygieneplan – auch hier gefordert

4.1.2.3 Der Unternehmer hat für die einzelnen Arbeitsbereiche entsprechend der Infektionsgefährdung Maßnahmen zur Desinfektion, Reinigung und Sterilisation sowie zur Ver- und Entsorgung schriftlich festzulegen (Hygieneplan) und zu überwachen.

4.1.2.4 Versicherte dürfen an Arbeitsplätzen, an denen die Gefahr einer Kontamination durch biologische Arbeitsstoffe besteht, keine Nahrungs- und Genussmittel zu sich nehmen und lagern. Hierfür sind vom Unternehmer geeignete Bereiche zur Verfügung zu stellen. Geeignete Bereiche sind z. B. die Pausenräume nach § 29 Arbeitsstättenverordnung; siehe auch Arbeitsstätten-Richtlinien ASR 29/1-4 „Pausenräume“.

4.1.2.5 Getragene Schutzkleidung ist von anderer Kleidung getrennt aufzubewahren. Der Unternehmer hat für vom Arbeitsplatz getrennte Umkleidemöglichkeiten zu sorgen.

Kein Schmuck an den Händen

4.1.2.6 Bei Tätigkeiten, die eine hygienische Händedesinfektion erfordern, dürfen an Händen und Unterarmen keine Schmuckstücke, Uhren und Eheringe getragen werden. Derartige Gegenstände können die Wirksamkeit der Händedesinfektion vermindern.

4.1.2.7 Nach Patientenkontakt und nach Kontakt mit infektiösem oder potenziell infektiösem Material ist vor Verlassen des Arbeitsbereichs eine hygienische Händedesinfektion durchzuführen. Danach sind verschmutzte Hände zu waschen.

4.1.2.8 Beim Umgang mit benutzten Instrumenten und Geräten sind Maßnahmen zu ergreifen, die eine Verletzungs- und Infektionsgefahr minimieren.

Ziffer 4.1.3 Persönliche Schutzausrüstungen

4.1.3.1 Der Unternehmer hat erforderliche Schutzkleidung und sonstige persönliche Schutzausrüstungen, insbesondere dünnwandige, flüssigkeitsdichte, allergenarme Handschuhe in ausreichender Stückzahl zur Verfügung zu stellen. Er ist verantwortlich für deren regelmäßige Desinfektion, Reinigung und gegebenenfalls Instandhaltung der Schutzausrüstungen. Falls Arbeitskleidung mit Krankheitserregern kontaminiert ist, ist sie zu wechseln und vom Unternehmer wie Schutzkleidung zu desinfizieren und zu reinigen.

4.1.3.2 Die Versicherten haben die zur Verfügung gestellten persönlichen Schutzausrüstungen zu benutzen. Die Schutzkleidung darf von den Versicherten nicht zur Reinigung nach Hause mitgenommen werden.

4.1.3.3 Pausen- und Bereitschaftsräume dürfen nicht mit Schutzkleidung betreten werden.

Ziffer 4.2 Schutzmaßnahmen bei Tätigkeiten der Schutzstufe 2

4.2.4 Bei Bewohnern/Patienten mit unbekanntem und positivem Status bezüglich Hepatitis und HIV müssen „stichsichere Arbeitsmittel" verwendet werden. Das sind Kanülen, die sich direkt nach Anwendung z. B. durch einen Klappmechanismus so sichern lassen, dass sich keiner mehr stechen kann (☞ 4.7.3 in diesem Buch).

4.2.5 Der Unternehmer hat den Beschäftigten zusätzlich folgende persönliche Schutzausrüstungen zur Verfügung zu stellen:

Schutz bei Pflegetätigkeiten

- Feste flüssigkeitsdichte und allergenarme Handschuhe zum Desinfizieren und Reinigen benutzter Instrumente, Geräte und Flächen; die Handschuhe müssen beständig gegenüber den eingesetzten Desinfektionsmitteln sein,
- flüssigkeitsdichte und allergenarme Handschuhe mit verlängertem Schaft zum Stulpen für Reinigungsarbeiten, damit das Zurücklaufen der kontaminierten Reinigungsflüssigkeit unter den Handschuh verhindert wird,
- Baumwoll-Unterziehhandschuhe für Tätigkeiten mit längerer Tragezeit,
- flüssigkeitsdichte Schürzen, wenn damit zu rechnen ist, dass die Kleidung durchnässt wird,
- flüssigkeitsdichte Fußbekleidung, wenn mit Durchnässen des Schuhwerks zu rechnen ist,
- Augen- oder Gesichtsschutz, wenn mit Verspritzen oder Versprühen infektiöser oder potenziell infektiöser Materialien oder Flüssigkeiten zu rechnen ist und technische Maßnahmen keinen ausreichenden Schutz darstellen.

Die Versicherten haben die zur Verfügung gestellten persönlichen Schutzausrüstungen zu benutzen.
Diese Beispiele mögen ausreichen, um zu zeigen, wie nützlich die TRBA/BGR 250 für die Formulierung eines Hygieneplans und bei der Durchsetzung von Hygienemaßnahmen im Alltag ist. Bei den einzelnen Themen in den nachfolgenden Kapiteln werden die entsprechenden Passagen daher benannt und zitiert.

Aufgrund der Gefährdungsanalyse und den Inhalten der TRBA 250 werden die Verhaltensmaßregeln für das Personal im Hygieneplan festgelegt. Die Mitarbeiter werden vor Tätigkeitsaufnahme und dann wieder jährlich belehrt, diese Schulung wird dokumentiert.

3.5 Medizinprodukterecht

3.5.1 Medizinproduktegesetz (MPG)

Definition: Zweck dieses Gesetzes ist es, den Verkehr mit Medizinprodukten zu regeln und dadurch für die Sicherheit, Eignung und Leistung der Medizinprodukte sowie die Gesundheit und den erforderlichen Schutz der Patienten, Anwender und Dritter zu sorgen (§ 1 MPG).

Medizinprodukterecht – täglich aktuell

Keine Medizinprodukte im Sinne des MPG sind Arzneimittel (Arzneimittelgesetz, AMG), kosmetische Mittel (Lebensmittel- und Futtermittelgesetzbuch, LFGB), menschliches Blut oder dessen Bestandteile davon sowie Blutprodukte. Persönliche Schutzausrüstung im Sinne der Richtlinie 89/686/EWG des Europäischen Rates gehört ebenfalls nicht zu den Medizinprodukten.
Als **Medizinprodukte** gelten alle einzeln oder miteinander verbunden verwendeten Instrumente, Apparate, Vorrichtungen, Stoffe oder andere Gegenstände einschließlich der für ein einwandfreies Funktionieren des Medizinproduktes eingesetzten Software, die vom Hersteller zur Anwendung für Menschen bspw. folgende Zwecke bestimmt sind:

- Erkennung, Verhütung, Überwachung, Behandlung oder Linderung von Krankheiten.
- Erkennung, Überwachung, Behandlung, Linderung oder Kompensation von Verletzungen oder Behinderungen.
- Untersuchung, Ersatz oder Veränderung des anatomischen Aufbaus oder eines physiologischen Vorgangs.

Merke: Die bestimmungsmäßige Hauptfunktion der Medizinprodukte im oder am menschlichen Körper wird weder durch pharmakologische oder immunologische Mittel noch metabolisch erreicht, ihre Wirkungsweise aber durch solche Mittel unterstützt.

Anwenderhaftung

Zubehör für Medizinprodukte sind Gegenstände, Stoffe, Zubereitungen aus Stoffen sowie Software, die vom Hersteller dazu bestimmt sind, mit einem Medizinprodukt verwendet zu werden, damit dieses entsprechend der von ihm festgelegten Zweckbestimmung des Medizinproduktes angewendet werden kann.

Medizinprodukte dürfen nicht angewendet werden, wenn das vom **Hersteller angegebene Datum** abgelaufen ist, bis zu dem eine gefahrlose Anwendung nachweislich möglich ist (Verfalldatum). Zuwiderhandlung kann mit Geldstrafen bis zu 25.000 € belegt werden (Anwenderhaftung).

Medizinprodukte müssen ein **CE-Zeichen** (☞ Abb. 7) tragen und eine **deutschsprachige Gebrauchsanleitung** haben. Das Symbol steht für „Communauté Européenne = Europäische Gemeinschaft“ und muss bei allen Medizinprodukten aufgebracht sein.

CE

Abb. 7: CE-Zeichen auf Medizinprodukten

Bei sterilen Medizinprodukten muss auch die Prüfnummer einer benannten Stelle vorhanden sein (☞ Abb. 8). Bei unsterilen Produkten fehlt die Nummer; der Hersteller hat in diesem Falle die notwendigen Prüfungen selbst durchgeführt. Dies ist jedoch nur bei unsterilen Medizinprodukten der Klassen I und II a zulässig.

CE 0124

Abb. 8: CE-Zeichen auf sterilen Medizinprodukten

CE-Zeichen mit Prüfnummer einer benannten Stelle (0 steht für Deutschland).

3.5.2 Verordnungen

Verordnung über die Erfassung, Bewertung und Abwehr von Risiken bei Medizinprodukten

MP SicherheitsplanV

Diese Verordnung regelt die Verfahren zur Erfassung, Bewertung und Abwehr von Risiken im Verkehr oder im Betrieb befindlicher Medizinprodukte. Ein Vorkommnis im Sinne dieser Verordnung liegt vor, wenn ein Mangel oder eine Fehlfunktion eines Medizinprodukts zum Tode oder einer schwerwiegenden Verschlechterung des Gesundheitszustands eines Patienten, Anwenders oder Dritten geführt hat, führen könnte oder geführt haben könnte. Die Meldung geht an das Bundesinstitut für Arzneimittel und Medizinprodukte (BfArM), jetzt „Deutsche Agentur für Medizinprodukte und Arzneimittel“ (DAMA).

Verordnung über das Errichten, Betreiben und Anwenden von Medizinprodukten (Medizinprodukte-Betreiberverordnung – MPBetreibV)

MPBetreibV

Diese das Medizinproduktegesetz ergänzende Verordnung hat folgende, auch für Pflegeeinrichtungen gültige Inhalte:
Medizinprodukte dürfen nur ihrer **Zweckbestimmung** entsprechend und nach den Vorschriften dieser Verordnung, den allgemein anerkannten Regeln der Technik sowie den Arbeitsschutz- und Unfallverhütungsvorschriften errichtet, betrieben, angewendet und in Stand gehalten werden.

Qualifikation des Personals

Medizinprodukte dürfen nur von **Personen** errichtet (Fachpersonal des Herstellers oder Händlers), betrieben, angewendet (eingewiesenes Pflegepersonal) und in Stand gehalten (qualifiziertes Wartungspersonal) werden, die die dafür erforderliche **Ausbildung** oder **Kenntnis und Erfahrung** besitzen.
Miteinander verbundene Medizinprodukte sowie mit Zubehör einschließlich Software oder mit anderen Gegenständen verbundene Medizinprodukte dürfen nur betrieben und angewendet werden, wenn sie dazu unter Berücksichtigung der Zweckbestimmung und der Sicherheit der Patienten, Anwender, Beschäftigten oder Dritten geeignet sind.

Pflichten des Anwenders

Der Anwender hat sich vor der **Anwendung** eines Medizinproduktes von der **Funktionsfähigkeit** und dem **ordnungsgemäßen Zustand** des Medizinproduktes zu überzeugen und die Gebrauchsanweisung sowie die sonstigen beigefügten sicherheitsbezogenen Informationen und Instandhaltungshinweise zu beachten. Dies gilt entsprechend für die mit dem Medizinprodukt zur Anwendung miteinander verbundenen Medizinprodukte sowie Zubehör einschließlich Software und anderen Gegenständen.

Validierte Aufbereitung

Die **Aufbereitung** von bestimmungsgemäß keimarm oder steril zur Anwendung kommenden Medizinprodukten ist unter Berücksichtigung der Angaben des Herstellers mit geeigneten validierten Verfahren so durchzuführen, dass der Erfolg dieser Verfahren nachvollziehbar gewährleistet ist und die Sicherheit und Gesundheit von Patienten, Anwendern oder Dritten nicht gefährdet wird (☞ Kapitel 4).

Bestandsverzeichnis

Der Betreiber hat bei Medizinprodukten, für die der Hersteller **sicherheitstechnische Kontrollen** vorgeschrieben hat, diese nach den Angaben des Herstellers und den allgemein anerkannten Regeln der Technik sowie in den vom Hersteller angegebenen Fristen durchzuführen oder durchführen zu lassen.
Der Betreiber hat für alle aktiven, nicht implantierbaren Medizinprodukte der jeweiligen Betriebsstätte ein **Bestandsverzeichnis** zu führen. Die Aufnahme in ein Verzeichnis, das aufgrund anderer Vorschriften geführt wird, ist zulässig. In das Bestandsverzeichnis sind folgende Angaben einzutragen:

- Bezeichnung, Art und Typ, Loscode oder Seriennummer sowie Anschaffungsjahr des Medizinproduktes,
- Name oder Firma und Anschrift des für das jeweilige Medizinprodukt Verantwortlichen nach § 5 des Medizinproduktegesetzes,

- die der CE-Kennzeichnung hinzugefügte Kennnummer der „benannten Stelle“, soweit diese nach den Vorschriften des Medizinproduktegesetzes angegeben ist,
- soweit vorhanden, betriebliche Identifikationsnummer,
- Standort und betriebliche Zuordnung,
- die vom Hersteller angegebene Frist für die sicherheitstechnische Kontrolle nach § 6 Abs. 1 Satz 1 oder die vom Betreiber nach § 6 Abs. 1 Satz 2 festgelegte Frist für die sicherheitstechnische Kontrolle.

Für das Bestandsverzeichnis sind alle Datenträger zulässig, der zuständigen Behörde ist auf Verlangen jederzeit Einsicht in das Bestandsverzeichnis zu gewähren.

Merke: Die **Gebrauchsanweisungen** und die dem Medizinprodukt beigefügten Hinweise sind so aufzubewahren, dass dem Anwender die für die Anwendung des Medizinproduktes erforderlichen Angaben jederzeit zugänglich sind.

Messtechnische Kontrollen sind bei Medizinprodukten, bei welchen sie erforderlich sind (z. B. Elektrothermometer, Blutdruckmessgeräte) nach Angaben des Herstellers und innerhalb der vorgesehenen Prüfintervalle durchzuführen.

3.6 Lebensmittelrecht

Umgang mit Lebensmitteln

Rechtsgrundlagen für Küchen von Gemeinschaftseinrichtungen sind die Europäische Lebensmittelhygieneverordnung EG 852/2004 und das Lebensmittel-, Bedarfsgegenstände- und Futtermittelgesetzbuch (LFGB), beide seit 01.01.2006 in Kraft. Zu den Verordnungen, die Detailaspekte regeln, wie z. B. die Hackfleischverordnung, Eiprodukteverordnung und Enteneierverordnung, der Kennzeichnungspflicht für Zusatzstoffe und Bestandteile mit Allergiepotential auf der Menükarte sind noch Auflagen für Hersteller tierischer Lebensmittel (EG 853/2004) und für die Kontrollen der Aufsichtsbehörden (EG 854/2004) gekommen. Von besonderer Bedeutung in Gemeinschaftseinrichtungen ist die Umsetzung der dieser und der Deutschen **Lebensmittelhygieneverordnung.**
Die Verantwortung für die korrekte Umsetzung obliegt der **Küchenleitung.** Allerdings endet die Verantwortung der Küchenleitung, wenn die Lebensmittel die Küche verlassen haben. Sie müssen aber dann noch transportiert und z. B. in den Wohnbereichen zwischengelagert und ausgegeben werden. Auch der Rücktransport des Geschirrs in die Spülküche ist korrekt durchzuführen. Dieser Part der **Lebensmittellogistik** muss im **Hygienemanagement** beschrieben und festgelegt werden (☞ Kapitel 4, für die Küche ☞ Kapitel 5).

Bei Essensausgabe im Speisesaal bleibt die Küche in der Verantwortung, wenn Küchenpersonal die Speisen ausgibt. Das Kochen mit Gruppen von Bewohnern/Patienten (z. B. im Rahmen der Ergotherapie oder einer Diabetikerschulung) kann als haushaltsähnlich angesehen werden. Die Teilnehmer benötigen dann keine Belehrung nach § 43 IfSG, jedoch sollte natürlich die übliche Hygiene gewährleistet sein.

3.7 Gefahrstoffverordnung

Definition: Die Gefahrstoffverordnung regelt, dass Einrichtungen, in denen mit Gefahrstoffen umgegangen wird, diese mengenmäßig erfassen und ihre Mitarbeiter über die Risiken im Umgang mit diesen Gefahrstoffen informieren müssen.

Gefahrstoffe in Pflegeeinrichtungen sind bspw. Desinfektionsmittelkonzentrate, Sanitärreiniger und auch Händedesinfektionsmittel, da sie leicht entflammbar sind.

Beachte: Gefahrstoffe erkennt man an einer roten Raute, in der das entsprechende Gefahrstoffsymbol abgebildet ist.

Richtiger Umgang mit Gefahrstoffen

So gekennzeichnete Gefahrstoffe sollten in möglichst kleinen Mengen in der Einrichtung gelagert werden. Es muss erfasst sein, wo und wie viele dieser Gefahrstoffe durchschnittlich übers Jahr verteilt gelagert werden (Gefahrstoffkataster). Zu Gefahrstoffen sollten in der Einrichtung sog. Sicherheitsdatenblätter vorliegen, aus denen hervorgeht, welche Maßnahmen ergriffen werden, wenn der Gefahrstoff ausgelaufen ist oder verspritzt wurde und Personen damit kontaminiert wurden. Diese sollten jederzeit erreichbar gelagert werden, sind jedoch nicht aushangpflichtig.
Zum Vollzug der Verordnung gehört auch das **Anbringen von Betriebsanweisungen** gemäß § 14 Gefahrstoffverordnung. Diese enthalten **Informationen über** den jeweiligen **Gefahrstoff** und informieren über **Maßnahmen bei Zwischenfällen.** Auch die **sachgerechte Entsorgung** nicht mehr verwendeter Gefahrstoffe ist dort angegeben. Die Betriebsanweisungen gehören dorthin, wo Gefahrstoffe gelagert und Desinfektionsmittel aus Konzentraten angesetzt werden.
Die Umsetzung der Gefahrstoffverordnung ist nicht Aufgabe des Hygienebeauftragten, er sollte jedoch der Fachkraft für Arbeitssicherheit zuarbeiten, indem er z. B. von Desinfektionsmittelherstellern Sicherheitsdatenblätter und die Betriebsanweisung nach § 14 Gefahrstoffverordnung anfordert. Darüber hinaus sollten Hygienebeauftragte dazu beitragen, Gefahrstoffe nach Möglichkeit durch

weniger gefährliche Substanzen zu ersetzen, wenn deren Wirkung vergleichbar ist.

3.8 Richtlinien und Empfehlungen des Robert Koch-Institutes

Evidenzbasierte Hygiene

Die Richtlinie für Krankenhaushygiene und Infektionsprävention des Robert Koch-Institutes wurde von Hygienefachleuten entwickelt. Seit 1998 gibt die entsprechende Kommission am RKI Empfehlungen heraus, die in sog. Evidenzkategorien eingeteilt sind. Diese Kategorien, die 2010 überarbeitet wurden, geben wieder, wie gesichert die jeweiligen Empfehlungen sind:

Kategorie I A:
Diese Empfehlung basiert auf gut konzipierten systematischen Reviews (Literaturrecherchen mit zusammenfassender Schlussfolgerung) oder einzelnen hochwertigen randomisierten kontrollierten Studien (mit zufällig gewähltem Prüfmaterial und Kontrollen).

Kategorie I B:
Diese Empfehlung basiert auf klinischen oder hochwertigen epidemiologischen Studien und strengen, plausiblen und nachvollziehbaren theoretischen Ableitungen.

Kategorie II:
Die Empfehlung basiert auf hinweisenden klinischen oder epidemiologischen Studien/Untersuchungen und strengen, plausiblen und nachvollziehbaren theoretischen Ableitungen.

Kategorie III:
Maßnahmen, über deren Wirksamkeit nur unzureichende oder widersprüchliche Hinweise vorliegen. Deshalb ist eine Empfehlung nicht möglich.

Kategorie IV:
Anforderungen, Maßnahmen und Verfahrensweisen, die durch allgemein geltende Rechtvorschriften zu beachten sind.

Wo vorher nur von Krankenhäusern gesprochen wurde, gelten die einschlägigen Empfehlungen heute entsprechend auch für andere Betreuungs- und Pflegeeinrichtungen. Speziell für diese wurde 2005 die Empfehlung „Infektionsprävention in Heimen" (RKI: „Heime") herausgegeben, während für Rehabilitationseinrichtungen noch keine eigene Empfehlung existiert. Ihre rechtliche Stellung entspricht deren „Stand der Technik". D. h., wenn ein Hygienemangel zur Anzeige gelangt, wird der beauftragte Gutachter prüfen, ob die Vorgaben der entsprechenden Richtlinie bzw. der RKI – Empfehlung eingehalten wurde. Im nächsten Schritt muss der Gutachter prüfen, ob eventuell abweichende Maßnahmen ebenso geeignet waren, das vorgegebene Ziel zu erreichen. Alle RKI-Empfehlungen können auf der Website des RKI www.rki.de – Infektionsschutz – Krankenhaushygiene – Empfehlungen der Kommission für Krankenhaushygiene kostenlos eingesehen und heruntergeladen werden.

Merke: Die Empfehlungen des Robert Koch-Institutes entsprechen dem Stand der aktuellen Technik. Sie müssen nicht buchstabengetreu befolgt werden, wenn es adäquate Alternativlösungen gibt.

3.9 Hygieneverordnungen, Richtlinien und Empfehlungen der Bundesländer (Stand 10/2010)

Übersicht 5: Hygieneverordnungen und -richtlinien der Bundesländer

Baden-Württemberg:	Hygieneverordnung (☞ Kapitel 3.10)
Bayern:	Hygieneverordnung, Rahmenhygieneplan für Pflegeeinrichtungen (5/2010)
Berlin:	Hygieneverordnung
Brandenburg:	Rahmenhygienepläne für stationäre Pflegeeinrichtungen, ambulante Dienste, Vorsorge- und Rehabilitationseinrichtungen
Bremen:	Hygieneverordnung (☞ Kapitel 3.10)
Hamburg:	Hygieneverordnung (☞ Kapitel 3.10)
Hessen:	Hygieneverordnung (☞ Kapitel 3.10)
Mecklenburg-Vorpommern:	Rahmenhygienepläne für stationäre Pflegeeinrichtungen, ambulante Dienste, Vorsorge- und Rehabilitationseinrichtungen
Nordrhein-Westfalen:	Hygieneverordnung (☞ Kapitel 3.10)
Niedersachsen:	Hygieneverordnung (☞ Kapitel 3.10) MRSA in Alten- und Pflegeeinrichtungen (2/2003)
Rheinland-Pfalz:	Hygieneverordnung (☞ Kapitel 3.10)
Saarland:	Hygieneverordnung (☞ Kapitel 3.10)

Sachsen:	Rahmenhygienepläne für stationäre Pflegeeinrichtungen, ambulante Dienste, Vorsorge- und Rehabilitationseinrichtungen
Sachsen-Anhalt:	Rahmenhygienepläne für stationäre Pflegeeinrichtungen, ambulante Dienste, Vorsorge- und Rehabilitationseinrichtungen
Schleswig-Holstein:	Hygieneverordnung (☞ Kapitel 3.10)
Thüringen:	Rahmenhygienepläne für stationäre Pflegeeinrichtungen, ambulante Dienste, Vorsorge- und Rehabilitationseinrichtungen

Übersicht 5: Hygieneverordnungen und -richtlinien der Bundesländer (Fortsetzung)

3.10 Länderhygieneverordnungen

In Ergänzung zum Infektionsschutzgesetz haben verschiedene Bundesländer zusätzliche Verordnungen erlassen. In allen findet sich die Forderung nach Beachtung der allgemein anerkannten Regeln der Hygiene. Dazu gehört auch die Bereitstellung personeller und struktureller Ressourcen. Die **Aufgaben** und Vollmachten des **Gesundheitsamtes** sowie **Ordnungswidrigkeiten** werden dargestellt. Die 2011 geplanten Änderungen des Infektionsschutzgesetzes verpflichten alle Bundesländer, Hygieneverordnungen zu erlassen. **Rahmenhygienepläne** dagegen stellen Empfehlungen dar, die Hygienebeauftragte zur Erstellung ihres Hygieneplans nutzen sollten.

3.11 Ambulante Pflege und Sozialstationen

Hygienekonzept auch hier sinnvoll und in Landeshygieneverordnungen gefordert

Bezieht man sich auf § 36 des Infektionsschutzgesetzes, brauchen ambulante Pflegedienste eigentlich keinen Hygieneplan nach IfSG. Aber auch hier gilt Ziffer 4.1.2.3 TRBA 250 (Hygieneplanpflicht). **Qualitätssicherung** ist laut der entsprechenden Sozialgesetzbücher im ambulanten Pflegebereich erforderlich. Dazu ist ein **Qualitätshandbuch** vonnöten. Die Erstellung eines umfassenden **Hygienekonzeptes** ist in diesem Zusammenhang überlegenswert. Das **Konzept** gliedert sich – im Gegensatz zu stationären Einrichtungen – in **zwei Teile.** Ein Part beinhaltet Hygienemaßnahmen, die die **Sozialstation** betreffen, die u. U. auch eine **Ambulanz** betreibt und Hilfsmittel verleiht. Der zweite Teil besteht aus Anweisungen, die das Verhalten des Pflegepersonals vor Ort, also in den **Wohnungen der Betreuten** regeln.

Häuslicher Bereich

Gegenüber stationären Einrichtungen gibt es hier naturgemäß Einschränkungen, da bei der Versorgung Pflegebedürftiger im häusli-

chen Umfeld **Artikel 13 des Grundgesetzes** (Unverletzlichkeit der Wohnung) in besonderem Maße zu berücksichtigen ist. Pflegepersonal muss also, was Hygienemaßnahmen angeht, vor Ort improvisieren oder aber **Überzeugungsarbeit** bei Angehörigen und Betreuten leisten. Hierzu ist eine entsprechende Motivation und Schulung erforderlich. Hygienebeauftragte in der ambulanten Pflege können das Personal dabei unterstützen, indem sie geeignete Argumente liefern, die zur Überzeugung herangezogen werden können.
Ebenso wie stationäre Einrichtungen benötigt die Sozialstation den Vollzug der Biostoffverordnung, einen Gefahrstoffkataster mit den dazugehörigen Sicherheitsdatenblättern und Betriebsanleitungen. Auch das Medizinprodukterecht muss vollzogen werden.
Das Betriebshandbuch für die Küche entfällt in der Regel. Bereitet das Pflegepersonal in den Wohnungen der Betreuten Nahrungsmittel zu, ist zu klären, ob eine Belehrung gemäß § 42/43 Infektionsschutzgesetz erforderlich ist. Dies wird in den Bundesländern unterschiedlich gehandhabt. Das Lebensmittelrecht ist nicht im häuslichen Bereich gültig. Seit 5/2003 gibt es einen Rahmenhygieneplan für ambulante Dienste, während ansonsten wenige Veröffentlichungen speziell hierzu zur Verfügung stehen. Erwähnenswert ist in diesem Zusammenhang noch die Konsensusempfehlung „Leitlinie für Hygiene in der Wundversorgung“ der Initiative Chronische Wunde e.V. (www.icwunden.de – Bestellungen), die speziell auch auf Probleme der ambulanten Pflege bei der Wundversorgung eingeht.

Merke: Im häuslichen Bereich können einige Hygienevorschriften etwas großzügiger gehandhabt werden, weil die Pflegebedürftigen von ihrer eigenen Keimflora umgeben sind, und das Auftreten von Hospitalkeimen bei entsprechender Hygiene des Pflegepersonals so gut wie ausgeschlossen ist. Hinzu kommt, dass Hygienemaßnahmen im häuslichen Umfeld nicht auf die gleiche Weise durchgeführt werden können, wie es in Pflegeeinrichtungen möglich ist.

Gelegentlich vorherrschende desolate hygienische Verhältnisse mögen in manchem Mitarbeiter die Überlegung wachrufen, das Gesundheitsamt einzuschalten. Man muss aber berücksichtigen, dass diese Behörde nur dann einschreiten darf, wenn extreme Selbstgefährdung oder Gefahr für Dritte gegeben ist. Dies ist jedoch in aller Regel schwer nachzuweisen (zum Hygienekonzept ☞ Kapitel 4.7).

Teil 3: Arbeitsgrundlagen des Hygienebeauftragten

4 Der Hygieneplan

4.1 Wie soll er aussehen?

Hygieneplan – welcher Stil?

Hygiene ist ein unverzichtbarer Bestandteil der Qualitätssicherung in der Pflege. Die einzelnen Abschnitte des Hygieneplans, in dem verschiedene Maßnahmen geregelt werden, werden zweckmäßigerweise als Einzeldokumente verfasst. Auf die Weise ist es möglich, dass jeder Bereich nur diejenigen Hygieneplandokumente erhält, die benötigt werden.

Kurze und übersichtliche Darstellung

Wie der Hygieneplan aussehen soll, ist die Entscheidung der jeweiligen Einrichtung. Verschiedene Varianten bieten sich an:
Beim **Dokumentenstil** werden die einzelnen **Arbeitsläufe** nach einer **einheitlichen,** immer **wiederkehrenden Gliederung** (☞ Kapitel 4.5) dargestellt. Für Hygienebeauftragte ist diese Art des Hygieneplans relativ leicht zu erstellen, da einheitliche Formulierungen verwendet werden können. Allerdings sollte man der Versuchung widerstehen, die Texte allzu lang werden zu lassen. Eine kurze, einprägsame Darstellung erleichtert den Zugang für die Mitarbeiter.

Merke: Gelingt es, die einzelnen Punkte in der richtigen Abfolge und klar gegliedert darzulegen, wird der Dokumentenaufbau i. d. R. rasch von den Mitarbeitern akzeptiert.

In zertifizierten Einrichtungen wird meist eine Kopfzeile eingefügt, die die Dokumentenüberwachung im Sinne des Qualitätsmanagements erleichtern soll. Eine Fußzeile enthält die Prüf- und Freigabevermerke sowie Unterschriften (☞ Abb. 9, S. 102).

Datum: 00.00.00 Revision: Seite 1	**Qualitätshandbuch**	Mustereinrichtung
Dok.-Nr. 001 – B.01	**Arbeitskleidung, Bereichskleidung, Schutzkleidung**	**Hygienemanagement**

1. Dienstkleidung:

Während der Arbeitszeit sind die Mitarbeiter des pflegerischen, medizinisch-technischen und Reinigungsdienstes verpflichtet, die ihnen vom Arbeitgeber zur Verfügung gestellte Dienstkleidung zu tragen.
Privat angeschaffte Dienstkleidung, die nur im Ausnahmefall nach Rücksprache mit der zuständigen Abteilungsleitung getragen werden darf, ist nur dann sinnvoll, wenn sie ausreichend temperaturbeständig (60 °C bzw. 40 °C in einem desinfizierenden Waschverfahren) ist und wäschereibeständige Knöpfe hat. Kontaminierte private Dienstkleidung darf nicht mit nach Hause genommen werden, sondern muss gemäß Ziffer 4.1.3.1 TRBA 250 durch den Arbeitgeber in einem geeigneten desinfizierenden Waschverfahren aufbereitet werden. Die Dienstkleidung ist personenbezogen und sollte nur in der Einrichtung getragen werden. Im Ausbruchsfalle (Rota- oder Noroviren) sollte die Dienstkleidung nicht zu Hause gewaschen werden.
Ein Wechsel der Dienstkleidung muss nach spätestens zwei Tagen erfolgen oder sofort bei offensichtlicher Verschmutzung. Ein Satz sauberer Wäsche ist für den Kontaminationsfall vorzuhalten.

2. Schutzkleidung (Einmalschürze, Schutzkittel mit Bündchen):

Sie soll verhindern, dass die Dienstkleidung der Beschäftigten durchfeuchtet oder kontaminiert wird und hierdurch Krankheitserreger weiter verbreitet werden.

2.1 Bei speziellen therapeutischen oder pflegerischen Tätigkeiten (z. B. Manipulation am Harn abführenden System, großer Verbandwechsel, Ganzkörperwaschung) ist eine Einwegschürze über die Dienstkleidung zu binden (TRBA 250, RKI: „Heime“). Der Schutzkittel muss bei Durchnässung oder Kontamination mit erregerhaltigem Material sofort in den vorgesehenen Wäschesack entsorgt werden oder nach Beendigung eines Arbeitstages der Wäscherei zugeführt werden.

2.2 Bei bestimmten Infektionen wird eine Einmalschürze als Schutzkleidung getragen. Die Einmalschürze wird nach Gebrauch verworfen (Abfallschlüssel 18 01 04, vormals „B-Müll“, siehe Abfallkonzept).

2.3 Das Tragen von sonstiger Schutzkleidung (Schutzkittel, Mund-Nase-Schutz, Handschuhe, Haube etc.) wird in den Arbeitsanweisungen (AA) über hygienisches Verhalten bei bestimmten Erregern geregelt. Beim offenen Absaugen ist auf jeden Fall ein Mund-Nase-Schutz anzulegen.

3. Schmuck (4.1.2.6 TRBA 250):

Bei pflegerischen Tätigkeiten, Umgang mit Lebensmitteln (Herstellung aus Vorprodukten) und bei Tätigkeiten, die eine Händedesinfektion erfordern, dürfen an Händen und Unterarmen keine Schmuckstücke, Uhren und Eheringe getragen werden. **Künstliche**, aufgeklebte **Fingernägel** sind wegen Verkeimung und der Gefahr von Mikroperforationen der Handschuhe untersagt, gegelte Fingernägel können nach Vorlage eines ärztlichen Attests getragen werden, wenn sie kurz und glatt sind und so regelmäßig erneuert werden, dass kein Spalt zwischen Nagelbett und Gelmatrix entsteht.

4. Haare und Ohrringe:

Langes Haar muss in allen Bereichen zusammengebunden oder am Kopf anliegend festgesteckt werden. Beim Tragen von Ohrringen (Nasenringen, Piercing etc.) ist darauf zu achten, dass das Schmuckstück so beschaffen ist, dass weder für das Personal noch für den Patienten eine Verletzungsgefahr entstehen kann.

Erstellt: Hygienebeauftragter	Geprüft: Qualitätsmanager	Freigegeben: Einrichtungsleiter

Abb. 9: Musterdokument einer zertifizierten Einrichtung

Der **tabellarische Hygieneplan** erfreut sich gleichfalls großer Beliebtheit, weil die meisten Mitarbeiter ihn als **sehr übersichtlich** einschätzen. Auch hier gibt es Vorlagen unterschiedlicher Hersteller. Der tabellarische Hygieneplan ist auf den ersten Blick vertrauter, weil er den seit Jahren **bekannten Desinfektionsplänen** ähnlicher sieht. Hierzu werden die einzelnen Punkte meist im Querformat eines DIN A 4-Blattes in den Spalten vorgegeben und die entsprechenden Anweisungen formuliert. Folgende Punkte sind aufgeführt:

- Was? (Maßnahme, Ziel)
- Wie? (benötigtes Material, Vorbereitung, Durchführung, Beendigung)
- Wann? (Zeitpunkt der Durchführung)
- Wer? (durchführende Mitarbeiter)

Die aus Desinfektionsplänen bekannte Spalte „Womit?“ kann meist entfallen, da es ausreichend ist, auf entsprechende Stellen im Reinigungs- bzw. Desinfektionsplan zu verweisen (☞ Abb. 10, S. 104). Die Vorgabe der Spalten lässt jedoch die freie Formulierung der Inhalte nicht mehr ohne weiteres zu. Egal für welche Version man sich entscheidet, Produktnamen, Konzentration und Einwirkzeiten der empfohlenen Mittel sollten nur im Reinigungs- und Desinfektionsplan erscheinen. Hier ist eine Änderung im Laufe der Zeit am wahrscheinlichsten. Werden die Produktnamen in den Hygieneplan integriert, müssen alle betroffenen Dokumente ausgetauscht werden. Wird dagegen im Hygieneplan diesbezüglich nur auf den Reinigungs- und Desinfektionsplan verwiesen, gilt der Hygieneplan weiter, auch wenn Präparate, Konzentration oder Einwirkzeiten sich geändert haben.

Hinweis: Bei der Darstellung der Rechtsgrundlagen sollten nur die **Paragraphen** und die entsprechenden **Abkürzungen** der Gesetze, Verordnungen, Unfallverhütungsvorschriften oder sonstigen Quellen angegeben werden. Langwierige Zitate aus diesen Quellen vergrößern den Hygieneplan unnötig und sind für viele Mitarbeiter nicht ohne weiteres verständlich.

Sofern auf Pflegestandards verwiesen wird, sind hier die jeweils hausinternen und nicht Expertenstandards im Sinn der Pflegewissenschaft gemeint.

4.2 Woher nehmen, wenn nicht schreiben?

Hygieneplan – Vorlagen

Heutzutage muss eigentlich niemand mehr einen Hygieneplan vollständig neu schreiben. In einigen **Bundesländern** gibt es **Rahmenhygienepläne** oder **Empfehlungen,** in denen wesentliche Inhalte bereits von Experten zusammengestellt wurden (☞ Kapitel 3). Auch

Reinigungs- und Desinfektionsplan gemäß TRBA 250
Dokument xx.000 des Hygieneplans gemäß § 36 IfSG, Seite 1

Was?	Womit?	Wann?	Wie?	Wer?
Hände Reinigen Desinfizieren Pflegen	Waschlotion Seifoclean Desinfektionsmittel Bac-killfix Pflegecreme Schmusalind (siehe Hautschutzplan)	Vor Arbeitsbeginn und vor und nach Pausen waschen Vor und nach Pflegemaßnahmen sowie nach Ablegen von Handschuhen, bei Bedarf Pflegen: vor Pausen, nach Arbeitsende, zwischendurch nach Bedarf	Desinfektion: Hohlhand mit ca. 3 ml Desinfektionsmittel füllen, Hände reiben, Fingerzwischenräume und -spitzen einreiben. Daumen in die jeweils andere Hand nehmen und gründlich einreiben, ca. 30 sec. einwirken lassen	Alle Mitarbeiter
Haut-desinfektion	Hautdesinfektionsmittel Fettweg forte (Gebrauchsfertig, 15 sec. Einwirkzeit) Fertigtupfer eingeschweißt	Vor Injektionen	Punktionsstelle einsprühen, mit sterilisiertem Tupfer nachwischen, noch einmal nachwischen, trocknen lassen, dann nicht mehr palpieren Wischen	Pflegepersonal
Flächen Arbeitsflächen, Inventar, Fußböden	Reiniger Blankneutral Sprühdesinfektion Schnapsosterb Desinfizieren mit Glanzotod 0,5 %, Einwirkzeit 1 Stunde	Arbeitstäglich Gezielte Desinfektion bei Bedarf Auf Anordnung der Hygienebeauftragten. Vorsicht bei bewohnereigenem Inventar!	Wischen, trocknen lassen Sprühen, nachwischen! Restfeuchte lassen! Scheuer-Wisch-Desinfektion	Reinigungpersonal Pflegekräfte Reinigungspersonal
Sanitärbereich, Toiletten	Saurer Reiniger: Putzblitz Ätz Desinfektion: Glanzotod 0,5 %	Täglich	Scheuer-Wisch-Desinfektion, trocknen lassen	Reinigungspersonal
Steckbecken; Urinflaschen Nierenschalen Waschschüsseln	Spülautomat (thermisch)	Nach Gebrauch	Reinigung und thermische Desinfektion erfolgen automatisch	Pflegepersonal
Instrumente	Viroverreck 4,0 %, 15 min. Einwirkzeit	Täglich einlegen 2x wöchentlich Lösung wechseln **bei sichtbarer Verschmutzung sofort**	Instrumente offen einlegen, sie müssen vollständig mit dem Präparat bedeckt sein.	Pflegepersonal
Arbeits-kleidung	Wird extern gewaschen	Wechsel alle zwei Tage und nach Kontamination oder sichtbarer Verschmutzung	In Wäschesack geben, vorher Taschen vollständig leeren	Alle Mitarbeiter
Schutz-kleidung	Wird extern gewaschen	Wechsel nach jeder Schicht	In Wäschesack „infektionsverdächtige Wäsche" geben	Alle Mitarbeiter
Abfall	Müllsack Farbe 1 (A-Müll = Hausmüll) Müllsack Farbe 2 (B-Müll = kontaminierter Hausmüll, AS 180104)	A-Müll nach Bedarf entsorgen, B-Müll täglich	B-Müll bis zur Abholung unzugänglich aufbewahren!	Reinigungspersonal

Abb. 10: Musterdesinfektionsplan (andere Spaltenreihenfolge möglich)

Hersteller bieten Hygienepläne oder Hygieneanweisungen in verschiedensten Varianten an. Diese werden teilweise auf Datenträgern verkauft oder kostenlos angeboten, u. a. als „Download-Dateien" im **Internet.** Auch die Veröffentlichungen der Bundesländer können i. d. R. aus dem Internet bezogen werden. Für Musterdokumente ist das Internet eine etwas unsichere Quelle, da die Anbieter wechseln und oft nur ein Dokument oder eine Seite als Muster gezeigt wird. Jedoch bieten größere und kleinere Firmen auch komplette Hygienepläne zum Verkauf an. Im Kaufpreis ist meist auch die obligate Anpassung an die Bedingungen in der Einrichtung enthalten. Bei jeder Vorlage darf keinesfalls vergessen werden, eine exakte Anpassung an die Verhältnisse der Einrichtung vorzunehmen. Das Wort „sollte" kommt in einem Hygieneplan nicht vor!

Prüfung der Inhalte

Bei jeder Vorlage – gleichgültig ob von staatlichen Institutionen oder von Privatfirmen gilt es, folgende Prüfung zu absolvieren:

- Inwieweit treffen die Inhalte und Themen auf unsere Einrichtung zu?
- Können die darin enthaltenen (oft aus hygienischer Sicht idealen) Vorgaben in unserer Einrichtung verwirklicht werden?
- Sind die beschriebenen Maßnahmen für die Betreuten oder Bewohner in vollem Umfang erforderlich?
- Ist der Text auch für nicht sehr gut informierte und nicht examinierte Mitarbeiter verständlich formuliert?
- Ist die Gliederung und der Umfang des Textes ansprechend oder werden bspw. umfangreiche oder wenig verständliche Gesetzes- und Normenzitate gebracht?
- Ist der dargestellte Arbeitsablauf in den Räumlichkeiten der Einrichtung umsetzbar?
- Inwieweit entsprechen die Vorgaben der den Mitarbeitern vertrauten Arbeitsweise? – Muss die eigene Arbeitsweise korrigiert werden?

Können die Fragen im Großen und Ganzen positiv beantwortet werden, kann sich das Umschreiben lohnen und damit viel Zeit und Arbeit gespart werden.

4.3 Erst mal schauen – die Ist-Erfassung

Ausgangslage feststellen

Gleichgültig ob ein neuer Hygieneplan erstellt, ein fertiger Hygieneplan an die Einrichtung angepasst oder der bereits bestehende Hygieneplan aktualisiert werden soll, stets ist es erforderlich, die Arbeit mit einer **„Ist-Erfassung"** zu beginnen.

Merke: Sinn der Ist-Erfassung ist es, die aktuelle Hygienesituation in der Einrichtung zu erfassen und einen möglichst vollständigen Eindruck über die derzeitige Situation zu bekommen. Natürlich

> können bei der Gelegenheit auch gleich erste Korrekturmaßnahmen festgelegt werden. Hygienebeauftragte – aus der Pflege oder aus der Hauswirtschaft kommend – kennen natürlich einen Teil der Abläufe in der Einrichtung. Dabei ist es interessant zu prüfen, ob in allen Wohnbereichen oder Stationen der Einrichtung bei der Durchführung von Maßnahmen in gleicher Weise vorgegangen wird.

Ausführliche Angaben und eine Checkliste ☞ Kapitel 6.3 „Ist-Erfassung im Detail“.

4.4 Grundlage der modernen Hygiene: Die Risikobewertung

Risiken in 4 Stufen bewerten

Im Gegensatz zur Gefährdungsbeurteilung nach TRBA 400 für Mitarbeiter hat die Risikobewertung die Bewohner/Patienten, also Menschen mit oft eingeschränkter Abwehr, im Blick. Das Instrument der Risikobewertung erlaubt es, durch Einholung von Informationen zu sinnvollen und angemessenen Hygienemaßnahmen auch gegenüber bisher nicht bekannten Erregern in einer Einrichtung zu kommen. Durch das folgende Schema wird die Risikobewertung etwas vereinfacht:

4.4.1 Erreger

Erreger – wie gefährlich?

Erreger und Erregergruppen haben definierte Eigenschaften. Interessant für Hygienebeauftragte ist die Dauer des Überlebens auf Flächen, die Existenz multiresistenter Varianten, die Übertragungswege, der Manifestationsindex und die Letalität, ggf. vermindertes Ansprechen auf Desinfektionsmittel.
Weiterhin ist es erforderlich, ggf. über Impfprävention oder aber Postexpositionsprophylaxe Bescheid zu wissen.

4.4.2 Abwehrstatus der Exponierten

Wirtsdisposition

Exponiert gegenüber Erregern einer Einrichtung können die Mitarbeiter und die Bewohner sein. Bei Mitarbeitern wird in der Gefährdungsbeurteilung im Allgemeinen körperliche Gesundheit und eine intakte Abwehr unterstellt, dies kann jedoch im Einzelfall unzutreffend sein (z. B. akutes neurodermitisches Ekzem an den Händen). Derartige Einzelfälle sind in die Überlegungen beim Einsatz der Mitarbeiter mit einzubeziehen.
Weitaus häufiger wird jedoch der Abwehrstatus der Bewohner/Patienten reduziert sein. In der Tabelle 1 der RKI-Empfehlung „Infek-

tionsprävention in Heimen“ werden endogene (auf Grunderkrankung des Bewohner bzw. aktuellem Status des Bewohner beruhende) und exogene (auf Unterstützungs- und Therapiemaßnahmen beruhende) Faktoren benannt.

4.4.3 Mögliche Maßnahmen

Was tun?

Zur Risikobewertung gehört auch zu wissen, welche Maßnahmen welchen Erfolg in Bezug auf Keimreduktion bzw. Unterbrechung von Übertragungswege haben. Im Allgemeinen stehen folgende Maßnahmen zur Verfügung:

„Wisch und weg?“

- **Reinigung**
  Die Reinigung von Flächen bringt nach Angaben des Robert Koch-Institutes in seiner Empfehlung „Anforderungen der Hygiene an die Reinigung und Desinfektion von Flächen“ (2004) im Schnitt eine Keimreduktion von 50 bis 80 %. Umgekehrt bedeutet dies, dass 50 bis 20 % der ursprünglichen Kontamination erhalten bleiben. Diese werden auch durch den Reinigungsprozess an sich nicht abgetötet, sondern verweilen zunächst infektionstüchtig auf den Flächen. Eine Vermehrung von Erregern auf Flächen ist jedoch nicht möglich. Allerdings ist je nach Erregerart stunden- bis monatelanges Überleben beschrieben.
  Dennoch wird in Pflege- und Rehabilitationseinrichtungen eine Flächenreinigung in der Regel völlig ausreichend sein. Denn normalerweise geht der „Floraaustausch“ zwischen Bewohnern/Patienten untereinander und Bewohnern und Mitarbeitern nicht über das bevölkerungsübliche Risiko hinaus, so dass auch die Abwehr älterer Menschen und von Menschen mit Grunderkrankungen unter erfolgreicher Therapie im Allgemeinen problemlos damit fertig wird.
  Logischerweise kann aber die Reinigung dort nicht ausreichen, wo das bevölkerungsübliche Risiko überschritten wird oder aber besondere Anforderungen an die Keimarmut von Flächen bestehen. Dies ist beispielsweise bei Arbeitsflächen der Fall, auf denen Injektionen und Infusionen vorbereitet werden. Näheres hierzu ☞ Kapitel 5.
- **Desinfektion**
  Aufgrund der Wirkstoffe in Desinfektionsmitteln wird bei meistens auch guter Reinigungsleistung eine erheblich höhere Keimreduktion erreicht als bei der einfachen Reinigung. In der Praxis ist mit einer Keimreduktion um 75 bis 99,99 % zu rechnen. Dies bedeutet, dass im Idealfall bei der Flächendesinfektion von 10.000 Keimen nur einer übrig bleibt. Hohe Reduktionswerte werden jedoch nur erreicht, wenn die Flächen vorgereinigt sind, dies ist vor allem bei der Instrumentenaufbereitung zu berücksichtigen (☞ Kapitel 4.7.7). Im Gegensatz zur Reinigung werden potenzielle Erreger auf den Flächen und auf den Reinigungsutensilien (Mopp, Lappen) abgetötet. In Pflege- und Rehabilitations-

Effiziente Maßnahmen

einrichtungen gibt es nur wenige Bereiche, wo eine Regeldesinfektion sinnvoll erscheint (☞ Kapitel 5.6). Die „gezielte Desinfektion", bei der gezielt Kontaminationen von Flächen entfernt werden, gehört jedoch zum Alltag in einer Pflegeeinrichtung. Konsequenterweise werden Desinfektionsmaßnahmen auch immer dann angeordnet, wenn die Infektionsgefahr für die Bewohner oder auch für Mitarbeiter über das bevölkerungsübliche Risiko hinausgeht und Übertragungswege so wirkungsvoll unterbrochen werden können.

- **Sterilisation**

  Absolut tödlich für Erreger

  Die Sterilisation liefert Keimfreiheit, definitionsgemäß die Reduktion von einer Million Keimen auf einen. Durch die vorherige Reinigung und Desinfektion z. B. von Instrumenten werden sogar noch deutlich höhere Keimreduktionen erreicht. Wegen der in erster Linie aus ökonomischen Gründen durch von der Industrie gemachte Normen extrem herauf geschraubten Anforderungen werden heute immer weniger Sterilisatoren in Pflegeeinrichtungen betrieben. Näheres zu den aktuellen Anforderungen ☞ Kapitel 4.7.7.
- **Absonderung bzw. Isolierung**

  Übertragung unterbrechen

  Da viele Pflegeeinrichtungen ja gleichzeitig Wohnung der Betroffenen sind, halten sich die Möglichkeiten für eine Isolierung, wie sie im Krankenhaus durchgeführt werden kann, in Grenzen. Dennoch können Übertragungswege mit ganz einfachen Maßnahmen wie z. B. eine erweiterten Händehygiene oder der Nutzung nur der eigenen Toilette wirkungsvoll unterbrochen werden. Auch die rein bewohnergebundene Nutzung von Medizinprodukten wie Blutdruckmessgerät und das dazu gehörige Stethoskop stellen bereits eine wirkungsvolle Absonderungsmaßnahme dar.

  In einer Rehabilitationseinrichtung besteht eine Gradwanderung zwischen Absonderung betroffener Patienten und der Durchführung der Reha-Maßnahmen. Mehr dazu für verschiedene Erreger im ☞ Kapitel 4.7.9.

4.4.4 Praktikabilität

Damit es klappt

Die letzte Stufe der Risikobewertung und der daraus zu treffenden Maßnahmen stellt die Praktikabilität dar. Ein Hygienemanagementsystem, das vielleicht auch in außergewöhnlichem Maße individuelle Reaktionen auf bestimmte Bewohner oder Patienten erlaubt, muss praktikabel sein. Dazu gehört das Erstellen von Hygienestandards im eigentlichen Sinne des Wortes, das heißt im Einzelfall wird die Hygiene vielleicht zugunsten einer Vereinfachung etwas „übertrieben". Ein praktikables Hygienemanagementsystem muss aber an die Mitarbeiter vermittelt werden und von diesen dann auch konsequent durchgeführt werden, auch wenn das Personal knapp ist. Ob dies funktioniert, müssen geeignete Prüfverfahren zeigen. Mehr dazu ☞ Kapitel 7.5.1.

4.5 Arbeitsanweisungen selbst schreiben

Aufbau von Standards

Der **Aufbau** der einzelnen Anweisungen sollte dem Aufbau der anderen Qualitätsdokumente (wie z. B. Pflegestandards) in der Einrichtung nahe kommen. Die **Anweisungen** müssen **aktuell** sein und die **individuelle Situation** der Einrichtung widerspiegeln. Werden fertige, z. B. von der Industrie bezogene, **allgemeine Hygienepläne** verwendet, müssen diese den Verhältnissen in der Einrichtung **angepasst** werden. Das folgende, dem Qualitätsmanagement entliehene Schema soll helfen, beim Abfassen von Arbeitsanweisungen nichts zu vergessen.

Schema

Ziel

Worum geht es?
Diesen Abschnitt könnte man auch mit „Einleitung" überschreiben. Ziel ist, das erwünschte **Ergebnis** des nachfolgenden Hygieneplandokuments zu **formulieren.** Dabei sind einfache Aussagen, wie z. B. „Die Mitarbeiter bereiten Hilfsmittel wie Gehstützen, Rollator und Rollstuhl korrekt auf", völlig ausreichend. Man sollte aber bedenken, dass viele Menschen Tätigkeiten **motivierter** ausführen, wenn sie die **Gründe** für deren **Durchführung** kennen. Daher kann es durchaus sinnvoll sein, **Hintergrundinformationen** zu einzelnen Maßnahmen zu geben. In besonderem Maße trifft dies auf Dokumente zu, die sich mit infektiösen Bewohnern befassen. Hier können Informationen zu den Keimen, deren Übertragungswege und über die Infektionsgefahr für das Personal gegeben werden. Dies muss aber auch über regelmäßige Schulungen geschehen, in denen dann auch Fragen beantwortet und ggf. angstauslösende Informationen aus den Massenmedien relativiert werden.

Ansprechpartner

Wen kann ich fragen?
Hier werden besonders qualifizierte Kräfte genannt, etwa **Hygienebeauftragte.** Zu einem möglichst frühen Zeitpunkt sollte auch ein **Stellvertreter** benannt werden, der nicht unbedingt über eine vollständig abgeschlossene Hygieneweiterbildung verfügt.

Grundlagen

Wo kann ich nachlesen?
Diese Passage gibt Aufschluss, auf welchen **Vorgaben** (z. B. Verordnungen, Gesetze, Normen, Richtlinien, Empfehlungen) die in der Anweisung angeordnete Tätigkeit beruht. Dieser Abschnitt ermöglicht raschen Zugang zu weiterführenden Quellen und beantwortet die häufig gestellte Frage „Wo steht, dass ich diese Tätigkeit ausführen bzw. auf diese Weise vorgehen muss?'"

Beschreibung der Voraussetzungen

Was muss vorbereitet werden, welches Material wird benötigt?
Dieser Punkt beinhaltet eine **Auflistung des benötigten Materials** und eine Übersicht über die **Vorbereitungen,** die getroffen werden müssen, um die angestrebte Maßnahme korrekt durchführen zu können. Unter diesem Punkt können auch Angaben zur gewünschten

Personalqualifikation gemacht werden. Eine kleine Checkliste kann z. B. darüber Auskunft geben, welche Schutzkleidung benötigt wird. Diese Hinweise sind besonders wichtig, wenn entsprechende Fälle in der Einrichtung relativ selten vorkommen, die erforderlichen Maßnahmen den Mitarbeitern also aus der täglichen Routine nicht präsent sind. Wichtig sind vor allem Hinweise auf **Gegenstände,** die nicht in jedem Wohnbereich vorhanden sind und erst zentral beschafft werden müssen. Hier haben sich mit Schutzkleidung gepackte „Notfallboxen" bewährt, die vor allem am Wochenende und an Feiertagen langes Suchen ersparen.

Beschreibung der Tätigkeit, Durchführung

Wie wird die Maßnahme durchgeführt?
Unter diesem Punkt wird der genaue Ablauf der Maßnahme nach Abschluss der Vorbereitungen beschrieben. Die Beschreibung endet, wenn der Zweck der durchgeführten Maßnahme erreicht ist.

Nachbereitung

Wann bin ich fertig, wie räume ich auf?
Dieser Punkt enthält Prüfkriterien für das Resultat, abschließende Maßnahmen und Hinweise auf Entsorgungsmöglichkeiten. Hierzu gehören auch die Aufbereitung (Reinigung, ggf. Desinfektion) sowie die korrekte Lagerung des aufbereiteten Materials.

Dokumentation

Wo und wie protokolliere ich meine Maßnahmen?
Hier werden Angaben gemacht, wie und wo die getroffenen Maßnahmen festzuhalten sind. Wird von der einfachen Regel, dass der Durchführende der Maßnahme diese durch Handzeichen quittiert, abgewichen? Dann muss festgelegt werden, wer die Dokumentation durchführt. Eindeutig geregelt werden muss wo und auf welche Weise zu dokumentieren ist. Bei der Etablierung von **Dokumentationssystemen** wird dringend empfohlen, die **Dokumentation möglichst einfach** und **rasch durchführbar** zu gestalten.

Mitgeltende Dokumente oder Anweisungen

Wo kann ich noch Informationen finden?
An dieser Stelle werden bei Einrichtungen mit vorhandenem Qualitätsmanagement Hinweise auf ergänzende und weiterführende Arbeitsanweisungen gegeben.

Anhang für erläuternde Skizzen und ergänzende Daten

Dieser Teil ist fakultativ; hier können Literaturzitate, ausführliche Erklärungen oder Musterformulare untergebracht werden. Es ist sinnvoll, kleine Skizzen zu reinigender Geräte beizulegen.
Weitere **notwendige Angaben:**

Angaben

- Quellenangaben, Angaben zum Verfasser.
- Datum der Erstellung, Stand der verwendeten Quellen.
- Jede Seite der Anweisung muss eine Seitenzahl und den Hinweis auf die Gesamtzahl der Seiten tragen.
- Bei Zertifizierung muss jedes Dokument einen Freigabevermerk der Einrichtungsleitung tragen (☞ Kapitel 6.9).

> **Merke:** Je größer die Einrichtung ist, desto detaillierter sollte der Hygieneplan sein, da mit einer größeren Personalfluktuation und vermehrten Anforderungen an das Hygienemanagement zu rechnen ist. Hier machen auch bereichsbezogene Hygienepläne Sinn.

Folgende Übersicht soll Hygienebeauftragte unterstützen, die einen bereits vorhandenen Hygieneplan (z. B. vom Hersteller) auf Vollständigkeit überprüfen möchten.

4.6 Inhalte und Gliederung des Hygieneplans

Was ein Hygieneplan enthalten kann

Die Minimalanforderungen sind z. B. in dem Rahmenhygieneplan verschiedener Bundesländer (☞ Kapitel 3) und für Reinigungs- und Desinfektionsverfahren in den BG-Regeln BGR 206, 208 und 250 festgelegt worden. Der teilweise noch zu findende Aushang „Hygieneplan“ mit den 5 Spalten „Was, wie, wann, womit, wer“ erfüllt heute nicht mehr die Anforderungen, da er eigentlich nur dem Reinigungs- und Desinfektionsplan entspricht.

Checkliste Hygieneplan

Anforderungen an den Hygieneplan

Der Hygieneplan sollte:

- produktneutral sein (außer Reinigungs- und Desinfektionsplan),
- mit gängigen Qualitätssicherungssystemen kompatibel sein,
- als Arbeitsanweisung in Kraft gesetzt sein,
- einrichtungsspezifische Gegebenheiten berücksichtigen,
- Bereiche mit Pflegebedürftigen unterschiedlicher Risikogruppen berücksichtigen.

Inhalte

Personalhygiene

- Arbeitskleidung (Farbe, Waschbarkeit, Vollzug Ziffer 4.1.3.1 TRBA 250)
- Schutzkleidung (Aussehen, wann anzulegen, Einfach-/Mehrfachverwendung)
- Händehygiene
- Schmuck, Fingernägel
- Haartracht.

Betten

- Intervall Wäschewechsel
- Intervall Matratzenreinigung/-desinfektion
- Matratzenschutzbezüge
- Bettenaufbereitung nach Verlegung.

Injektionen und Infusionen

- Hautdesinfektion
- Vorbereitung Blutentnahme (kapillar/venös)
- Gefäßzugänge
- Vorbereiten von Infusionen
- Subkutan und intramuskulär applizierte Medikamente (Vorbereitung)
- Standzeiten von Mehrdosisbehältern.

Verbandwechsel bei Wunden

- Sterile und unsterile Materialien
- Verbandwechsel bei kolonisierten und infizierten Wunden.

Atemwege

- Absaugen
- Tracheostomapflege
- Inhalation, Atemtraining, Insufflation
- Anwendung und
- Aufbereitung benötigter Medizinprodukte.

Katheterismus der Harnblase

- Korrektes Legen von Kathetern
- Katheterpflege.

Aufbereitung von Instrumenten und anderen Medizinprodukten

- Validiertes Verfahren für Sterilisation und maschinelle Desinfektion (Steckbeckenspüler), Wartungen, mikrobiologische Überprüfungen
- Liste der aufzubereitenden Medizinprodukte
- Instrumentenzyklus
- Entsorgung
- Dekontamination/Desinfektion
- Reinigung
- Pflege/Funktionsprüfung
- Verpackung
- Sterilisation/Freigabe bzw. Vertrag und Arbeitsanweisungen bei externer Sterilisation
- Lagerung/Bereitstellung
- Aufbereitungsanweisungen für andere Medizinprodukte (z. B. Inhalatoren).

Lebensmittel im Wohnbereich und auf Stationen

- Speisenverteilung/Zwischenreinigung
- Zubereitung von Speisen im Wohnbereich/auf der Station
- Lagerung von Lebensmitteln
- Bewohnereigene Lebensmittel
- Sondenkost.

Kranke oder ansteckungsverdächtige Pflegebedürftige

- MRSA und andere multiresistente Erreger
- Sanierung (MRSA)
- Hepatitis B/Hepatitis C/HIV
- Hepatitis A und E
- Herpes zoster (Gürtelrose)
- Tuberkulose.
- Skabies (Krätze), andere Ektoparasiten
- Enteritis infectiosa (verschiedene Formen)
- Keratokonjunktivitis epidemica
- Influenza, Pneumonie.

Meldewesen

- Einrichtungsinternes Meldewesen (☞ Kapitel 6.5)
- Betriebsarzt
- Gesundheitsamt (☞ Kapitel 3).

Ausbruchsmanagement

- Ausbruchsmanagementteam
- Checklisten für die verschiedenen Funktionen
- Dokumentation

Körperpflege

- Zahnpflege/Mundpflege/Zahnprothesenreinigung
- Waschen, Waschutensilien
- Baden (Voll- und Teilbäder)
- Uro- und Enterostoma.

Aufbereitung von Pflegeutensilien

- Blutdruckmessgerät
- Thermometer
- Stethoskop
- Tablettenmörser, Medikamentendispenser
- Hilfsmittel (Gehstützen, Rollstühle usw.).

Umgang mit Verstorbenen

Fußpflege (falls von der Einrichtung angeboten)

Hauswirtschaft (☞ Kapitel 5)

- Berufskleidung/Schutzkleidung
- Händehygiene und Hautschutzplan
- Hausreinigung
- Flächendesinfektion mit Desinfektionsplan
- Stations-, Wohnbereichsbäder und Nasszellen
- Lebensmittellogistik
- Wäschelogistik
- Abfallkonzept (Müllentsorgung, ☞ Kapitel 5.10).

Bereich Küche

- Betriebshandbuch und HACCP
- Personalhygiene, Schulungen
- Wareneingangskontrolle
- Lagerung
- Produktionsablauf
- Reinigung, Desinfektion, Schädlingsbekämpfung
- Dokumentation
- Schnittstellen (z. B. Wohnbereichsküchen)
- Abfallkonzept (☞ Kapitel 5.10)
- Küchenwäschelogistik.

Bereich Wäscherei

- Berufskleidung
- Schutzkleidung
- Händehygiene und Hautschutzplan
- Verhalten auf der unreinen und reinen Seite
- Lagerung und Transport der reinen Wäsche.

Bereich technischer Dienst

- Verhalten in Räumen mit infektiösen Heimbewohnern
- Reparatur von Medizinprodukten aus hygienischer Sicht
- Bewegungs- und Therapiebecken (☞ Kapitel 5.11)
- Lüftungs- und Klimaanlagen.

Mikrobiologische Untersuchungen zur Dokumentation des Hygienestandards

- Prozesskontrollen (☞ Kapitel 7.5)
- Produktkontrollen (☞ Kapitel 7.5).

4.7 Hygieneempfehlungen für die Pflege

4.7.1 Personalhygiene

4.7.1.1 Kleidung

Anforderung an Bekleidung

Arbeitskleidung soll hell sein (Verschmutzung ist leichter erkennbar); sie soll bei mindestens 60 °C waschbar sein. Heute stehen auch desinfizierende Waschverfahren bei 30/40 °C zur Verfügung. Wird sie zu Hause gewaschen, ist zu beschreiben, wie bei Kontamination und damit verbindlicher Aufbereitung durch den Arbeitgeber (TRBA 250, 4.1.3.1) vorgegangen wird.
Schutzkleidung muss in ausreichender Menge vom Arbeitgeber bereitgestellt werden. Dieser sorgt auch für die Reinigung und Desinfektion gebrauchter Schutzkleidung sowie kontaminierter Arbeitskleidung (TRBA/BGR 250).

Schutzkittel sind zweckmäßigerweise langärmlig mit Bündchen und werden hinten geschlossen. Weitere mögliche Bestandteile der Schutzkleidung sind neben den ohnehin obligaten Handschuhen Mund-Nasenschutz, Haube und Einmalschürze.

4.7.1.2 Händehygiene

> **Merke:** Noch immer wird ein Großteil der Erreger in Heimen und Rehaeinrichtungen, aber auch in Krankenhäusern durch die Hände des Personals übertragen. Die Händehygiene ist jedoch ohne großen Aufwand durchführbar und leistet einen wichtigen Beitrag zur Unterbindung der Erregerverbreitung. Eine Anweisung zur Händehygiene und ein Hautschutzplan (BGR 250), deren Einhaltung überwacht werden muss, ist daher unverzichtbarer Bestandteil jedes Hygieneplans.

Waschen der Hände

Schonendes Händewaschen

Die Hände werden mit einer geeigneten, einem **Wandspender** zu entnehmenden **Waschlotion** gewaschen. Bei Bedarf werden die kurz geschnittenen Nägel schonend mit einer Bürste gereinigt.
Das Händewaschen dient der Entfernung von „grobem" Schmutz und wird durchgeführt:

- bei Arbeitsantritt,
- nach dem Toilettengang,
- vor dem Essen in den Pausen, nach den Pausen,
- vor der Zubereitung und Darreichung von Lebensmitteln,
- bei sichtbarer Verschmutzung (siehe unten).

Natürlich können die Hände auch zwischendurch gewaschen werden, jedoch sollte zur Schonung der Haut generell möglichst wenig gewaschen werden.

Händedesinfektion

Obligat und immer wieder: Händedesinfektion

Händedesinfektion unter Verwendung **alkoholischer Händedesinfektionsmittel** ist zur **Keimreduzierung** und zur **Minimierung des Infektionsrisikos** obligat. Das ausschließliche Waschen vermag die transienten Keime auf den Händen nur um maximal 99 %, also von 100 auf einen zu reduzieren. Ein Milligramm Stuhl, kaum zu sehen, enthält aber über eine Milliarde Bakterien, so dass erst die Desinfektion eine ausreichende Keimelimination gewährleistet. Allerdings gibt es Erreger, bei denen das nicht klappt: Unbehüllte Viren, Sporenbildner und Ektoparasiten. Hier ist anders vorzugehen, siehe in den entsprechenden Kapiteln. Eine exakte Vorgehensweise beschreibt die europäische Norm EN 1500. Aus dem Wandspender, der mit geeigneten Einmalflaschen bestückt ist, wird eine Hohlhand voll Desinfektionsmittel entnommen. Anschließend wird das Desinfektionsmittel nach folgendem Standard verrieben:

Achtung bei bestimmten Erregern!

Übersicht 6: Händedesinfektion nach europäischem Standard

1. Handfläche auf Handfläche.
2. Rechte Handfläche über linken Handrücken und linke Handfläche über rechten Handrücken.
3. Handfläche auf Handfläche mit gespreizten, verschränkten Fingern.
4. Außenseite der Finger auf gegenüberliegende Handfläche mit verschränkten Fingern.
5. Kreisendes Reiben des rechten Daumens in der geschlossenen linken Handfläche und umgekehrt.
6. Kreisendes Hin- und Herreiben mit geschlossenen Fingerkuppen der rechten Hand in der linken Handfläche und umgekehrt.

Händedesinfektionen sind erforderlich:

- nach dem Waschen der Hände auf der Toilette,
- vor und nach Pflegemaßnahmen (auch wenn Handschuhe getragen wurden),
- vor der Zubereitung und Darreichung von Lebensmitteln,
- bei vermuteter oder sichtbarer Kontamination.

Nachdem das Gehirn die Benetzung nur über Temperatursensoren messen kann und es so durch die größere Verdunstungskälte des Alkohols zu nicht bemerkten Desinfektionslücken kommt und aufgrund genetisch vorgegebener Bewegungsmuster wurde die „Eigenverantwortliche Einreibemethode“ konzipiert. Hier können eigene Bewegungsmuster verwendet werden, allerdings muss über optische Kontrolle eine vollständige Benetzung der Hände gewährleistet sein.

Pflege nicht vergessen

Sichtbare Verunreinigungen werden zunächst mit einem **desinfektionsmittelgetränkten Einmalhandtuch,** Zellstoff o. Ä. entfernt. Anschließend werden die Hände gewaschen und gründlich abgetrocknet, abschließend desinfiziert. Kleinste Verschmutzungen werden mit dem desinfektionsmittelgetränkten Tuch vollständig entfernt. Das Waschen der Hände ist dann nicht erforderlich. Nach einer gründlichen Händedesinfektion kann die Arbeit fortgeführt werden.

Schutzhandschuhe

Handschuhe helfen schützen

Vor dem Anziehen von **Einmalhandschuhen** müssen die Hände nach der Desinfektion, aber auch nach dem Waschen vollständig getrocknet sein! Sie werden bei vorhersehbarem oder wahrscheinlichem **Erregerkontakt** sowie bei möglicher massiver Verunreinigung mit **Blut, Sekreten** und **Exkrementen** getragen. Nach Beendigung der Maßnahme und Ablegen der Schutzhandschuhe ist eine hygienische Händedesinfektion durchzuführen, da sich unsichtbare Handschuhverletzungen (Mikroperforationen) bei der Arbeit nicht immer vermeiden lassen.

Indikationen

Einmalhandschuhe sind angebracht bei:

- der Versorgung von Kathetereintrittsstellen, im Umgang mit Magensonden, bei der Katheter-, Drainagenpflege u. ä.,
- im Umgang mit kontaminierten Geräten, Flächen und Gegenständen,
- Pflegemaßnahmen an Heimbewohnern/Patienten, die in besonderem Maße vor Infektionen geschützt werden müssen (z. B. abwehrgeschwächte, tracheostomierte oder beatmete Personen),
- Pflegemaßnahmen an Bewohnern/Patienten, von denen Infektionen ausgehen können,
- beim Absaugen mit offenen Systemen,
- bei der Wundversorgung, hier bei Wundberührung sterile Handschuhe nehmen.

Schutzhandschuhe zum **Ausbringen von Flächendesinfektionsmitteln** sollen aus stabilem Material bestehen und mit Stulpen, die wenigstens den halben Unterarm bedecken, versehen sein. Die in der Pflege üblichen Einmalhandschuhe sind hier ungeeignet. Geeignete, für Chemikaliendurchschlag gesicherte Handschuhe sind auch als Einmalmaterial erhältlich und auf der Verpackung entsprechend gekennzeichnet.
Sterile Handschuhe sind bei **aseptischen Verbandwechseln** (außer No-touch-Technik), **Harnwegskatheterisierung** und **Portpunktion** einzusetzen.

Desinfektion von Einmalhandschuhen

Die Desinfektion von Einmalhandschuhen mit Händedesinfektionsmittel ist **im Einzelfall** möglich, kann jedoch **nicht als Regel** empfohlen werden. Einige Materialien sind nicht gegen Alkohol beständig (Klebeeffekte).
Insgesamt ist die Handschuhdesinfektion nicht sinnvoll, da auch kein Schutz vor Mikroperforationen besteht. Eine Ausnahme kann die Blutentnahme bei mehreren Personen kurz hintereinander sein, wobei Handschuhe nach sichtbarer Kontamination auf jeden Fall zu wechseln sind.

> **Hinweis:** Weitere detaillierte Ausführungen sind der Empfehlung „Händehygiene" der Kommission für Krankenhaushygiene und Infektionsprävention am Robert Koch-Institut zu entnehmen.

4.7.1.3 Schmuck

Schmuck – ein Sicherheitsrisiko

Bei allen Tätigkeiten, bei denen eine Händedesinfektion notwendig ist, ist das Tragen von Schmuck an Fingern (einschließlich Eheringe) und Unterarmen verboten.

> **Merke:** Selbstverständlich gibt es in der Pflege auch sonst wichtige Argumente gegen das Tragen von Unterarmschmuck. Das bedeutendste Argument ist der Selbstschutz, z. B. auch gegen Verletzungen.

Ringe, die Steine tragen oder sehr raue Oberflächen aufweisen, können Einmalhandschuhe bereits beim Anziehen beschädigen. Ferner kann es während der Arbeit durch die mechanische Einwirkung des Schmucks zu Beschädigungen kommen. Keime und Hautschuppen, u. U. auch Seifen- und Desinfektionsmittelreste sammeln sich unter Ringen an (☞ Abb. 11, S. 119).

Armbanduhren und **Armbänder** sind nach erfolgter Kontamination schwer zu desinfizieren. Künstliche (aufgeklebte) Fingernägel sind im Pflegebereich gleichfalls abzulehnen, wie auch deutlich über die Fingerkuppen hinausragende „gegelte" Nägel, womöglich noch mit aufgeklebtem Motiv. Auch wenn sie vorne abgerundet sind, erhöhen sie das Risiko von Mikroperforationen der Handschuhe und damit von Erregerkontakt.
Das in vielen Hygieneplänen zu findende Verbot des **Lackierens der Fingernägel** ist hygienisch nicht ohne weiteres zu begründen. Natürlich splittert der Nagellack bei entsprechender mechanischer Arbeit schnell ab. Desinfektionsmittel, ordnungsgemäß angewandt, beschleunigen diesen Prozess. Die Vorstellung, dass Nagellacksplitter in Wunden geraten könnten, spielt bei der heutigen Handschuhpflicht bei der Wundversorgung keine Rolle mehr. Dennoch ist das äußere Erscheinungsbild, das die betreffende Pflegeperson bietet, unvorteilhaft. Aus diesem Grund sollte im Pflegebereich auf Nagellack verzichtet werden.
Sog. **„Piercings"** sind Geschmackssache und stellen in aller Regel kein Hygienerisiko dar. Das ändert sich natürlich, wenn die Piercingstelle oder der Piercingschmuck infiziert ist, kein seltenes Ereignis. Die Entzündung führt i. d. R. dazu, dass betroffene Mitarbeiter häufiger an die juckende und brennende Stelle fassen. Dadurch kontaminieren sie ihre Hände mit den lokalen Erregern. Piercingschmuck mit einer Entzündungsreaktion sollte auch im Interesse des Trägers umgehend entfernt und die Wunde versorgt werden.
Ausladende **Ohrringe** sowie lange **Halsketten** stellen im Wesentlichen ein mechanisches Risiko dar. Verwirrte Pflegebedürftige können danach greifen und auf die Weise den Träger behindern oder ihn verletzen.

4.7.1.4 Haartracht

Bei der Durchführung von Pflegemaßnahmen sollen lange Haare hochgesteckt werden. Neben dem Schutz vor Verletzung durch greifende Bewohner/Patienten bietet diese Maßnahme auch Schutz vor der Haarflora des Mitarbeiters, die transiente Keime wie Darmbakterien und Eitererreger enthalten kann.

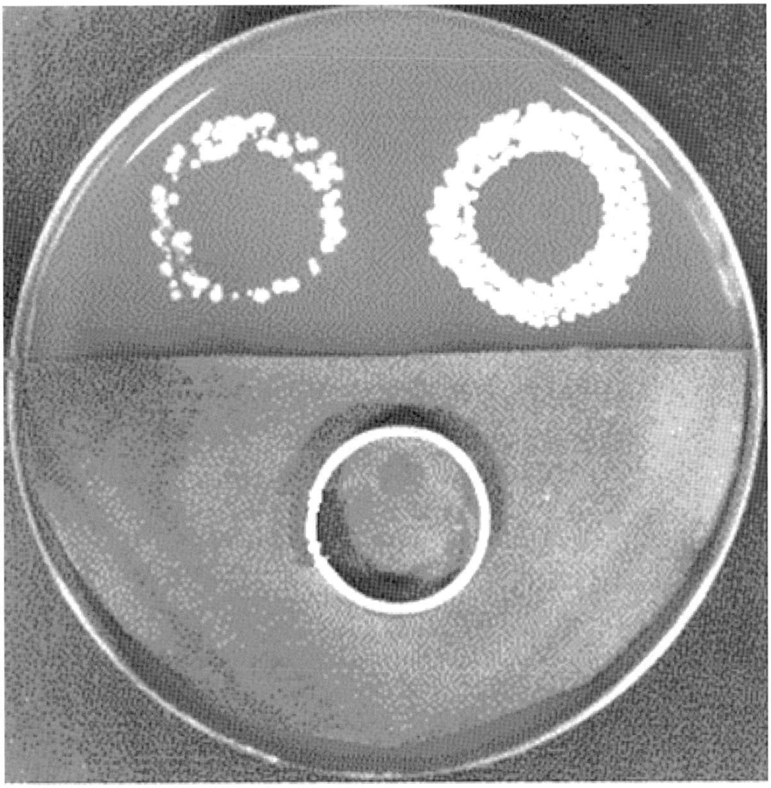

Abb. 11: Ringe und Keime: Unter Ringen sammeln sich Hautschuppen und Bakterien. Diese Ringabklatsche zeigen das eindrucksvoll.

4.7.2 Bettenaufbereitung

Jeder Mensch gibt permanent sehr viele mikroskopisch kleine Hautschuppen ab, die mit Keimen behaftet sind und auch durch das Bettzeug und den Matratzenbezug in die Matratze gelangen können. Bei trockener Matratze und Bettwäsche ist eine Keimvermehrung nicht ohne weiteres möglich. Die Hautschuppen fördern das Wachstum der **Hausstaubmilbe,** die sich in Matratzen einnisten kann. Problematisch wird sie nur, wenn eine Allergie gegen den Kot der Milbe besteht.

Merke: Aus den Ausführungen ergibt sich, dass Bettwäsche im Regelfall, also bei mobilen, nicht bettlägerigen Heimbewohnern, alle zwei Wochen, bei Bettlägerigen spätestens nach einer Woche gewechselt werden sollte. Selbstverständlich muss ein Bettwäschewechsel bei Bedarf sofort erfolgen, d. h. wenn Sekrete oder Exkremente die Bettwäsche kontaminiert haben.

Matratzenreinigung bzw. -desinfektion

Möglichst Schutzbezüge

Im Regelfall ist ein ausreichender Hygienestandard erreicht, wenn die Matratze **halbjährlich** mit einem starken **Staubsauger** abgesaugt wird. Dieser sollte mit Mikrofilter ausgestattet sein, um eine Streuung von Erregern zu vermeiden. Hierbei werden oberflächliche Hautschuppen aus der Matratze entfernt. Damit findet auch eine Keimreduktion statt, die hier nicht von besonderem Interesse ist, da es sich ja um die eigene Flora des Heimbewohners handelt, und in der Regel auch nur Staphylokokken und Sporenbildner länger unter diesen Bedingungen überleben können.
Bei Verlegung oder Versterben eines Pflegebedürftigen, wenn die Matratze also für eine neue Person verwendet werden soll, ist es sinnvoll, sie zu einer professionellen Matratzenreinigung zu geben. Dies gilt auf jeden Fall für Dekubitusmatratzen mit Wechseldruckaggregaten, die ohnehin meist Eigentum der Krankenkasse oder eines Sanitätshauses sind. Ist der Betroffene an einer **Infektionskrankheit** gestorben, sind die **entsprechenden Hygienemaßnahmen** zu ergreifen. Haben die Matratzen einen entsprechenden Schutzbezug, reicht die sorgfältige Wischdesinfektion, daher sind solche Bezüge unbedingt zu empfehlen. Detaillierte Hinweise hierzu finden sich in der Tabelle 2 der RKI-Empfehlung „Infektionsprävention in Heimen".

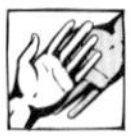

Spezieller Pflegehinweis: Zumindest bei dauerhaft Bettlägerigen und Inkontinenten empfiehlt es sich, die Matratze von vorneherein mit einem **Schutzbezug** zu versehen. Die heute zur Verfügung stehenden Materialien erlauben einen hohen Liegekomfort (weich, kein Rascheln) und haben den großen Vorteil, nach dem Abziehen des Bettlakens nur desinfizierend abgewischt werden zu müssen. Dabei muss keineswegs die gesamte Fläche behandelt werden, eine **gezielte Desinfektion** im Bereich der Kontamination mit einem alkoholischen Flächendesinfektionsmittel bzw. vom Hersteller empfohlenen, in der Liste des VAH gelisteten oder entsprechend nach EN begutachteten Präparat ist völlig ausreichend.

Spezielle Maßnahmen

Wurde eine ungeschützte Matratze mit **Exkrementen** oder **Sekreten** kontaminiert, können sehr hohe Keimzahlen entstehen. Ein Absprühen der Matratze mit Sprühdesinfektionsmittel ist nicht nur sinnlos, sondern hinterlässt darüber hinaus chemische Rückstände, die für Allergiker ungünstig sein können. Der kontaminierte Bereich sollte zunächst mit Einmalhandtüchern grob gereinigt, getrocknet und ggf. mit einem mit alkoholischem Desinfektionsmittel getränkten Lappen nachgerieben werden. Damit wird eine Keimreduktion erreicht. Die nachfolgende gründliche Trocknung führt zu einer weiteren Keimreduktion. Bei ausgedehnter Kontamination, z. B. mit dünnflüssigem Stuhl, muss die Matratze **professionell** aufbereitet werden.

Dampfdesinfektion

Matratzen können mit Dampf desinfiziert werden. Beträgt die **Dampftemperatur über 95 °C**, ist eine gute **thermodesinfizierende Wirkung** (auch bei relativ kurzer Einwirkzeit) zu erwarten. Allerdings können Flecken regelrecht in die Textilien „eingebrannt" werden. Bei der professionellen Matratzenaufbereitung wird daher erst gereinigt, Flecken werden weitgehend entfernt, bevor abschließend die Desinfektion mit Dampf (105 °C) erfolgt.

4.7.3 Injektionen und Infusionen

Definitionen:

Injektionen
Im Pflegebereich werden im Wesentlichen drei Injektionsformen unterschieden:

- die **subkutane (s. c.-) Injektion** (unter die Haut), die nach ärztlicher Anordnung von qualifiziertem Pflegepersonal durchgeführt wird, z. B. Insulin-, Heparininjektion,
- die **intramuskuläre (i. m.-) Injektion** (in den Muskel), die qualifiziertes Pflegepersonal mit entsprechenden Fachkenntnissen nach Anordnung durchführt, z. B. Injektion von Schmerzmitteln,
- die **intravenöse (i. v.-) Injektion,** die in der Regel ausschließlich der Arzt vornimmt.

Punktionen
Die **Hautpunktion** (Einstich im Bereich der Haut) wird vom Pflegepersonal mit dem Ziel vorgenommen, Kapillarblut zur Blutzuckerbestimmung zu gewinnen.
Die **Venenpunktion** (Einstich in das venöse Gefäßsystem) obliegt dem Arzt oder eingewiesenem Pflegepersonal.

Infusionen
Infusionslösungen (Fertiglösung oder aufzulösende Trockensubstanz), die über einen venösen Zugang (Venenkatheter oder Flügelkanüle) in das Venensystem eingebracht bzw. mittels Flügelkanüle subkutan verabreicht werden.

Definitionen Material:

Hautdesinfektionsmittel
Es handelt sich um:

- Alkoholpräparate ohne rückfettende Substanzen zur Anwendung auf der Haut (Einwirkzeit nach Herstellerangaben).
- Ethanol 70 % (Einwirkzeit 30 Sekunden).
- Octenidin (Einwirkzeit mindestens 1–5 Min.)

Unsterile Tupfer
Zellstofftupfer in Großpackungen, die nicht sterilisiert sind.

Sterile Tupfer
Tupfer in Sterilverpackung (einzeln oder in kleinen Mengen), die steril entnommen werden können.

Sterilisierte Tupfer
Sie werden in einmal sterilisierten Großpackungen vom Hersteller geliefert. Werden die Tupfer in Dispenser gefüllt und nach und nach entnommen, sind sie als unsteril zu betrachten.

Definition: „Stichsichere" oder sichere Arbeitsmittel
Die Neufassung der Ziffer 4.2.4 der TRBA 250 fordert für bekannt infektiöse Bewohner/Patienten (Hepatitis B, C und HIV) sowie für Personen, deren diesbezüglicher Status unbekannt ist oder für solche, die mit Injektionsnadeln Personal oder Dritte gefährden könnten, den Einsatz von so genannten „stichsicheren Arbeitsmitteln". Das sind Kanülen und Lanzetten, die mit einem Mechanismus versehen sind, der die sichere Bedeckung der Spitze direkt am Bewohner/Patienten ermöglicht.

4.7.3.1 Hygienische Aspekte bei der praktischen Durchführung

Injektionen

Bei der **Vorbereitung** der zu injizierenden Lösung ist die Verpackung vor dem Öffnen zu inspizieren und auf das Mindesthaltbarkeitsdatum zu achten. Beim Entnehmen der Einmalspritzen darf der Spritzenkonus nicht mit den Händen berührt werden. Kanülen sollten nicht durch die Sterilverpackung gedrückt, sondern nach Öffnen herausgezogen werden.
Beim **Aufziehen** ist darauf zu achten, dass der Spritzenkonus, die Kanüle und der Inhalt der Durchstichflasche (Mehrdosisbehälter) oder Ampulle nicht kontaminiert werden. Zum Aufziehen wird eine großlumige, sterile Kanüle verwendet. Zur Injektion soll eine frische Kanüle verwendet werden, die bei entsprechender Indikation als „sicheres Arbeitsmittel" (siehe oben) funktioniert.

Merke: Medikamente sollten erst unmittelbar vor Gebrauch aufgezogen werden.

Mehrdosisbehälter müssen bei Erstentnahme mit dem Anbruchdatum versehen werden. Die Haltbarkeit konservierter Lösungen in sog. Durchstichflaschen richtet sich nach den Herstellerangaben. Die Packungsbeilage gibt darüber hinaus Aufschluss über die Aufbewahrungsmodalitäten (z. B. Kühllagerung). Fehlen diese Herstellerangaben, handelt es sich nicht um Mehrdosisbehälter im Sinne des Europäischen Arzneimittelbuches. In diesem Falle muss grundsätzlich von der Notwendigkeit des unverzüglichen Verbrauchs ausgegangen werden. Daran denken: Auch Tuben sind Mehrdosisbehälter und können nach Anbruch in der Haltbarkeit reduziert sein!

Merke: Die **Entnahmekanüle** muss während der Zwischenlagerung aus der Durchstichflasche entfernt oder mit einem sterilen Stopfen verschlossen werden. Die Kanüle darf keinesfalls offen im Behälter verbleiben. Besonders geeignet sind spezielle Entnahmekanülen mit Filter und Verschlussstopfen.

Vor der Injektion wird die Hauteinstichstelle durch Aufsprühen eines Desinfektionsmittels desinfiziert. Man lässt das Desinfektionsmittel antrocknen; dabei ist die Einwirkzeit zu beachten! Soll das Mittel abgerieben werden, müssen sterilisierte Tupfer verwendet werden. Sprühen und Wischen erhöht die Keimreduktion! **Nach erfolgter Injektion** wird die Injektionsstelle leicht mit einem sterilisierten Tupfer komprimiert, um eine Nachblutung zu vermeiden.

Subkutaninjektion – auch desinfizieren

Bei der **Subkutaninjektion** gibt es hinsichtlich der Desinfektion keine einheitliche Vorgehensweise. Im ambulanten Pflegebereich wird, v. a. bei Insulininjektionen mit PEN (Injektionshilfe), meist von einer Desinfektion abgesehen. Die Argumente, Insulin enthielte ein Desinfektionsmittel oder die Kanülen des PEN seien mit Silikon überzogen und könnten daher mehrfach verwendet werden, sind jedoch falsch und gefährden den Pflegebedürftigen!

Obgleich Infektionen nach Subkutaninjektionen relativ selten sind, wird nachdrücklich darauf hingewiesen, dass in allen einschlägigen Empfehlungen und Richtlinien sowie in den Hygieneverordnungen der Bundesländer (☞ Kapitel 3) die Desinfektion durch Fachpersonal gefordert wird. Zuwiderhandlung kann als grobe Fahrlässigkeit ausgelegt werden. Dabei ist eine einfache Sprühdesinfektion in der Regel ausreichend, bzw. der Einsatz von Fertigtupfern in der ambulanten Pflege.

Spezieller Pflegehinweis:
Verhalten bei Stichverletzungen

1. Durch Druck auf die Fingerbeere bzw. das umliegende Gewebe **Blutung anregen,** um das Eindringen von Erregern zu verhindern bzw. diese auszuschwemmen.
2. **Desinfektion:** Spülen und Betupfen mit alkoholischem Hautdesinfektionsmittel oder Wunddesinfektionsmittel (z. B. Octenisept®, Betaisodona® o. Ä. – hier aber längere Einwirkzeit!).
3. **Dokumentation** im sog. Verbandbuch (Bagatellheft).
4. **Meldung** als Arbeitsunfall, Vorstellung beim Durchgangsarzt.

> **Merke:** Aus genannten Gründen ist es empfehlenswert, Subkutaninjektionen grundsätzlich nach vorheriger Desinfektion durchzuführen.

Hohe Infektionsgefahr

Aus hygienischer Sicht ist die **i. m.-Injektion** riskant. Geringe lokale Abwehrmechanismen werden u. U. durch die ungünstige Beschaffenheit der Injektionslösung (z. B. bei öligen Substanzen) verstärkt. Dann besteht die Gefahr eines **Spritzenabszesses** (Eiteransammlung im Injektionsbereich), dessen Behandlung langwierig und oft nur durch eine chirurgische Intervention möglich ist. Daher ist hier eine besonders sorgfältige Hautdesinfektion erforderlich (sprühen-wischen-sprühen) bzw. die Verwendung von zwei fertig verpackten Alkoholtupfern hintereinander.
Bei **i. v.-Injektionen** können Krankheitserreger über die Kanüle direkt in die Blutbahn transportiert werden und sich so über den gesamten Organismus ausbreiten. Normalerweise sind die Abwehrmechanismen des strömenden Blutes ausreichend. Gefährdet sind daher v. a. Pflegebedürftige mit stark **geschwächter Abwehrfunktion.**

Hautdesinfektion mit Händedesinfektionsmittel

Zusammensetzung und Arzneimittelindikation unterschiedlich

Hautdesinfektionsmittel enthalten dieselben Wirkstoffe wie Händedesinfektionsmittel. Letzteren sind darüber hinaus Farb- und Parfümstoffe sowie rückfettende Substanzen zugesetzt. Das Ziel der Hautdesinfektion vor Injektionen ist eine Entfettung und Entkeimung der Hautoberfläche. Rückfettende und andere Zusatzstoffe, die u. U. mit Arzneimitteln reagieren, sind aus diesem Grunde störend.

> **Merke:** Nur im Ausnahmefall – fehlendes Hautdesinfektionsmittel – können Händedesinfektionsmittel zur Hautdesinfektion verwendet werden. Sie sollten keinesfalls regelmäßig angewendet werden und unter keinen Umständen als Mittel der Wahl in den Hygieneplan aufgenommen werden.

Punktionen zur Kapillarblutentnahme

Kapillarblut – auch ohne Desinfektion

Vereinzelt weisen Hersteller von Blutzucker-Teststreifen darauf hin, dass die Anwendung alkoholischer Desinfektionsmittel zur Verfälschung der Messwerte führen kann. Das bei der Kapillarblutentnahme austretende Blut schwemmt eingedrungene Erreger aus.
Daher ist es i. d. R. ausreichend, die **Punktionsstelle** mit einem feuchten, **sterilisierten Tupfer abzureiben.** Dadurch wird die Kapillardurchblutung gefördert und die transiente Flora ein wenig reduziert. Ggf. sind Lanzetten als „stichsichere Arbeitsmittel" einzusetzen (siehe oben).

Infusionen

IInfusionssysteme können vom Pflegepersonal mit liegenden Venenzugängen konnektiert werden. Vor dem Anlegen der Infusion wird die Verbindungsstelle mit Octenidin (Octenisept®) oder mit Alkohol (Herstellerangaben des Infusionssystems!) abgesprüht. Verunreinigungen werden entfernt und desinfiziert (Einwirkzeit des Desinfektionsmittels beachten!). Anschließend wird die Schraubverbindung gelöst und die Infusion zügig angeschlossen.

Infusionen vor Kontamination schützen

Herstellerhinweise beachten!

Bei **Medikamentenzumischung** zur Standardinfusionslösung (z. B. Elektrolytlösungen, Glukose 5 %) ist darauf zu achten, dass die entsprechende Infusion frühestens eine Stunde, besser unmittelbar vor der Applikation zubereitet wird, um eventuell eingedrungenen Keimen keine Möglichkeit zur Vermehrung zu geben. Die maximalen **Laufzeiten** betragen für reine Lipidlösungen 12 Stunden, für andere Ernährungsinfusionen (TPN/TPA) 24 Stunden und für überwiegend anorganische Infusionslösungen 72 Stunden. Mischbeutel zur Parenteralen Ernährung sollten maximal 24 Stunden laufen.

„Futtergehalt" definiert Laufzeit

4.7.3.2 Standzeiten von Infusionssystemen

Infusionssysteme von Dauertropfinfusionen müssen alle 72 Stunden ausgetauscht werden. Findet eine parenterale Ernährung einschließlich Lipidlösungen über einen zentralen Venenkatheter statt, muss der Austausch alle 24 Stunden erfolgen, da Lösungen mit Nährbodencharakter die Vermehrung von Keimen, die beim Austausch der Flaschen eingebracht werden, begünstigt.

4.7.3.3 Verbandwechsel bei Venenkathetern

Periphere Katheter im Bereich der Hand-, Arm- oder Beinvenen können so lange liegen, wie sie benötigt werden und keine Komplikationen auftreten. Nach dem Legen durch den Arzt wird die Einstichstelle mit einer sterilen Kompresse abgedeckt und die Kanüle sicher mit Pflasterstreifen fixiert. Transparentverbände sind herkömmlichen Kanülenabdeckungen vorzuziehen (Beobachtungsmöglichkeit). Moderne Folienmaterialien verhindern den früher gefürchteten „Feuchte-Kammer"-Effekt.

Venenkatheter und Verbände

Der **Kompressenverband** kann 48 Stunden geschlossen bleiben, sollte jedoch täglich beobachtet werden. Durch sanftes Drücken mit dem Zeigefinger (Verhärtung, Schmerzreaktion) kann eine Venenentzündung ausgeschlossen werden. Auch Schmerzangaben des Bewohners sind zu beachten. Im Zweifel Einstichstelle inspizieren! Gibt es Anzeichen für eine Infektion, muss der periphere Katheter entfernt und die Einstichstelle antiseptisch versorgt werden. Bei Pflegebedürftigen, die keine Angaben machen können, sollten Verbände täglich gewechselt werden. Allerdings ist eine tägliche antiseptische Behandlung in der Regel nicht erforderlich. Sie wird dann sinnvoll, wenn eine Hautrötung > 2,5 mm sowie das Auftreten von Nässe bzw. Sekretion eine erhebliche Reizung der Katheteraustrittsstelle anzeigen.

Transparentverbände müssen spätestens nach 7 Tagen gewechselt werden, so lange halten sie in der Praxis meistens sowieso nicht.

ZVK

Zentrale Venenkatheter werden nicht routinemäßig gewechselt, sondern werden belassen, bis es Anzeichen für eine Entzündung der Eintrittsstelle bzw. eine Keimbesiedelung des Katheters gibt. Bei **Infektionszeichen** im Bereich der **Einstichstelle** bzw. bei Verdacht auf **Venenkathetersepsis** muss der Katheter entfernt werden, die Katheterspitze sollte in diesen Fällen mikrobiologisch untersucht werden. Nach Legen des ZVK und Anlegen eines sterilen Verbandes erfolgt alle 24 Stunden eine palpatorische Kontrolle der Einstichstelle. Der **erste Verbandwechsel** erfolgt nach 48 Stunden, dabei wird die Einstichstelle auch optisch kontrolliert. **Transparentverbände,** die eine Sichtkontrolle ohne Verbandwechsel ermöglichen, werden nach spätestens 7 Tagen gewechselt.
Bei Pflegebedürftigen, die keine Angaben über Schmerzen machen können, ist bei herkömmlichen Verbänden ein täglicher Verbandwechsel mit Inspektion ratsam.

Ruhende Venenverweilkanülen werden mit sterilem Mandrin oder Verschlussstopfen verschlossen. Das sog. „Anspülen" mit steriler Elektrolytlösung ist umstritten (Einschwemmen von Blutgerinnseln aus dem Kanülenbereich in das Gefäßsystem). Es sollte grundsätzlich nicht mit Heparin gespült werden (Blutungsgefahr)!

4.7.3.4 Ports

Ports schützen

Unter die Haut implantierte Ports werden zunehmend in der Altenpflege eingesetzt. Vor der Punktion mit einer Spezialkanüle erfolgt eine großflächige Desinfektion der darüber liegenden Haut. Muss während der Punktion mit den Händen palpiert oder fixiert werden, sollen sterile Handschuhe getragen werden. „Ruhende" Ports benötigen keinen Verband.

4.7.4 Wundmanagement aus hygienischer Sicht

4.7.4.1 Einteilung nach Kontaminationsgrad

Kontamination

Bakterien und Wunden

Von einer Kontamination sprechen wir, wenn Bakterien sich auf der Wunde angeheftet haben, ohne sich zu merklich zu vermehren. Die Wunde selbst zeigt keine infektionstypische Reaktion, die Wundheilung ist nicht nennenswert beeinträchtigt.

Kolonisation

Im Gegensatz zur reinen Kontamination kommt es hier zu einer deutlichen Vermehrung der aufsitzenden Bakterien bzw. Pilze, damit zu einer vermehrten Abgabe über durchfeuchtete Verbände bzw.

beim Verbandwechsel. Die Wundheilung ist nicht oder nicht nennenswert beeinträchtigt, keine Infektionszeichen.

Kritische Kolonisation

Heilung gestört, Infektionsgefahr!

Deutliche Erregervermehrung mit Störung der Wundheilung durch den Stoffwechsel der Erreger, ggf. auch Toxinwirkung bis hin zu völligem Stillstand. Diese Situation ist häufiger bei chronischen Wunden anzutreffen. In diesem Zustand besteht die Gefahr eines schnellen Übergangs in die Infektion.

Infektion

Die Wundinfektion kann auch heute noch mit den traditionellen Begriffen

- Calor (Überwärmung)
- Rubor (Rötung)
- Dolor (Schmerzen)
- Tumor (Schwellung)
- Functio laesa (Heilungsstörung, Gewebsuntergang durch mikrobielle Einwirkung)

charakterisiert werden. Mögliche Komplikationen sind die systemische Streuung der Erreger in Blut und/oder Lymphe mit dem Übergang zur Sepsis oder in die angrenzende Haut bzw. Weichteile (Erysipel/Phlegmone).

4.7.4.2 Instrumente und Material für Wundverband und Verbandwechsel

Wundverband – Asepsis ist Pflicht

Für Wundverband und Verbandwechsel ist das **Set-System** – hierbei sind die für einen Verbandwechsel benötigten Materialien und Instrumente gemeinsam verpackt – praktisch, aber nicht zwingend notwendig. Zu beachten ist allerdings, dass nach Medizinprodukterecht einmal geöffnete Behälter (z. B. sog. „Tupfertrommeln") als unsteril gelten, die Verpackungen also bewohnerbezogen zu verwenden sind.

Verbandwagen müssen eine ausreichend große, leicht zu reinigende und gut zu desinfizierende Arbeitsfläche aufweisen. Zur **Entsorgung** entfernter Verbände werden undurchsichtige, verschließbare Beutel bzw. Behälter (früher B-Müll, jetzt AS 18 01 04) verwendet. Gebrauchte Instrumente müssen für den Transport zur Aufbereitung in fest verschließbaren, bruch- und durchstichsicheren Behältern gesammelt werden. Die Arbeitsfläche muss täglich wenigstens gereinigt und nach vermuteter Kontamination desinfiziert werden. Verbandwagen dürfen nur zum **Transport** und zur **Lagerung von Verbandmaterial** sowie der zum Verbandwechsel notwendigen Materialien und zur **Vorbereitung** eines **Verbandwechsels** benutzt werden. Es sollte nur der Vorrat für 48 Stunden im Verbandwagen gelagert werden.

Spezieller Pflegehinweis: Immer wieder wird diskutiert, ob zur Versorgung stark besiedelter Wunden steriles Verbandmaterial notwendig ist und gelegentlich auf dieses verzichtet. Hierzu ist nachdrücklich anzumerken, dass eine Wundbesiedlung ein sehr instabiles Gleichgewicht zwischen verschiedenen besiedelnden Keimarten und der körpereigenen Abwehr darstellt. Das Aufbringen neuer Keime, z. B. durch unsteriles Instrumentarium oder unsterile Kompressen kann dieses Gleichgewicht zum Entgleisen bringen und zu einer manifesten Wundinfektion führen. Da alle derzeit vorliegenden Empfehlungen und Richtlinien steriles Verbandmaterial fordern, läge bei der Verwendung unsterilen Materials ein Haftungsfall vor, wenn die Ursache für eine Wundinfektion weiterverfolgt und im unsterilen Material erkannt würde. Dies ist im Medizinprodukterecht verankert.

4.7.4.3 Durchführung des Verbandwechsels

No-touch-Technik

Der Verbandwechsel sollte unter **Zuhilfenahme von Instrumenten** durchgeführt werden (No-touch-Technik). Nach **hygienischer Händedesinfektion** können Einmalhandschuhe, falls notwendig (Wundberührung!), sterile Handschuhe getragen werden. Das RKI erlaubt bei reiner No-touch-Technik auch frisch desinfizierte Hände ohne Handschuhe, davon rät der Autor bei potentiell infektiösen Patienten aber ab.

Sollen Wundspülungen durchgeführt werden, empfiehlt sich das Anlegen flüssigkeitsdichter Einmalschürzen.

Wundspüllösungen sind nach dem Europäischen Arzneimittelbuch (Pharm. Eur.) in Einmalbehältern und steril zu verwenden. Bedingt durch die gängige Praxis, eine Infusionsflasche mit z. B. einem Liter Kochsalzlösung zu verordnen und dann daraus mehrere Tage hintereinander Lösung zur Wundspülung zu entnehmen, entspricht rechtlich der Herstellung eines Mehrdosisbehälters. Diese müssen konserviert und mit einer Herstellerangabe zur Nutzungsdauer nach erstmaligem Anstechen versehen sein. Auf Infusionsflaschen findet sich dagegen oft der Herstellerhinweis „zum unverzüglichen Gebrauch“, der dann als verbindlich anzusehen ist. Daher ist die Nutzung von geeigneten konservierten Spüllösungen oder nach Angaben der Hersteller verdünnten Antiseptika zur Wundspülung sinnvoller. Farbstoffe und andere früher eingesetzte Substanzen haben keine bzw. keine ausreichende antimikrobielle Wirkung.

Das vor allem in der ambulanten Pflege, aber auch in manchen Kliniken populäre Ausduschen mit lauwarmen Leitungswasser ist nur mit Filter (Porengröße 0,2 µm) durchzuführen. Höchstens bei massivster Wundkontamination (Fäkalien in der Wunde) kann die Nutzung von Leitungswasser ohne Filter (länger vorlaufen lassen, um Wasserkeime zu reduzieren!) erwogen werden, bei voller Haftung allerdings. Eine gründliche Wundantiseptik muss folgen, wobei zu berücksichtigen ist, dass bei Wundtaschen und Fisteln eine vollständige Benetzung der Flächen kaum zu erreichen ist.

Hinweis: Interessante RKI-Empfehlungen für die Wundbehandlung sind „Händehygiene“, „Prävention Gefäßkatheter-assoziierter Infektionen“ (für Katheteraustrittsstellen, Hinweise zu Mehrdosisbehältern) sowie die gemeinsame Empfehlung des Robert Koch-Institutes (RKI) und des BfArM (jetzt Deutsche Agentur für Medizinprod. u. Arzneimittel), wenn Medizinprodukte aufbereitet werden. Auch die Empfehlungen „Infektionsprävention in Heimen“ (September 2005) und „Prävention postoperativer Infektionen im Operationsgebiet“ (März 2007), die vor allem OP-Wunden im Blickpunkt hat, enthalten wertvolle Informationen. Eine übersichtliche Zusammenfassung mit Hinweisen für die mikrobiologische Diagnostik bietet die „Leitlinie für Hygiene in der Wundversorgung“ der Initiative Chronische Wunden – ICW e.V. (www.icwunden.de).

4.7.5 Atemwege

Besiedlung der Atemwege

Mängel in der Hygiene können bei intubierten oder tracheotomierten Pflegebedürftigen (sowohl bei Spontanatmung als auch bei Beatmung) zu Kolonisierung mit nachfolgender Infektionen der Atemwege führen. Häufig sind die Trachealsekrete solcher Patienten auch ohne Infektionszeichen massiv mit Bakterien (Darmbakterien, Wasserkeime, vor allem Pseudomonas aeruginosa, seltener Staphylococcus aureus) oder mit Pilzen (Candida species) besiedelt. Infolgedessen sind, besonders bei Besiedlung mit **multiresistenten Erregern,** angemessene **Schutzmaßnahmen** zu treffen.

4.7.5.1 Beatmete Pflegebedürftige

Beatmungszubehör

Beatmete Pflegebedürftige erhalten **desinfizierte Beatmungsgeräte** bzw. **Beatmungssysteme.** Das entstehende Kondenswasser sollte regelmäßig aus den Schläuchen entfernt werden, die **Wasserfallen** geleert werden. Dabei werden unsterile Einmalhandschuhe getragen und strikte Händehygiene eingehalten. Im Regelfall werden **Beatmungsschläuche** alle sieben Tage gewechselt.

Gewechseltes Beatmungszubehör wird gereinigt und anschließend desinfiziert. Eine **thermische Desinfektion** ist zu bevorzugen. Wo sie nicht möglich ist, wird **chemisch** desinfiziert (Tauchverfahren bei manueller Aufbereitung, das Innere der Schläuche muss vollständig mit Desinfektionsmittel gefüllt sein). Nach chemischer Desinfektion muss mit sterilem Wasser (zur Beseitigung von Desinfektionsmittelrückständen) nachgespült werden. Die desinfizierten Gegenstände müssen bis zum nächsten Einsatz staubgeschützt und trocken gelagert werden.

4.7.5.2 Absaugen

Aerosolbildung beim Absaugen unvermeidlich

Aus hygienischer Sicht ist der Absaugvorgang kritisch, wenn kein geschlossenes Absaugsystem verwendet wird. Jeder (auch technisch korrekt durchgeführte) Absaugvorgang erzeugt einen Ausstoß winziger, erregerhaltiger Sekrettröpfchen (Aerosol), das die Umgebung bis zu 1,6 m Entfernung in jede Richtung kontaminieren kann. Daher wird **Schutzkleidung** (Schürze und Einmalhandschuhe) empfohlen. Ein **Mund-Nase-Schutz** wird jetzt generell empfohlen. Bei multiresistenten Erregern (hier auch eine Haube) und bei akuter oder chronisch infektiöser Hepatitis B, bei Hepatitis C und auch bei HIV-Infektion ist er unverzichtbar (Blutbeimengungen im Sekret).

Innerhalb des gleichen Absaugvorganges kann der Katheter mehrfach verwendet werden, wenn er mit sterilem Wasser durchgespült wird.

Merke: Die Ansicht, man könne Katheter für mehrere Absaugvorgänge im Laufe des Tages verwenden, da der Pflegebedürftige nur mit den eigenen Keimen konfrontiert wird, ist falsch. Sie lässt eine mögliche Keimvermehrung während der Lagerung des Katheters bei Raumtemperatur, bei Besiedlung mit weiteren Keimen, z. B. durch Staub und eine mögliche Keimverschiebung, wenn eine Mischbesiedlung vorliegt, außer Acht. Eine Aufbewahrung in Desinfektionslösung bzw. in PVP-Jod-versetztem Leitungswasser kann wegen Sekretresten nicht zum gewünschten Erfolg führen und ist zu vermeiden.

Mundpflege

Eine sorgfältige Pflege des Mund- und Nasen-Rachen-Raumes ist erforderlich, dies kann zur Prophylaxe von Pneumonien beitragen. Zur Mundpflege kann frisch zubereiteter **Tee** oder **Mineralwasser** in spülmaschinensauberen Behältern verwendet werden. Die Standzeit von Tee sollte je nach Leistung der Thermoskanne 4 bis 8 Stunden nicht überschreiten, da Tee nicht keimarm ist und schon bei Raumtemperatur massiv mit Erregern besiedelt werden kann. Zu jedem Pflegevorgang sind **sterilisierte Tupfer** zu verwenden, die in einer **sauberen Klemme** fixiert werden. Nach jedem Gebrauch wird die Klemme desinfiziert. Bei **Pilzbefall** (Soor) wird die verordnete Suspension nach der Mundpflege auf die Schleimhäute appliziert. Die Mundpflege wird so oft als nötig, mindestens jedoch 2x täglich durchgeführt. **Antiseptische Spüllösungen** werden vereinzelt bei Mundgeruch empfohlen, sollten jedoch wegen ihrer schleimhautreizenden Wirkung sparsam und nur nach strenger Indikationsstellung eingesetzt werden. Eine Inspektion hinsichtlich Schleimhautverletzungen und Infektionen ist in diesem Fall vorzunehmen, ggf. eine Vorstellung beim Zahnarzt, wenn der Hausarzt keine Ursache im Nasen-Rachenraum finden konnte.

Eitriges Trachealsekret

Das **Trachealsekret** ist bei Infektionsverdacht (eitriges Aussehen) mikrobiologisch zu untersuchen, ansonsten im Rahmen von Umgebungsuntersuchungen.

4.7.5.3 Maßnahmen bei der Inhalationstherapie

Wasserkeime vermeiden

Verneblertöpfe müssen desinfiziert bzw. sterilisiert sein und sind vor jedem Gebrauch mit sterilem destilliertem Wasser zu füllen. Nach jedem Gebrauch sind sie aufzubereiten.
Es dürfen nur sorgfältig gereinigte (Spülmaschine) und desinfizierte **Ansatzstücke** (speziell Mundstücke) und **Schlauchsysteme** verwendet werden. Die aufbereiteten Schläuche müssen nach dem Trocknen staubgeschützt und trocken gelagert werden.

4.7.5.4 Sauerstoffversorgung

Wechselintervalle beachten

Die **Schlauchsysteme** von Sauerstoffkonzentratoren und die sog. **Nasenbrillen** (falls nicht Einmalartikel) sollten nach Bedarf, spätestens nach 48 Stunden desinfizierend aufbereitet werden. Wichtig ist, dass die Schläuche vollständig trocknen können.
Die **Sauerstoffbefeuchtung** (steriles Aqua dest.) wird, wenn industriell bezogen, nach Angaben des Herstellers, bei eigener Herstellung täglich gewechselt.
Zuführende Schläuche sollten nach maximal einer Woche und bei Patientenwechsel ausgetauscht werden.

4.7.6 Katheterismus der Harnblase

4.7.6.1 Harnführende Katheter

Infektionsträchtige Technik

Die Versorgung von Harnwegskathetern ist eher ein Thema für Pflegestandards als für den Hygieneplan. Zunehmend wird jedoch über Probleme bei der Durchsetzung der empfohlenen Hygienemaßnahmen berichtet. Daher wurden die aktuellen Empfehlungen des RKI in dieses Buch aufgenommen, um zu informieren und bei Schulungen zu unterstützen.
Mit 30 bis 40 % sind Harnwegsinfekte die häufigste **nosokomiale Infektion,** zu 90 % mit einem Katheter assoziiert. Weiterhin besteht eine Korrelation zur Tragezeit des **Blasenverweilkatheters.** Nach 30 Tagen beträgt die Infektionsrate meist 100 %, wobei die Verweildauer durch Vollsilikonkatheter erheblich verlängert werden kann. Generell ist bei einer Liegedauer von mehr als 5 Tagen ein Vollsilikonkatheter einzusetzen, wenn keine suprapubische Harnableitung vorgenommen werden kann.
Daraus ergibt sich nach Empfehlungen des RKI für den Einsatz von Blasenverweilkathetern:

- Strenge Indikationsstellung bei jeder Form des Harnblasenkatheterismus.
- Katheter schnellstmöglich wieder entfernen. Der Katheterwechsel erfolgt nicht routinemäßig, sondern bei Bedarf.
- Suprapubische Blasenverweilkatheter sind zu bevorzugen, vor allem bei längerfristiger Katheterisierung (> 5 Tage).

Technik der Blasenkatheterisierung (Kurzfassung nach RKI)

Risikominimierung durch einwandfreie Technik

- Hygienische Händedesinfektion.
- Steriles Material (Handschuhe, Abdecktuch, Tupfer, Pinzette, Schleimhautantiseptikum, Gleitmittel etc.) und sonstiges Material wie Urinauffangbeutel etc. vorbereiten.
- Schleimhaut der Urethramündung desinfizieren.
- Gleitmittel anwenden (beim Mann ca. 11 ml), einwirken lassen (anästhesierende Wirkung)!
- Katheter einführen, vorsichtig vorschieben.
- Katheter fixieren (Ballonfüllung mit sterilem Aqua dest. oder einer 8- bis 10 %igen Glyzerin-Wasserlösung), Ballonüberfüllung vermeiden.
- Geschlossenes Ableitungssystem unter sterilen Kautelen anschließen.

4.7.6.2 Harnableitungssysteme

Checkliste: Anforderungen an geschlossene Harnableitungssysteme

Anforderungen

- Probeentnahmestelle für bakteriologische Harnuntersuchungen,
- Rückflusssperre,
- Luftausgleichventil,
- Ablassstutzen, Ablassventil,
- keine Erfordernis zur Diskonnektion des Katheters und des Drainageschlauches.

Inkrustationsprophylaxe nach Empfehlung des RKI

- Harnausscheidung 1,5 bis 2 l/24 Std.,
- ggf. Harnansäuerung, optimaler pH-Wert des Urins: 5,8–6,2.

Gewährleisten des Harnabflusses

Harnabfluss sichern

- Abknicken von Katheter und Ableitungssystem vermeiden.
- Auffangbeutel stets unter Blasenniveau aufhängen.
- Rechtzeitiges Leeren des Urinauffangbeutels, dabei (unsterile) Einmalhandschuhe tragen.
- Kein intermittierendes Abklemmen der Ableitung, „Blasentraining“ ausschließlich mit sterilen Verschlussstopfen oder vergleichbarer Verschlussmechanismen.

4.7.6.3 Weitere Maßnahmen

Pflegemaßnahmen bei liegendem Dauerkatheter

Harnkatheterpflege

- **Reinigung** des **Genitalbereichs** mit Wasser und pH-neutraler Waschlotion ohne Zusatz antiseptischer Substanzen (Normalflora zur Kolonisationsresistenz erhalten).

- Jeden **Zug** am Katheter und damit verbundene mechanische Irritationen **vermeiden.**
- Unsterile **Einmalhandschuhe** tragen.
- **Inkrustationen** mit H_2O_2 (Wasserstoffperoxid, 3 %ig) der Octenidin und Mullkompressen beseitigen.
- **Katheterwechsel** bei Bedarf nach individuellen Gesichtspunkten.
- **Desinfektion** des **Zubehörs** (Messbecher u. ä.) nach jedem Einsatz.

Gewinnung von Harnproben zur mikrobiologischen Diagnostik

Urin nach vorheriger Sprüh-/Wischdesinfektion unter sterilen Kautelen am Drainagesystem entnehmen.

Andere Untersuchungen

Urin mit unsterilen Einmalhandschuhen aus dem Ablassstutzen entnehmen.

4.7.6.4 Andere Harnableitungssysteme

Hier sind zu nennen das Kondomurinal für Männer und Urostomata. Kondomurinale werden wegen der Schonung der Harnröhre geschätzt. Sie werden durch Ankleben am Penis fixiert, Praktiker bewerten diese Methode sehr unterschiedlich. Wird sie angewandt, sind Teile des Penis dem Urin ausgesetzt. Daher ist eine besonders sorgfältige Pflege erforderlich, etwa eine sorgfältige Antiseptik des Genitals und des Perianalbereiches. Das RKI empfiehlt die Abnahme der Kondomurinale bei Nacht, manche Bewohner möchten sie dauernd tragen. Dann ist besonders sorgfältig darauf zu achten, dass die Auffangbeutel sich unter Blasenniveau befinden und immer wieder eine sorgfältige Hautpflege stattfindet.
Urostomata werden noch mal unterteilt in trockene oder nasse Urostomata. So genannte trockene Urostomata (Ileumconduit) sammeln den Urin in entsprechend anoperierten Dünndarmschlingen und müssen etwa alle 3 Stunden entleert werden. Bei nassen Urostomata sickert ständig Urin durch die Bauchhaut in einen Urinbeutel, der entweder über ein Ablaufsystem entleert oder aber mit einem Beutel mit großem Fassungsvermögen, z. B. für die Nacht, verbunden werden kann. Am Tag können auch Beinbeutel angeschlossen werden.
Bei der Transureteroureterostomie werden die beiden noch intakten Harnleiter vereinigt und gemeinsam über die Haut ausgeleitet, diese Versorgung ist immer „nass" und damit beutelpflichtig. Konnten die Harnleiter nicht vereinigt werden und muss über die Haut ausgeleitet werden, heißt dies Harnleiter-Haut-Fistel. Unter Umständen ist sie für beide Harnleiter notwendig, so dass die Betroffenen zwei Beutel tragen und entsprechend versorgen müssen.

Merke: Auf jeden Fall sollen diese Beutel bereits ab einer Füllung von etwa einem Drittel entleert werden, da sonst durch das zunehmende Gewicht ein Haftungsverlust entstehen kann.
Jedes undichte Versorgungssystem muss logischerweise sofort gewechselt werden.

Zur Reinigung der peristomalen Haut ist kein Antiseptikum erforderlich, warmes Wasser, keimarme Tücher und ggf. Waschlotion sind ausreichend. Gereinigt wird stets vom Urostoma weg. Eine schonende Haarentfernung (z. B. durch Depilationscreme) der betroffenen Bereiche ist sinnvoll.

4.7.7 Instrumentenaufbereitung

Aufbereitung muss vorbildlich sein

Das Robert Koch-Institut teilt **Medizinprodukte** und damit auch **Pflegeutensilien** und **Instrumente** je nach Anwendung in **unkritisch, semikritisch** und **kritisch** ein.

Definitionen:
Als **unkritisch** werden **Medizinprodukte** bezeichnet, die bestimmungsgemäß nur mit intakter Haut in Berührung kommen, z. B. Manschetten von Blutdruckmessgeräten.

Als **semikritisch** werden **Medizinprodukte** bezeichnet, die mit Schleimhaut in Berührung kommen, z. B. Klemmen bei der Mundpflege. Semikritische Medizinprodukte sind in der Regel zu desinfizieren, gelegentlich zu sterilisieren. Semikritisch A heißt dabei „Aufbereitung und Kontrolle unkompliziert", dies trifft auf die meisten Medizinprodukte in Pflegeeinrichtungen zu. Schläuche und enge Lumina sind unter „semikritisch B" einzuordnen.
Kritische Medizinprodukte durchstoßen entweder intakte Haut oder Schleimhaut oder werden bei Hautläsionen eingesetzt. Hierunter fallen im Pflegebereich vor allem Pinzetten, Knopfsonden und Scheren, die zum Verbandwechsel verwendet werden, sofern sie auch mit der Wunde in Berührung kommen können bzw. zum Zuschneiden sterilen Materials verwendet werden. Diese Instrumente müssen steril sein. Sie gehören in die Rubrik „kritisch A". Haben sie Lumina, sind sie als „kritisch B" einzustufen.

4.7.7.1 Räumlichkeiten

Die Aufbereitung der Instrumente sollte in einem separaten Zimmer oder wenigstens in einer abgetrennten Nische in einem wenig begangenen Raum (Lagerraum o. Ä.) stattfinden. Die Aufbereitung ist aus hygienischer Sicht in drei Bereiche gegliedert:

– **Unreiner Bereich:**
Die **Grobreinigung** und die erste **Desinfektion** der Instrumente gehören zum **unreinen Bereich.** Hier werden die kontaminierten Instrumente unmittelbar desinfiziert; dies findet meist schon im Wohnbereich bzw. auf der Station statt.
– **Zweite Aufbereitungsstufe:**
Im zweiten Schritt erfolgt – falls erforderlich – eine gründliche **Nachreinigung** der Instrumente, die **Funktionsprüfung** und ggf. **Verpackung** zur Sterilisation in einen zentralen Raum.
– **Sterilisation:**
Im **dritten Schritt** wird der **Sterilisator** bestückt und das entsprechende Sterilisationsprogramm gestartet.

4.7.7.2 Ablauf der Instrumentenaufbereitung

Transport

Gutes Ergebnis durch geplante Aufbereitung

Am Anfang steht der kontaminationssichere Transport der Instrumente zur Aufbereitung. Am einfachsten erfolgt der Transport „trocken", d. h. ohne Desinfektionsmittelzusatz, in geschlossenen, bruch- und durchstichsicheren Behältern. Diese müssen leicht zu desinfizieren sein. Im ambulanten Dienst haben sich entsprechend große Gefrierdosen für diesen Einsatz bewährt.

Manuelle Grobreinigung

Mit Schutzhandschuhen und geeigneter Schutzkleidung (z. B. Einmalschürze aus Kunststoff) kann das eingewiesene Personal mit desinfektionsmittelgetränkten Einmaltüchern o. ä. Blut- und Gewebereste vom Instrumentarium entfernen. Gebürstet wird nur unter Flüssigkeitsspiegeln, um eine Aerosolbildung und Spritzer zu vermeiden. Geht das nicht, müssen Mund-Nase-Schutz und Schutzbrille angelegt werden.

Desinfektion

Der nächste Schritt ist die Desinfektion, die häufig bereits im Wohnbereich oder auf den Stationen durch Einlegen der Instrumente in Desinfektionsmittellösung erfolgt. **Behälter** für die Instrumentendesinfektion müssen **Deckel** haben, der Inhalt sowie das **Ablaufdatum** des jeweiligen **Desinfektionsmittelansatzes** müssen auf dem Behältnis (oder einer darüber hängenden Tabelle an der Wand) vermerkt sein. Die Berechnung der vorgegebenen **Standzeit** (Ablauffrist) ist erforderlich. Die Standzeit ermitteln Hygienebeauftragte nach Angaben des Herstellers sowie der zu erwartenden Belastung der Desinfektionsmittellösung.

Merke: Einfache Regel: Je mehr Instrumente eingelegt werden, desto kürzer ist die Standzeit. In jedem Fall muss die Lösung klar sein, um Arbeitsunfälle zu vermeiden.

Die Instrumente werden geöffnet in die Desinfektionsmittellösung eingelegt und müssen vollständig von dieser bedeckt sein.

Merke: Die Einwirkzeit der (richtig dosierten) Desinfektionsmittellösung darf nicht unterschritten werden, sollte aber auch nicht stark überschritten werden, da sonst u. U. Materialschäden an Instrumenten entstehen.

Auch nach Einlegen der Instrumente muss die Desinfektionsmittellösung noch klar und durchsichtig sein, um Verletzungen beim Hineingreifen oder der Zugabe und Entnahme von Instrumenten zu vermeiden. Jedes Einlegen eines Instrumentes bedeutet den Neustart der Einwirkzeit, daher können ein Sammeln und der Einsatz einer „Eieruhr" mit Stundenlaufzeit sinnvoll sein. Diese zeigt an, wann die Instrumente aus der Lösung genommen werden können, wenn sie beim Einlegen entsprechend gestellt wurde.

Maschinelle Aufbereitung

Bei der maschinellen Aufbereitung finden Reinigung und Desinfektion im Automaten statt, wobei das richtige Programm zu wählen ist. Es dürfen nur solche Instrumente in Automaten gegeben werden, die vom Hersteller dafür freigegeben sind.
Neben der **chemischen** kann eine **thermische Desinfektion** durchgeführt werden; hierbei muss eine Temperatur von **93 °C bis zu 10 Minuten** eingehalten werden. Neben dem Personalschutz hat die zeitgemäße vollautomatische, maschinelle Aufbereitung den Vorteil, dass ein angeschlossener Schreiber den Desinfektions- und Reinigungsvorgang dokumentiert. In Pflegeeinrichtungen ist der Steckbeckenspüler oft der einzige Aufbereitungsautomat.

Spülen (Fortsetzung der manuellen Aufbereitung)

Nach Ablauf der Einwirkzeit werden die Instrumente gespült. Dies kann unter fließendem Leitungswasser geschehen. Die Verwendung destillierten Wassers verhindert Kalkflecken, ist jedoch unwirtschaftlich. Anschließend müssen die Instrumente vollständig trocknen oder werden zur Vermeidung von Wasserflecken mit einem keimarmen Tuch abgetrocknet.

Funktionsprüfung

Bei der Funktionsprüfung muss kontrolliert werden, ob die Pinzettenschenkel exakt schließen und die Scheren schneiden. Nach Erfordernis können die Instrumente unsteril, aber staubgeschützt gelagert oder für die Sterilisation verpackt werden.

Verpackung

Die Auswahl der Verpackung hängt vom Sterilisationsverfahren ab und ist meist vorgegeben.

Merke: Bei der Verpackung ist zu beachten, dass das Medizinproduktegesetz einmal **geöffnete Behältnisse** für **unsteril** erklärt.

Dies bedeutet, Tupfertrommeln mit Kornzangen, Scheren- oder Pinzettenkästen, aus denen nach Bedarf einzelne Teile entnommen wurden, gehören der Vergangenheit an. Instrumente werden einzeln in Sterilverpackung oder in einem sterilisierten Set für einzelne Bewohner vorgehalten.

Sterilisation

Definition: Sterilisation dient der vollständigen Abtötung aller Mikroorganismen auf Oberflächen oder in flüssigen Materialien. Es wird eine Keimreduktion von einer Million auf einen Keim (Reduktionsfaktor 6) gefordert.

In Einrichtungen der Pflege werden im Wesentlichen zwei Formen der thermischen Sterilisation angewendet:

Dampfsterilisation

Methode der Wahl

Die Dampfsterilisation mittels gespanntem Dampf und erhöhtem Druck ist das am besten zu dokumentierende Verfahren. Bei einer Temperatur von 121 °C erfolgt die Sterilisation mit 2,05 bar Druck (normaler Atmosphärendruck 1,013 bar), wobei die reine Abtötungszeit 15–20 Minuten beträgt. Bei einer Temperatur von 134 °C wird der Druck auf 3,04 bar erhöht, und die Abtötungszeit beträgt fünf Minuten. Mit **Abtötungszeit** ist dabei die reine Einwirkzeit gemeint, die benötigt wird, um die Mikroorganismen sicher abzutöten. Dazu kommt noch die **Evakuierungszeit,** während der die Luft auf dem Sterilgut und in der Sterilisationskammer abgesaugt und durch gesättigten Wasserdampf ersetzt wird. Dann folgt die **Aufheizzeit,** in der das zu sterilisierende Gut die erforderliche Temperatur erreichen muss. Nach der eigentlichen Sterilisation folgt die **Abkühlzeit,** die Zeitspanne, bis das Sterilgut trocken ist und dem Apparat entnommen werden kann. All diese Zeiten zusammen ergeben die sog. **Chargenzeit.**

Merke: Der Vorteil der Dampfsterilisation ist, dass außer Metall und Glas auch Flüssigkeiten, manche Kunststoffe, Gummi und Textilien sterilisiert werden können.

Heißluftsterilisation

Schlecht zu dokumentieren

Bei der Heißluftsterilisation wird sehr heiße Luft im Gerät umgewälzt und somit die keimabtötende Wirkung erzielt. Die Abtötungszeit ist temperaturabhängig und beträgt bspw. 30 Minuten bei 180 °C. Auch hier sind Aufheizzeit, Ausgleichszeit und Abkühlzeit zu berücksichtigen. Nachteile bei diesem Verfahren sind, dass nur absolut thermostabile Instrumente desinfiziert werden können, schneidende Instrumente relativ schnell stumpf werden, Textilien sich verfärben und Flüssigkeiten gar nicht sterilisiert werden können. Die Möglichkeiten zur Dokumentation des Verfahrens sind eingeschränkt, ein Verbot ist aber rechtlich nicht zu begründen. Wird überhaupt noch sterilisiert, ist jedoch ein Dampfsterilisator vorzuziehen.

Packordnung und Liste der aufzubereitenden Medizinprodukte

Eine **Packordnung** gibt Auskunft, welche **Instrumente** z. B. für einzelne Patienten oder einzelne Eingriffe **zusammenzustellen** sind. Darüber hinaus gibt die Packordnung auch Auskunft darüber, welche **Behältnisse** zusammen in einer Sterilisationskammer sterilisiert werden können, und wie diese zueinander stehen müssen. Werden bspw. Klarsichtverpackungen mit Papierrückseite in der Dampfsterilisation verwendet, ist darauf zu achten, dass stets Folie auf Folie und Papier auf Papier gepackt wird, um eine optimale Dampfdurchdringung zu ermöglichen. Stehen unterschiedliche Sterilisationsverfahren oder unterschiedliche Programme bei gleichem Sterilisationsverfahren zur Verfügung, so ist in einer **Liste der aufzubereitenden Medizinprodukte** festzulegen, welche Instrumente oder Gegenstände mit welchem Programm oder Verfahren sterilisiert werden sollen.

Dokumentation des Sterilisationsprozesses

Dokumentation ist Pflicht

Bei jedem Sterilisationsgang ist ein **Chargenprotokoll** zu führen. Dies kann z. B. in einem Chargenbuch geschehen. Vergeben wird eine **Chargennummer**, bei nur einem Prozess am Tag genügt das Datum. Dokumentiert wird **Datum, Uhrzeit** (bei mehreren Läufen pro Tag), verwendetes **Programm**, ggf. **Art des Sterilguts, Freigabe, Freigebender.** Hinzugefügt werden für jede Charge das **Schreiberprotokoll** (sofern vorhanden). Diejenigen, die die entsprechende Charge freigeben, müssen kontrollieren, ob der Sterilisationsvorgang programmgemäß abgelaufen ist. Dies ist möglich durch **Auswertung des Schreiberprotokolls**, der **Anzeigen** und der **Farbeinstellung von**

Thermoindikatoren, die anzeigen, ob die Sterilisationstemperatur erreicht wurde. Weiterhin müssen sie überprüfen, ob das **Sterilgut** am Ende des Sterilisationsablaufs **trocken** ist und die **Verpackungen intakt** geblieben sind. Sind diese Punkte erfüllt, kann das Sterilgut freigegeben und vorschriftsmäßig gelagert werden. Sterilisierte Instrumente haben bei staubgeschützter Lagerung (z. B. einem staubdichten Schrank oder einer Schublade) eine Sterilitätsgewähr von 6 Monaten.

Vom Hersteller bezogenes Sterilgut, z. B. Einmalartikel wie Spritzen, sind meist **strahlensterilisiert** und haben in der Lagerverpackung eine Haltbarkeit von 5 Jahren. Abweichende Angaben der Hersteller sind zu berücksichtigen, da bspw. Kunststoffe bei längerer Lagerung verspröden können. Aus der Lagerverpackung können auch einzelne Gebinde entnommen werden. Die Haltbarkeitsfrist bleibt unverändert, wenn die Lagerverpackung anschließend wieder staubdicht verschlossen wird, z. B. durch Klebestreifen.

Turnusmäßige Überprüfung von Sterilisatoren

Kontrollen nicht vergessen

Sterilisatoren werden neben der technischen Wartung auch mikrobiologisch mit sog. **Bioindikatoren** überprüft (☞ Kapitel 7.5).

Validierung und Standardisierung der Aufbereitung

Zumindest Standards, besser Validierung

Das Medizinproduktegesetz fordert für die Sterilisation ein validiertes Verfahren. Es beinhaltet die technische Validierung des Sterilisators sowie Arbeitsanweisungen für eine standardisierte, korrekte Aufbereitung des Instrumentariums.
Während die technische **Validierung größerer Geräte** von deren Bauart und teilweise vom Baujahr abhängig ist, sind **Kleinsterilisatoren,** insbesondere Heißluftsterilisatoren bisher nicht ohne weiteres technisch zu validieren, diesbezügliche Normen sind in Arbeit. Allerdings kann in jeder Einrichtung ein **standardisiertes Aufbereitungsverfahren** etabliert werden. Dieses besteht aus den die gesamte Aufbereitung abbildenden Arbeitsanweisungen, sachkundigem Personal in der Durchführung und geeigneten Erfolgsprüfungen. Die mikrobiologische Validierung wird mit kontaminierten Instrumenten durchgeführt.

Kontrolle muss sein

Bei den zu sterilisierenden **Instrumenten** kann die Frage, ob das Sterilisationsverfahren ausreichend ist, mit Hilfe von **Bioindikatoren** geklärt werden. Diese werden entsprechend verpackt und wie die Instrumente sterilisiert. Sind die eingelegten Bioindikatoren nach der Behandlung steril, ist anzunehmen, dass das Verfahren ausreichend ist. Darüber hinaus können verschiedene **Verpackungen** oder auch **Packordnungen** für die Sterilisatorkammer ausgewählt werden. Bei entsprechendem Ausfall der Proben kann die erfolgreiche Sterilisation dokumentiert werden, auch wenn eine technische Validierung nicht möglich ist. Weitere sichere Daten aus dem Inneren der Kammer liefern so genannte **Thermologger,** die automatisch Daten über Temperatur und Druck im Laufe der Zeit aufzeichnen und auf einen

PC mit entsprechender Software ausgelesen werden können. Eine entsprechende Arbeitsanweisung und Dokumentation ergänzen das standardisierte Verfahren.

Empfehlung: Bei der Neuanschaffung von Sterilisatoren sollte die Validierbarkeit sowie die EN 13060 berücksichtigt werden. Zu empfehlen ist der Zyklustyp B, die Geräte müssen einen Schreiberausdruck liefern.

„Fremdsterilisation" melden

Allerdings sei nicht verschwiegen, dass zunehmend stationäre und ambulante Pflegeeinrichtungen ihre „Steris" wegen des für Praktiker nicht nachzuvollziehenden Aufwandes aufgeben. Wer „fremd" sterilisieren lässt, z. B. in einer Arztpraxis oder einem Krankenhaus, muss einen entsprechenden Vertrag mit der sterilisierenden Stelle schließen, aus dem hervorgeht, in welchem Zustand die sterilisierende Stelle die Instrumente übernimmt und wie der Transport geregelt ist. Die sterilisierende Stelle muss gemäß § 25 MPG die Sterilisation für andere an das Deutsche Institut für medizinische Dokumentation und Information (www.dimdi.de) und die zuständige Behörde melden.

4.7.8 Lebensmittel im Wohnbereich und auf den Stationen

Korrekter Umgang mit Lebensmitteln

Die Verantwortung der Küche endet in der Regel, wenn Lebensmittel ausgegeben werden. Dann werden die Nahrungsmittel durch die Einrichtung zu den Verbrauchern transportiert. Der Aufenthalt der Lebensmittel außerhalb der Küche ist jedoch gemäß EG 852/2004 in Arbeitsanweisungen zu fassen. Die Lebensmittel finden sich dabei in Thermobehältern oder Wagen, die eine Wiedererhitzung z. B. durch Induktion ermöglichen. Die Kerntemperatur der Lebensmittel sollte bei Eintreffen im Wohnbereich bzw. auf der Station 60 bis 65 °C betragen. Hier kann das Essen weiter abkühlen. Regelungsbedürftig ist die Situation, dass ein Bewohner/Patient nicht umgehend essen kann oder will. Üblich ist, dass das Essen in der Regel etwa ein bis zwei Stunden bei Raumtemperatur aufbewahrt werden darf und anschließend noch einmal vollständig erwärmt wird.

Mikrowelle: Sorgfältig erhitzen

Bei der Erwärmung per **Mikrowelle** ist zu beachten, dass in einigen Lebensmitteln sog. Kälteinseln entstehen, d. h., das Lebensmittel ist außen schon sehr heiß, innen jedoch teilweise noch nicht erwärmt. Ursache ist die unterschiedliche Wasserverteilung in den Lebensmitteln. Eine relativ gleichmäßige Erwärmung kann durch **Zerkleinern von Fleisch** und **Umrühren von Kartoffeln, Brei, Gemüse** etc. mit erneuter kurzer Erwärmung in der Mirkowelle erreicht werden.

Kalte Speisen wie Salate, Aufschnitt, Desserts sollten maximal 12–14 °C warm sein, wenn sie zum Essen ausgegeben werden. Die von Aufsichtsbehörden gelegentlich gestellte Forderung von 8 °C bei Ausgabe ist für die meisten alten Menschen nicht akzeptabel und eigentlich auch sonst kaum zu bewerkstelligen.

4.7.8.1 Verteiler- bzw. Bereichsküchen

Auch hier korrekte Lagerung

Für reine Verteiler- bzw. Bereichsküchen (früher auch als Teeküchen bezeichnet) braucht man kein vollständiges HACCP-Konzept, jedoch eine Arbeitsanweisung, die Auskunft über Lagerart, Lagerdauer, Lagertemperaturen und ggf. Wiedererwärmung gibt. Die **Temperaturen der Kühlschränke** (außerhalb der bewohnereigenen Kühlschränke in den Zimmern) sind arbeitstäglich zu kontrollieren, wenn dort Lebensmittel der Einrichtung oder der Bewohner/Patienten gelagert werden. Mitgebrachte Lebensmittel sollen nicht zusammen mit einrichtungseigenen Lebensmitteln gelagert werden.

Merke: Selbstverständlich werden Lebensmittel auch nicht mit Arzneimitteln, Kühlkissen für Gelenke (Medizinprodukte) oder anderem Kühlgut gelagert. Verfallsdaten gelagerter Lebensmittel sind regelmäßig zu kontrollieren, verfallene und verdorbene Lebensmittel müssen ausgesondert werden.

Desinfektion meist nicht erforderlich

Im **Reinigungsplan** der Station sind angemessene Reinigungs- und Abtauintervalle für die Kühleinrichtungen vorzugeben.
Für alle **Flächen** und **Inventarteile** der Stationsküchen sind gleichfalls **Reinigungsintervalle** festzulegen. Dazu müssen die Flächen natürlich fugendicht und intakt sein. In aller Regel reicht in einer Verteiler- oder Wohnbereichsküche die gründliche Reinigung aus, eine Desinfektion ist nicht erforderlich. Dabei ist auf die **vollständige Entfernung von Lebensmittelresten** zu achten, die verwendeten Wischtücher werden anschließend zur Wäsche gegeben. Tücher, die in einer Verteilerküche verwendet werden, sollten nicht anderweitig eingesetzt werden.

4.7.8.2 Personalhygiene in Speisesaal, Wohnbereich und auf Station

Belehrung nicht überall erforderlich

Personal, dass Essen portioniert oder Bewohnern Essen reicht, muss die Hände **waschen,** bei Abwehrgeschwächten **desinfizieren** und sollte die Berufskleidung, z. B. durch eine Schürze, schützen. Pflegepersonal, das auf der Station Lebensmittel portioniert, in kleinen Mengen herstellt oder darreicht, benötigt in einigen Bundesländern (z. B. Bayern) keine Belehrung gemäß § 43 IfSG, in anderen hingegen schon. Dies kann mit dem zuständigen Gesundheitsamt geklärt werden, das auch den Text für die Wiederbelehrung zur Verfügung stellt.

4.7.8.3 Therapeutisches Kochen

Wie zu Hause

Wird mit Bewohnern gemeinsam gekocht, gilt dies als häusliche Tätigkeit, vor allem, wenn die betreffenden Bewohner die Lebensmittel anschließend selbst verzehren. Dasselbe gilt für Gebäck. Werden die Lebensmittel an Dritte ausgegeben, z. B. an nicht mit kochende Bewohner der Einrichtung, sollte zumindest das Überwachungspersonal eine **Belehrung gemäß §§ 42, 43 Infektionsschutzgesetz** erhalten haben (in einigen Bundesländern ist es ausreichend, wenn es sich um eine examinierte Pflegekraft handelt). Die teilnehmenden Bewohner sollten saubere Schürzen erhalten, sich die Hände waschen und frei von Infektionskrankheiten sein, insbesondere Durchfallerkrankungen. Lebensmittel, die in Privathaushalten hergestellt wurden, z. B. Kuchen von Angehörigen, kann von diesen verteilt werden. Entscheidend ist, dass Bewohner/Patienten auch auf einrichtungseigenes Essen zurückgreifen können. Wählen sie den angebotenen, mitgebrachten Kuchen, tragen sie bezüglich Lebensmittelinfektionen oder -intoxikationen, Zutaten mit Allergiepotential oder Zusatzstoffen das bevölkerungsübliche Risiko, das nicht zu Lasten der Einrichtung gehen kann. Bei Bewohnern mit Betreuern sollte eine entsprechende Passage im Betreuungsvertrag verankert werden, um Nachfragen im Einzelfall zu vermeiden.

4.7.8.4 Sondenkost

Sonderkost erfordert Sorgfalt

Gleich, ob es sich um eine naso- oder orogastrale Sonde, eine doppel- oder einlumige Sonde, eine PEG oder FKJ (Feinnadelkatheterjejunostomie) handelt, die Bildung eines Biofilms in der Sonde ist möglich. Als Sondennahrung steht zum einen **gebrauchsfertige Flaschenkost** zur Verfügung, die von vornherein sehr keimarm oder sogar steril ist. **Pulverisierte Sondenkost,** die mit abgekochtem Wasser zubereitet wird, enthält etwa 10^2 Keime pro Milliliter. Durch Pürieren von Nahrungsmitteln **enthält selbst hergestellte Sondenkost** höhere Keimzahlen, da bereits die rohen Lebensmittel mit Keimen besiedelt sind, die während des Kochprozesses nicht völlig beseitigt werden. Die Aufbewahrung und Verarbeitung (Pürieren) der zubereiteten Lebensmittel führt zu einer weiteren Keimvermehrung. Daher empfiehlt sich die Verwendung gebrauchsfertiger Kost zur Sondenernährung.

> **Merke:** Überleitungssysteme zur Verabreichung der Sondenkost werden nach Angaben der Hersteller, in der Regel nach 24 Stunden, gewechselt.

4.7.9 Kranke oder ansteckungsverdächtige Bewohner

4.7.9.1 Allgemeine Maßnahmen

Das schützt immer

Werden Infektionskrankheiten vermutet oder diagnostiziert, sind bei leicht übertragbaren Infektionen grundsätzlich folgende Maßnahmen sinnvoll:

- **Betreuung** der Betroffenen durch möglichst **wenige Pflegekräfte.**
- Tragen geeigneter **Schutzkleidung.**

- **Beschränkung des Kontaktes** zu den übrigen Bewohnern.
- **Überwachung** bzw. Information von Personen, die **Kontakt** zu dem betroffenen Bewohner hatten oder haben (internes Meldewesen ☞ Kapitel 6.5).

4.7.9.2 Multiresistente Keime (MRE und MRSA)

Multiresistente stoppen

Bei der Versorgung dieser Pflegebedürftigen ist zu berücksichtigen, dass aufgrund Artikel 13 des Grundgesetzes Isolierungsmaßnahmen in Pflegeeinrichtungen, die gleichzeitig Wohnung der Betreuten sind, **rechtlich schwer durchsetzbar** sind. Dazu kommen erhebliche **Probleme** bei der **praktischen Durchführung.** Diese werden verstärkt, wenn der Bewohner und/oder seine Angehörigen nicht kooperativ sind.
Die **Risikobewertung durch Hygienebeauftragte** wird dadurch erschwert, dass die meisten bisher bekannten multiresistenten Erreger eher zur **Kolonisation** als zur Infektion neigen. Es lässt sich nicht sicher voraussagen, welche Bewohner eine Infektion bekommen werden. Dennoch lassen sich gewisse **Wahrscheinlichkeiten** ableiten.
Die meisten multiresistenten Keime sind ohne weiteres in der Lage, das Trachealsekret von Beatmeten und Tracheostomaträgern, chronische Wunden, Eintrittsstellen von Kathetern (Venenkatheter, ZVK, PEG, CAPD) sowie zumindest zeitweilig Schleimhäute oder die Haut (hier vor allem MRSA)und die Harnwege zu besiedeln.
Von der Gesamtpathogenität des Erregers, der Virulenz des einzelnen Erregerstamms und der Abwehrlage des Patienten ist es abhängig, ob eine Infektion zustande kommt.

> **Merke:** Ganz allgemein kann gesagt werden: Je pflegebedürftiger ein Mensch ist und durch je mehr Krankenhäuser etc. er gegangen ist, desto wahrscheinlicher ist eine Keimbesiedlung. Ob eine Infektion stattfindet, hängt von der individuellen Abwehrlage ab.

Art und Lokalisation der Grunderkrankung spielen für eine mögliche Keimbesiedelung eine entscheidende Rolle.
In Einrichtungen der Altenpflege gilt es, vor allem Bewohner mit

- abwehrschwächenden Grunderkrankungen (z. B. Krebs),
- chronisch gestörter Organfunktion, v. a. im Bereich der Lunge (Lungenemphysem),
- Kathetern, Tracheostoma und/oder Beatmung, Sonden
- chronischer Emphysembronchitis oder
- ausgedehnten Barrierestörungen (z. B. ausgedehnte Hautulzera),

die das größte Infektionsrisiko tragen, vor Kolonisationen zu schützen.

Pflegepersonal trägt in aller Regel kein oder nur ein sehr geringes Risiko für Infektionen mit multiresistenten Erregern. Die Bewohner mögen im Einzelfall ein höheres Risiko tragen.

Merke: Der Sinn der Maßnahmen besteht also in erster Linie darin, das jeweils zuständige Krankenhaus vor der Ausbreitung multiresistenter Erreger zu schützen.

Krankenhäuser, die MRSA-Patienten und Patienten mit anderen multiresistenten Erregern ohne entsprechenden Hinweis in Pflegeeinrichtungen verlegen, sollten sich darüber im Klaren sein, dass sich die Krankheitserreger in der Pflegeeinrichtung ausbreiten und über neu infizierte Heimbewohner wieder ins Krankenhaus gebracht werden können. Gemäß TRBA 250 haben die Einrichtungen, denen Betroffene zugewiesen werden, ein Recht auf Information!

Spezieller Pflegehinweis: Berücksichtigt man die Tatsache, dass die meisten multiresistenten Erreger primär durch die Hände übertragen werden, wird klar, dass bereits durch sorgfältige Händehygiene ein wesentlicher Übertragungsweg wirkungsvoll unterbunden werden kann.

In neueren Publikationen wird immer wieder darauf hingewiesen, dass insbesondere bei Besiedlung der Atemwege eine Verkeimung des Inventars, also der **Kontakt mit kontaminierten Möbelstücken und Gegenständen,** eine zusätzliche Kontaminationsquelle darstellt. Die **direkte aerogene Übertragung** wird als vergleichsweise unwahrscheinlich angesehen, kann jedoch im Einzelfall durch Aerosolbildung (ausgeprägtes Husten, Erbrechen, Absaugen von Trachealsekret) verursacht werden.
Weitgehende Einigkeit besteht darüber, dass es ausreichend ist, Wäsche von Heimbewohnern mit multiresistenten Erregern bei 60 °C zu waschen. Die gewerbliche Wäscherei kann eine besondere Verpackung der Wäsche fordern (☞ Kapitel 2.6 BGR 500).

Keimlast reduzieren

Nachdem Heimbewohner in der Regel nicht im Zimmer nicht isoliert werden können, ist eine wesentliche Strategie, die Keimbelastung im Raum so gering wie möglich zu halten. Hierzu sind **tägliche Reinigungsmaßnahmen,** besser – wo möglich – **Desinfektionsmaßnahmen** geeignet.
Nachdem isolierte Personen durchaus unter diesem Zustand leiden können und Studien belegen, dass die Komplikations- und Infektionsrate bei isolierten Patienten höher ist, wird die funktionelle Isolierung (oder Barrierepflege) ein immer größeres Thema. Die Idee ist, dass Bewohner und Patienten möglichst viel am Geschehen in der Einrichtung teilnehmen, die Gefährdung für Mitbewohner und andere Patienten sowie Personal minimiert wird. Zu beachten sind die:

Übertragungswege (alle multiresistenten Erreger – MRE)

Die Hauptübertragungswege sind:

- Hände (am allerhäufigsten!)
- Wundsekrete (auch bei „sauberen“ Wunden und „perfekten“ Katheteraustrittsstellen (überwiegend MRSA)
- Haut (MRSA, perianal und genital auch VRE/GRE, ESBL)
- Indirekt durch Inventar (Aerosol, Überlebenszeit bis zur 3 Monaten!)
- Toiletten und Inkontinenzmaterial, Enterstoma (ESBL, VRE/GRE)
- Aerogen (geringstes Risiko)

Prinzipien der funktionellen Isolierung – was ist zu berücksichtigen?

- Personalschlüssel (bei zu geringem Personal wird die Fehlerquote größer und die „Basishygiene“ schlechter) – Minuspunkt
- Mittlere Risikobewertung des „Patientenguts“ – je kränker desto kritischer, d. h. desto eher ist eine räumliche Absonderung erforderlich
- Lokalisation des Erregers am oder im Patienten – „nur“ auf der Wunde oder im Atemtrakt?
- Erregereigenschaften und Hauptübertragungswege
- Pathogenität und Virulenz des Erregers (bei Multiresistenten eher geringer)
- Verständnis von Patienten, Angehörigen und/oder Betreuern
- Verständnis von Personal (Disziplin und Sorgfalt statt Angst und „Schema F“)
- Maßnahmen (Direkte Berührung, Aerosole, Inventarkontakt – entsprechende Schutzmaßnahmen wählen)
- Geräte: Desinfektion nach Gebrauch
- Wäsche: Nach Gebrauch entsorgen
- Geschirr: Über 60 °C spülen oder Einmalgeschirr
- Medizinprodukte: Desinfizierend aufbereiten wie üblich
- Abfall: AS 180104 (wie üblich)

Der Rettungsdienst beim Transport muss vorher verständigt werden und sollte dann Schutzkittel und Handschuhe – keine Schutzanzüge! – tragen. Die normale Desinfektion des Fahrzeugs ist ausreichend.
In Altenpflege- und Rehabilitationseinrichtungen ist so eine weitgehende Teilnahme am Gemeinschaftsleben bzw. dem Therapiekonzept möglich. Durch etwas Überlegung und einfache Maßnahmen (z. B. Händehygiene der Betroffenen, Desinfektion von Hand-, Hautkontaktstellen) kann für Mitbewohner oder -patienten ein ausreichender Schutz hergestellt werden.
Mehr dazu siehe auch im Kapitel „Hinweise für die Physio- und Ergotherapie“.

Übersicht 7:
Arbeitsanweisung

Beispiel Arbeitsanweisung MRSA und MRE

1. Ziel
Durch korrektes Verhalten und fachgerechte Pflege der Bewohner reduzieren die Mitarbeiter das Risiko, dass sich MRSA oder MRE in der Einrichtung ausbreitet.

2. Erreger
Beispiele:
Methicillin-resistente Staphylococcus aureus
- Generationszeit ca. 30 Minuten, relative Resistenz gegen Trockenheit,
- starkes Kolonisationsvermögen,
- Übertragungswege: Hände, Wundsekret, Blut, Haut, aerogen (über die Luft von Mensch zu Mensch), Inventar.

Pseudomonas (auch panresistente Varianten!) und andere Wasserkeime
- feuchtes Milieu, geringeres Kolonisationsvermögen, jedoch häufig in Trachealsekret und öfter auf Wunden,
- in wasserführenden Systemen, Verbreitung durch Aerosolbildung möglich,
- Übertragungswege: Hände, Wundsekret, Haut bei Infektion, Wasser, aerogen (über die Luft durch Aerosol), Inventar.

Vancomycin-/Glycopeptidresistente Enterokokken (VRE/GRE)
- Darmbakterien, die vor allem Harnwegs- und Wundinfektionen auslösen,
- Übertragungswege: Hände, Wundsekret, Urin, Stuhl.

Extended Spectrum Beta-Lactamases (ESBL, wenn carbapenemresistent, wie panresistente Pseudomonaden zu behandeln)
- Keine bestimmte Bakteriengattung, sondern eine emzymvermittelte ausgedehnte Resistenz gegen Beta-Lactam-Antibiotika, besonders bei E. coli, Klebsiella und andere Gattungen fakultativ pathogener Darmbakterien, aber auch Pseudomonas,
- Übertragungswege: Hände, Wundsekret, Urin, Stuhl.

3. Kolonisation und Infektion
Kolonisation bedeutet Besiedlung. Die Keime befinden sich auf Haut und Schleimhaut, ohne Krankheitszeichen auszulösen.
Die Infektion geht dagegen mit typischen Krankheitszeichen (Rötung, Überwärmung, Schmerz, Eiterbildung, Fieber ...) einher.

4. Rechtsgrundlagen
- Infektionsschutzgesetz,
- Empfehlungen für Krankenhaushygiene und Infektionsprävention des Robert Koch-Institutes,
- TRBA 250.

Übersicht 7: Arbeitsanweisung (Fortsetzung)

5. Bewohner/Patienten mit besonderem Infektionsrisiko

- Abwehrschwäche (Immobilität, Krebs, Kortisontherapie, siehe hierzu auch Tabelle 1 der RKI-Empfehlung „Infektionsprävention in Heimen" und Abb. 12),
- akute Atemwegsinfektionen,
- chronische Wunden, offene Wunden,
- chronische Atemwegsinfektionen,
- chronische Hauterkrankungen wie Neurodermitis, Psoriasis, chronische Ekzeme,
- Katheter, PEG – Eintrittstellen, …
- Tracheostoma, Beatmung.

6. Bewohner, die eine Einzelunterbringung benötigen

MRSA-positive Heimbewohner/Patienten, die offene Wunden haben, Katheter oder Sondenzugänge haben oder Tracheostomaträger sind, sollten ein Einzelzimmer bekommen. Eine eigene Nasszelle ist vorteilhaft. Alle Einrichtungsgegenstände sollten möglichst zu desinfizieren sein.
Ein Zusammenlegen mehrerer MRSA- bzw. MRE-Träger (gleiche Spezies) ist möglich.

7. Allgemeine Maßnahmen

Das Personal und die behandelnden Ärzte müssen über MRSA/MRE informiert sein. Zur sicheren Kommunikation und Information aller an der Versorgung des Patienten Beteiligter sowie zur Dokumentation des fortlaufenden Vorgehens ist zweckmäßig, einen Dokumentationsbogen anzulegen (☞ Kapitel 6.5).

Vorbereitende Maßnahmen zur Aufnahme eines MRSA-/MRE-Infizierten

Prinzipiell ist eine Isolierung von Bewohnern/Patienten mit MRSA/MRE wie in einem Krankenhaus nicht erforderlich und rechtlich nicht möglich. Dennoch ist eine Risikobewertung für die Mitbewohner (siehe Punkt 5, Abb. 12) vorzunehmen.

Vorbereiten des Materials

Schutzkleidung für das Personal:

- Langärmliger Schutzkittel, möglichst mit Bündchen
- Einmalhandschuhe
- Mund-Nase-Schutz (vor allem bei Aerosolbildung – Absaugen – oder langer Expositionszeit)).
- Ggf. Haube (nicht vom RKI, jedoch vom Autor empfohlen, v. a., wenn Patienten oder Bewohner abgesaugt werden müssen oder häufig husten).

Übersicht 7: Arbeitsanweisung (Fortsetzung)

Organisatorische Maßnahmen

- Maßnahmen zur Reinigung bzw. Desinfektion mit der Hauswirtschaftsleitung besprechen und diese veranlassen.
- Flächen im Bewohnerzimmer abräumen, möglichst viele Utensilien in geschlossenen Schränken unterbringen. Maßnahme vorher mit dem Heimbewohner oder seinen Angehörigen abklären.
- Ggf. Mitbewohner (Doppelzimmer) informieren.
- Organisationsablauf ändern: Zimmer mit MRSA- oder MRE-Trägern werden stets zuletzt versorgt, sowohl bei der Pflege als auch bei der Reinigung!

8. Hygieneregeln während der Durchführung der Maßnahme

- Pflegeutensilien möglichst patienten-/bewohnerbezogen verwenden.
- Pflegewagen/Reinigungswagen nicht mit ins Zimmer nehmen!
- Alle Mitarbeiter müssen sich strikt an die Grundregeln der Hygiene halten. Die Händedesinfektion ist die wichtigste Maßnahme!

Händedesinfektion

Eine **hygienische Händedesinfektion** ist vor und nach jeder Tätigkeit mit engem körperlichen Kontakt, möglichst bei allen Bewohnern/Patienten, unbedingt aber bei bekannten MRSA-/MRE-Trägern nach möglicher Kontamination mit Körpersekreten, Ausscheidungen und nach dem Ausziehen von Einmalhandschuhen sowie vor dem Verlassen des Zimmers durchzuführen.

Schutzkleidung

Einmalhandschuhe sind bei der Versorgung von Wunden, Tracheostomata und Kathetern bzw. Sonden anzulegen. Sie werden danach sofort – vor weiteren Tätigkeiten im Zimmer – ausgezogen und entsorgt. Anschließend ist eine hygienische Händedesinfektion durchzuführen.

Schutzkittel oder Einmalschürzen sind bewohner-/patientengebunden bei der Wundversorgung, bei der Verweilkatheter- bzw. Sonden- und Tracheostomapflege sowie bei Kontakt mit Körpersekreten und Exkrementen anzulegen. Schutzkleidung wird vor dem Verlassen des Zimmers ausgezogen; sie verbleibt im Zimmer. Anschließend ist eine hygienische Händedesinfektion durchzuführen. Schutzkleidung wird täglich – besser nach jeder Schicht – gewechselt. Bei sichtbarer Kontamination ist sie sofort zu wechseln. Hauben werden bei Aerosolentwicklung (stärkerem Husten und Absaugen) empfohlen. Alternativ kann – vor allem bei starker Belastung, z. B. durch Aerosole – Einmalschutzkleidung verwendet werden, die dann als AS 18 01 04, früher B-Müll, entsorgt wird.

Übersicht 7: Arbeitsanweisung (Fortsetzung)

9. Umgang mit mobilen Bewohnern
Mobile Bewohner können am Gemeinschaftsleben teilnehmen, wenn Hautläsionen/offene Wunden abgedeckt und mit einem Wundverband versehen sind. Eine rasche Sanierung ist anzustreben, jedoch nur bei MRSA nach Ziffer 9 durchzuführen. Die Harnableitung muss über geschlossene Systeme erfolgen. Vor Verlassen des Zimmers sind die Bewohner zur Händewäsche, ggf. Händedesinfektion anzuhalten.

10. MRSA: Bewertung der epidemiologischen Gesamtsituation
Die RKI-Empfehlung „Infektionsprävention in Heimen" fordert, den Umgang mit betroffenen Bewohnern und die Notwendigkeit einer Sanierung aufgrund der epidemiologischen Gesamtsituation festzulegen. Dieser Begriff umfasst die eigene Situation des Bewohners (Selbstgefährdung), die Situation der Mitbewohner (Fremdgefährdung) sowie weitere Erwägungen, z. B. regelmäßiger Besuch einer anderen Einrichtung des Gesundheitsdienstes mit kritischen Patienten (z. B. Dialysezentrum). Diese Überlegungen können Hygienebeauftragte naturgemäß nicht alleine treffen, sie müssen mit den behandelnden Ärzten abgestimmt werden. Daher können folgende prinzipielle Orientierungspunkte gelten:
Bei überwiegend sozialer Betreuung ist das Risiko der MRSA-Übertragung auf das Personal verhältnismäßig gering, wenn sich dieses ständig klar macht, dass man den Betroffenen ihrer Trägerschaft ja nicht ansieht und sich gewissenhaft an die Hygienemaßnahmen hält.
Bei pflegerischer Betreuung ist das Risiko naturgemäß höher, weil die Expositionszeit länger und der Kontakt intensiver ist. Hinzu kommen Phänomene wie Aerosolbildung beim Absaugen.
Von einer Selbstgefährdung ist auszugehen, wenn befürchtet werden muss, dass die zunächst in der Nase harmlos siedelnden MRSA offene Wunden, Katheteraustrittsstellen oder das Tracheostoma der Betroffenen zunächst besiedeln und später möglicherweise infizieren. Auch bevorstehende Operationen mit großer Endoprothetik (z. B. Totalhüftendoprothese, Knieprothese) sollte ein Anlass zu einer gründlichen Sanierung sein. Das betreffende Krankenhaus ist auf jeden Fall zu informieren, um dort entsprechende Vorsorgemaßnahmen treffen zu können (BGR 250).
Eine Fremdgefährdung liegt in erster Linie für Mitbewohner im Doppelzimmer vor. Haben sie offene Wunden, Kathetereintritts- bzw. Austrittsstellen, ein Tracheostoma oder liegende Sonden, ist auch hier die Sanierung indiziert. Um „Ping-Pong"-Effekte zu vermeiden, werden am besten beide Bewohner des Doppelzimmers gleichzeitig behandelt. Eine Fremdgefährdung ist auch dann anzunehmen, wenn betroffene Bewohner mobil sind und damit regelmäßig Gemeinschaftsveranstaltung aufsuchen, an denen auch Gefährdete teilnehmen. Hier allerdings kann steuernd eingegriffen werden, in dem z. B. infektionsgefährdete Bewohner nicht unmittelbar neben Besiedelten platziert werden.

Übersicht 7: Arbeitsanweisung (Fortsetzung)

Immobile Bewohner, die im Einzelzimmer leben und dieses auch nicht mehr verlassen, brauchen nicht zwingend saniert zu werden. Allerdings bedeutet dies einen erhöhten Aufwand an Schutzkleidung unter Umständen über einen langen Zeitraum. Ging man früher von einer Dauer der Besiedlung außerhalb des Krankenhauses von etwa 3 bis 8 Wochen aus, häufen sich die Beschreibungen von Fällen, wo die Besiedlung jahrelang bestand und auch eine Sanierung nicht möglich war.
Betroffene, die den multiresistenten Erreger oder MRSA „nur“ auf der Wunde tragen, brauchen bei dicht schließenden, trockenen Verbänden keine besonderen Maßnahmen zu ergreifen. Das Händewaschen bei Verlassen des Zimmers ist freilich immer empfehlenswert. Die Sanierung der Wunde erfolgt mit Antiseptika nach den Anweisungen des Arztes.
Schutzmaßnahmen für Angehörige sollten in Abhängigkeit von deren persönlichem Umfeld und Handeln erwogen werden. Normalerweise muss kein großer Aufwand getrieben werden, eine gute Händehygiene ist ausreichend. Werden aber durch Angehörige weitere Risikobewohner bzw. Patienten betreut oder diese regelhaft aufgesucht, kann auch hier Schutzkleidung empfehlenswert sein. Dies gilt auch für Angehörige, die regelmäßig andere Einrichtungen des Gesundheitsdienstes, insbesondere Krankenhäuser und Dialysezentren, aufsuchen müssen.

11. Sanierung

Eine im Krankenhaus begonnene Therapie oder eine Sanierung mit Nasensalbe oder Nasengel soll nach genauer Anweisung des Krankenhauses unter ärztlicher Kontrolle zu Ende geführt werden.
Sanierungsmaßnahmen wie ein fünftägiger Sanierungszyklus, z. B. mit Mupirocin-Nasensalbe (Turixin®), Mundspülungen mit einem Rachendesinfiziens oder die Körperreinigung mit Dekontaminationslotion sind nach Rücksprache mit dem behandelnden Arzt im Hinblick auf eine spätere Krankenhauseinweisung und die Verbreitungsgefahr im Heim empfehlenswert. Abstrichkontrollen nicht vergessen!
Wäsche und Bettwäsche täglich wechseln. Einen Tag vor Abschluss der Behandlung mit Nasensalbe Schlussdesinfektion zumindest der Nasszelle und Wechsel von Rasierzeug, Zahnbürsten etc.
Die Sanierung kann nur erfolgreich sein, wenn möglichst jede Möglichkeit zur Rekontamination unterbunden wird. Dies erfordert die Mitarbeit oder Beobachtung der Bewohner. Was fassen sie täglich an? Hierzu gehören beispielsweise:

- Weckeruhr,
- Plüschtier,
- Haarbürste,
- Telefon/Handy,
- Gehstützen, Rollator, Rollstuhl,

Übersicht 7: Arbeitsanweisung (Fortsetzung)

- Brille,
- Hörgerät,
- Fernbedienungen, Schalter,
- Türklinken,
- Bedienungselemente Bett,
- Bibel oder andere Bücher (Tagebuch...),
- Schreibmappe, Schreibstifte,
- Zeichenzeug,
- Patience-Karten, Schachspiel o. ä.,
- Computertastatur und Maus,
- Nasszelle einschließlich Duschkabine, Armaturen,
- Tasche/Portemonnaie,
- Einkaufswagen,
- Vorhänge, Rollogurte,
- Flaschen mit Getränken,
- Kosmetika.

Die Sanierung wird nur gelingen, wenn alle möglichen kontaminierten Flächen zumindest gereinigt (mehrfache Reinigung führt zu einer Abreicherung mit einer Bakterienreduktion in Richtung Desinfektion), möglichst desinfiziert werden. Die Nichtbeachtung von Details hat in der Vergangenheit zum Scheitern von Sanierungen geführt.

Routinemäßige Abstrichkontrollen von Bewohnern/Patienten oder Personal auf MRSA/MRE sind nach derzeitiger Einschätzung nicht nötig, es sei denn, klinische Gründe sprächen dafür, z. B. gehäuft und neu auftretende Wundinfektionen (dann auch Meldepflicht für Ausbrüche nach § 6 IfSG!).

Bei gehäuftem Auftreten von MRSA-Infektionen in Alten-/Pflegeeinrichtungen sollten weiterführende Untersuchungen von Bewohnern und Personal veranlasst werden.

Mitarbeiter mit chronischen Hauterkrankungen (Ekzeme, Psoriasis oder andere Hautläsionen) sollen keine MRSA-/MRE-positiven Bewohner/Patienten betreuen, möglichst auch keine Mitarbeiter mit Asthma und während einer Therapie mit Kortison-Spray.

Sollte sich ein Mitarbeiter als MRSA-/MRE-Träger erweisen, darf er keine pflegerischen Tätigkeiten wie z. B. Wundversorgung, Katheterpflege u. a.m. bei Bewohnern/Patienten durchführen, bis eine Sanierungsbehandlung mit anschließender mikrobiologischer Kontrolluntersuchung nach Rücksprache mit dem behandelnden Arzt abgeschlossen ist.

Durch die geplante Änderung des SGB V (Vergütung von MRSA-Abstrichen für Ärzteschaft) sollten Kontrollabstriche in Zukunft leichter möglich sein.

Pflegeheim Musterstadt

Dokumentationsbogen Risikobewertung
für Bewohner(innen) mit MRSA und MRE

Name:__________ Vorname:__________ Alter:______

Wohnbereich:__________ Zimmernummer__________

O Besiedelt **O Infiziert**

mit O MRSA O VRE/GRE O ESBL O Pseudomonas O:__________

Risikoanalyse:

Endogene Risikofaktoren	Häufiger Besuch in Einrichtungen des Gesundheitsdienstes	Exogene Risikofaktoren für MP-assoziierte Infektionen
O Immobilität O Diabetes O Multimorbidität O Malignome O Leberzirrhose O Schluckstörungen O Restharnbildung O Divertikulose O chronische Wunden, Ekzeme O chronische Atemwegsinfektionen O Inkontinenz (Stuhl)	O Dialysepflicht O Immunsupprimierende Therapien O Häufige Krankenhausaufenthalte	O Gefäßkatheter, Port O Blasenkatheter O Urostoma O PEG/CAPD O Tracheostoma O Beatmung O Enterostoma (ESBL, VRE/GRE)

O Überwiegend Selbstgefährdung O Überwiegend Gefährdung Mitbewohner

O Sanierung begonnen am:__________

Maßnahmen:

O Einzelunterbringung O Händedesinfektion vor Verlassen des Zimmers
O Eigene Toilette/Toilettenstuhl

O __________

Datum

Unterschrift behandelnder Arzt Unterschrift Hygienebeauftragter

Abb. 12: Beispiel für die Dokumentation der individuellen Risikobewertung für mit multiresistenten Erregern besiedelte oder infizierte Bewohner(innen). MP = Medizinprodukte

Hinweise für Rehabilitationseinrichtungen

Hier ist zu prüfen, in wie weit die Teilnahme an Maßnahmen der Physiotherapie und anderen Maßnahmen gewährt werden kann. Im Allgemeinen kann beispielsweise organisiert werden:

- Gruppentherapie ohne Weiterreichen von Gegenständen
- Fitness-Geräte (Desinfektion nach Nutzung)
- Therapie im Bewegungsbecken (Umkleiden und Duschen aber auf dem Zimmer)
- Teilnahme an Gemeinschaftsveranstaltungen (nach Händedesinfektion)
- Taktile Übungen (Händedesinfektion der Patienten vor Berührung der Mittel)
- Kunsttherapie (personenbezogener Ton, eigene Pinsel, Scheren etc.)

Ungünstig sind Saunagänge, Kneippbecken, die nicht gechlort werden. Diese sollten am Schluss als letzte genutzt werden.

Musterbrief für MRSA-kolonisierte oder -infizierte Bewohner und deren Angehörige

Musterbrief MRSA

Name des Bewohners:
Datum der Aushändigung:

Sehr geehrte Heimbewohnerin,
sehr geehrter Heimbewohner,

durch eine mikrobiologische Untersuchung wurde festgestellt, dass Sie mit einem multiresistenten Erreger, den man MRSA nennt, besiedelt sind. Dieser stellt für Ihre Gesundheit keine ernsthafte Bedrohung dar, lässt sich jedoch relativ leicht über die Haut oder die Atemluft auf andere Menschen übertragen. Bitte haben Sie Verständnis, dass wir durch Schutzmaßnahmen, die das Personal betreffen, Ihre Mitbewohner, die vielleicht anfälliger für eine Infektion sind, schützen müssen. Wir werden daher spezielle Schutzkleidung tragen, wenn wir länger in Ihrem Zimmer zu tun haben.

Wir bemühen uns, Sie so schnell wie möglich von diesem Bakterium zu befreien. Hierzu werden Präparate verwendet, die Sie nach Anweisungen des Pflegepersonals in die Nasenvorhöfe einbringen sollten. Außerdem erhalten Sie eine Waschlotion. Wir bitten Sie, sich damit jeden Tag den ganzen Körper (einschließlich Kopfhaut) zu waschen. Darüber hinaus erhalten Sie täglich frische Bett- und Leibwäsche. Bitte wählen Sie eigene Kleidung so, dass sie bei 60 °C bis 95 °C waschbar ist. Diese Maßnahmen sind für mindestens 5, maximal 7 Tage erforderlich. Wir bitten Sie, in dieser Zeit enge Kontakte zu Mitbewohnern zu vermeiden. Sie sollten in diesem Zeitraum nach Möglichkeit in Ihrem Zimmer verweilen. Danach werden wir Ihr Zimmer gründlich reinigen und Sie bitten, eine neue Zahnbürste zu verwenden. Bitte teilen Sie uns alles mit, was Sie regelmäßig berühren. Eine mikrobiologische Kontrolle nach 3 weiteren Tagen wird zeigen, ob die Maßnahme erfolgreich war. Wenn ja, werden wir keine Schutzkleidung mehr benötigen.

Wenn Sie das Zimmer verlassen, waschen Sie sich bitte vorher gründlich die Hände. Melden Sie sich bei uns für eine Händedesinfektion.

Hinweis für Angehörige:
Während eines Besuches kann das Bakterium auch auf Angehörige übertragen werden, ohne unbedingt Krankheitsfolgen auszulösen. Schutzmaßnahmen sollten dann ergriffen werden, wenn kranke Angehörige zu Hause gepflegt werden, Menschen mit chronischen Erkrankungen der oberen Luftwege betreut werden, und wenn Angehörige selbst Pflegepersonal in Einrichtungen des Gesundheitsdienstes sind. Auf jeden Fall bitten wir Sie, sich nach Ihrem Besuch die Hände zu desinfizieren.

Wir danken für Ihr Verständnis und stehen Ihnen für weitere Fragen zur Verfügung.

Mit freundlichen Grüßen Ihr Pflegeteam

4.7.9.3 Infektiöse Gastroenteritis

Durchfall und Erbrechen

Infektiöse Gastroenteritiden können je nach Ursache verschiedene Verläufe nehmen und erfordern entsprechend unterschiedliche Schutzmaßnahmen. Es ist, v. a. in der Frühphase, nicht ganz leicht, die einzelnen Krankheitsbilder zu unterscheiden. Die nachfolgenden Ausführungen stellen eine kleine Hilfe für das Pflegepersonal dar:

Lebensmittelintoxikation

Typische Erreger – typische Symptomatik

Bei der Lebensmittelintoxikation ist weniger der Erreger selbst entscheidend als das von ihm produzierte und im Lebensmittel zurückbleibende Toxin. Typische Toxinbildner sind bspw. einige Stämme von **Staphylococcus aureus, Bacillus cereus und Clostridium perfringens.** Nach einer sehr kurzen Inkubationszeit (wenige Stunden) beginnt ein Brechdurchfall, der meist ohne Temperaturerhöhung oder andere Begleitsymptome einhergeht und nach 24 bis 48 Stunden nachlässt. Lebensmittelintoxikationen sind nicht von Mensch zu Mensch übertragbar, als Schutzkleidung reichen daher Handschuhe. Eine Sonderform stellt der **Botulismus** dar. Die Neurotoxine von **Clostridium botulinum** verursachen initial Schluckbeschwerden und Doppelbilder durch Beeinflussung der Augenmuskulatur. Darmsymptome treten entweder nicht auf, oder sie stehen im Hintergrund. Auch Botulismus kann nicht von Mensch zu Mensch übertragen werden.

Lebensmittelinfektion

Im Gegensatz zur Lebensmittelintoxikation muss bei der Lebensmittelinfektion eine ausreichende Zahl lebender Erreger aufgenommen werden. Typische Erreger von Lebensmittelinfektionen sind in Deutschland **Salmonellen, Campylobacter,** eher selten enterohämorrhagische Escherichia coli (EHEC), aber auch Shigellen und Yersinien. Die Inkubationszeit ist meist länger (bis zu mehreren Tagen), der Durchfall kann mit Erbrechen einhergehen. Begleitend tritt oft eine Temperaturerhöhung oder sogar Fieber auf; weitere Beschwerden wie Kopf- und Gelenkschmerzen werden gelegentlich beklagt. Lebensmittelinfektionen können von Mensch zu Mensch weitergegeben werden und zwar auf dem sog. **fäkal-oralen Übertragungsweg.** Eine aerogene Übertragung erfolgt jedoch nicht, so dass hier Einmalschürze und Schutzhandschuhe ausreichend sind. Bei ausgedehnter Kontamination ist das Tragen eines Schutzkittels sinnvoll.

Virale Gastroenteritis

Virale Gastroenteritiden, z. B. durch **Rota-** oder **Noroviren** (Norwalk-like Viren) haben sich mit hohen Fallzahlen leider fest etabliert, vor allem in den Wintermonaten. Im Gegensatz zu bakteriellen Lebensmittelinfektionen besteht hier ein aerogener Übertragungsweg. Virale Gastroenteritiden weisen gelegentlich Begleitsymptome wie Erkältung auf, haben eine Inkubationszeit von 1 bis 3 Tagen und beginnen mit einem sehr heftigen Brechdurchfall. Dabei werden in sehr kurzer Zeit große Mengen an Flüssigkeit über den Darm ausgeschieden. Da die Infektionsdosis dieser Viren sehr niedrig ist (10 bis 100 Stück) und ein Einatmen offensichtlich möglich ist, empfiehlt sich die gleiche **Schutzkleidung wie bei MRSA.** Zu beachten ist die relative Desinfektionsmittelresistenz bei Hände- und Flächendesinfektion!

Antibiotika-assoziierte Colitis und Pseudomembranöse Colitis

Durchfall nach Antibiotika

Die letzten Jahre haben eine starke Zunahme der Clostridium difficile-Infektionen gebracht. Auslöser sind meist Gaben von Antibiotika oder Zytostatika, wobei die Inkubationszeit mehr als drei Wochen betragen kann. Die Krankheit beginnt ohne Erbrechen, der Stuhl ist zunächst wässrig und wird dann blutig-schleimig. Nur beim Vollbild der Pseudomambranösen Colitis entsteht eine Temperaturerhöhung bis hin zu Fieber. Da das Krankheitsbild rezidivieren kann, tritt es zunehmend häufiger auch in Pflegeeinrichtungen auf.

Maßnahmen nicht immer einfach abzuschätzen

Da die Symptome von Mensch zu Mensch verschieden verlaufen können und eine mikrobiologische Diagnostik in der Regel zunächst nicht zur Verfügung steht, ist es für Hygienebeauftragte nicht immer einfach, die richtigen Maßnahmen zu ergreifen. Bei der Lebensmittelintoxikation und bei der bakteriellen Infektion gibt es meist mehrere Betroffene, die das gleiche Lebensmittel konsumiert haben. Es empfiehlt sich, bei Angehörigen nachzufragen, wenn die Bewohner außer Haus waren oder mitgebrachte Lebensmittel gegessen haben.

> **Merke:** Bei zwei oder mehr Fällen von Brechdurchfall sollen immer die Maßnahmen gegen Noroviren ergriffen werden. Handelt es sich um eine andere Ursache, können die Maßnahmen angepasst werden.

Durch Lebensmittel übertragene Infektionen

Listeria monocytogenes, ein meist in Rohmilchprodukten, Käse und Rohfleisch sowie Salat nachgewiesener Erreger von Hirnhautentzündungen machte Ende der 80ger Jahre immer wieder Schlagzeilen. Der für Schwangere gefährliche Parasit **Toxoplasma gondii** kann durch rohes Schweinefleisch verbreitet werden. **Echinokokken** gehören zu den Bandwürmern, nisten sich aber in der Leber ein. Sie werden z. B. durch Waldbeeren oder Pilze, die von Tieren kontaminiert wurden, übertragen. Eiweißmoleküle, die die **bovine spongiforme Enzephalitis** (BSE) auslösen, werden vermutlich auf den Menschen übertragen und lösen dort unter bestimmten Voraussetzungen die neue Variante der **Creutzfeld-Jakob-Erkrankung** aus, in Deutschland ist bisher kein Fall aufgetreten. Die Folgen sind Gedächtnisverlust, Schlafstörungen, Depressionen bis hin zum Tod. **Hepatitis A- und** (im außereuropäischen Ausland) **Hepatitis E-Viren** können über Lebensmittel aufgenommen werden.

4.7.9.4 Hepatitis und HIV

Oft ganz diskret – Hepatitis

Während die Infektion mit Hepatitis A oder E meist fäkal-oral durch Schmierinfektionen oder über Lebensmittel erfolgt, wird in Pflegeeinrichtungen Hepatitis B, C und D vor allem über Blut übertragen. **Hepatitis A oder -E-Erkrankte** müssen nicht zwingend in Krankenhäuser verlegt werden. Die Hauptvirusausscheidung findet oft noch vor Auftreten der Gelbsucht statt. Entwickelt sich der Ikterus (Gelbsucht), besteht meist noch eine Woche lang Infektiosität. Allerdings gibt es Verläufe ohne Gelbsucht, die dennoch ansteckend sein können. Als Schutzkleidung für das Personal sind Handschuhe und ggf. eine Einmalschürze ausreichend, wenn Gefahr einer Kontamination mit Stuhl besteht. Bei Bewohnern mit chronischer Hepatitis B und C müssen beim Absaugen Mund-Nase-Schutz (mögliche Blutbeimischungen im Aerosol) getragen und bei Injektionen und Punktionen sichere Arbeitsgeräte (TRBA 4.2.4) verwendet werden. Bei den Desinfektionsmaßnahmen wirksame Präparate nehmen, Anweisungen des Gesundheitsamts beachten.

HIV – Hygiene wie bei Hepatitis B

Bei **Hepatitis B, C, D** und **HIV** ist die Übertragung auf dem Blutwege am wahrscheinlichsten. Hier genügen winzige Erregermengen. Das **Risiko**, sich nach einem **Stich** einer **infizierten Kanüle** selbst zu infizieren, beträgt bei Ungeimpften für Hepatitis B etwa 30 %, bei Hepatitis C etwa 3 % und bei HIV etwa 0,3 % (☞ Kapitel 2.2.2). Bei Hepatitis C werden aber nur 60 % der Infektionen bezüglich ihrer Herkunft aufgeklärt, hier ist also noch Vorsicht geboten.

Merke: Werden bei Pflegemaßnahmen konsequent Handschuhe getragen, sind als weitere Schutzmaßnahmen das Tragen von Einmalschürzen bei der Entfernung von Stuhl oder Kontakt mit Körperflüssigkeiten, Mund-Nase-Schutz beim Absaugen und stichsichere Arbeitsmittel sinnvoll.

Hinweis: Aktuelle Informationen und Hinweise zur Postexpositionsprophylaxe, dem prophylaktischen Einsatz HIV-wirksamer Medikamente bei Pflegepersonal, das sich mit infizierten Kanülen oder Instrumenten verletzt hat, sind der Webseite des RKI „www.rki.de" zu entnehmen. Auf dieser Seite wird die Rubrik „Infektionskrankheiten A–Z" geöffnet, um zu den gewünschten Informationen zu gelangen. Hier gibt es auch Hinweise zu anderen Erregern.

4.7.9.5 Tuberkulose

Tb – wieder aktuell

Normalerweise sollten Altenpflegeeinrichtungen keine infektiösen Tuberkulosekranken betreuen, daher auch die Auflage des IfSG, bei der Aufnahmeuntersuchung auf den Tuberkulosestatus zu achten. Es kann jedoch vorkommen, dass – nach Reaktivierung einer früher durchgemachten Tuberkulose – Erkrankte über einen längeren Zeitraum unerkannt in einer Pflegeeinrichtung leben. Wird die Diagnose gestellt, werden diese Patienten normalerweise unverzüglich in ein geeignetes Krankenhaus eingewiesen und eine Therapie begonnen. In der Regel können die Patienten in ihre Pflegeeinrichtungen zurückkehren, wenn die Therapie 3 bis 6 Wochen erfolgreich angelaufen ist. Sie muss dann allerdings noch mindestens 6 Monate fortgeführt werden. Der Betroffene gilt dann aber nicht mehr als infektiös und kann am Gemeinschaftsleben der Einrichtung meist uneingeschränkt teilnehmen.
Das Gesundheitsamt veranlasst die Feststellung und Überwachung von Kontaktpersonen und ordnet geeignete Desinfektionsmaßnahmen an.

4.7.9.6 Skabies (Krätze)

Übertragungswege

Erreger auf acht Beinen

- Körperkontakt (auch Stillen), insbesondere durch die Krusten bei S. norvegica,
- Kleidung,
- Bettwäsche, Matratzen, Decken, Kissen,
- Handtücher, Bettvorleger, Plüschtiere u. ä.,
- Thermometer, Blutdruckmanschetten.

Therapie:
Vollbad, Haut sorgfältig abtrocknen und auf normale Hauttemperatur abkühlen lassen. Das Therapeutikum S-Bioallethrin (z. B. Spregal® zum Aufsprühen auf die Haut) kann eingesetzt werden, wenn nicht gebadet werden kann. Bei Scabies norvegica vorherige Behandlung zur Erweichung der Hornschicht.
Arzneimittel vor dem Zubettgehen auf alle befallenen Stellen und potenziellen Befallsstellen auftragen. Stets ist der ganze Körper mit Ausnahme von Gesicht und behaartem Kopf in die Behandlung einzubeziehen. Personen mit direktem Hautkontakt zum Patienten sind als potenzielle Milbenträger – auch ohne Zeichen – mitzubehandeln.
Die Behandlung muss in der folgenden Nacht, nach ärztlicher Anordnung auch in weiteren Nächten wiederholt werden. Frühestens 12 bis 24 Stunden nach der Applikation des Arzneimittels sollte gebadet werden.
Andere Präparate können in den jeweils aktualisierten Merkblättern des RKI (www.rki.de – Infektionskrankheiten A–Z) nachgesehen werden.
Das oral einzunehmende Ivermectin muss von allen Exponierten gleichzeitig eingenommen werden, also auch von Mitarbeitern mit Erkrankungen oder im Urlaub. Es kann bei einem Ausbruch, vor allem von Scabies norwegica, indiziert sein.
Eine Allergie vom Spättyp, die auch nach Sanierung durch Milbenreste unter der Haut noch zu Ekzemen führen kann, wird zweckmäßigerweise mit Ölbädern, 2 %iger Zinkpaste oder mit kortikoidhaltigen Salben therapiert.

Hygienemaßnahmen

Ausbreitung vermeiden

Wechsel der Körper- und Unterbekleidung (Tageskleidung) sowie der **Bettwäsche** und ggf. der Bettdecke alle 12 bis 24 Stunden. Handtücher zweimal täglich wechseln. Der **Wechsel** der durch die Arzneimittellösung „imprägnierten" **Nachtwäsche** ist erst nach einigen Tagen angezeigt. Die Restwirkung des Mittels macht die Milben befallsunfähig.
Oberbekleidung nur in Ausnahmefällen entwesen, z. B. durch siebentägiges Durchlüften oder chemische Reinigung. Bettwäsche, Unterwäsche, Bezüge von Blutdruckmanschetten und Handtücher können bei 60 °C gewaschen werden. Ein bis zu 14-tägiges Aufbewahren der Textilien in dicht schließenden Kunststoffsäcken schädigt die Milben so, dass sie nicht mehr befallsfähig sind.
Möbel, wie z. B. Betten und Sessel, sowie Fußbodenbeläge sind durch den Einsatz eines starken **Staubsaugers** von Milben zu befreien. Ein wiederholtes Absaugen ist im Falle von Scabies norvegica unverzichtbar. Plüschtiere und Schuhe können durch Einfrieren milbenfrei gemacht werden. Der Einsatz chemischer Mittel zur Entwesung ist in der Regel nicht erforderlich.

Abschließende Hygienemaßnahmen:

Milben „aushungern"

- Nach Abschluss der Behandlung Leintücher, Kissenüberzüge, Unterwäsche und Socken bei mindestens 60 °C waschen, am besten zur Kochwäsche geben.
- Restliche Textilien und nicht waschbare Gegenstände werden in Plastiksäcke gegeben und bis zu 14 Tage trocken gelagert.
- Ungeschützte Matratzen und Bettdecken: Desinfektion des Bettes mit einem Milbenpulver, Thermodesinfektion, Waschen bei 60 °C.
- Gleichzeitige Behandlung aller Personen (auch asymptomatischer), die im gleichen Zimmer oder in der gleichen Wohnung wohnen.

Hygienemaßnahmen bei Scabies norvegica

Mehr Milben – größere Vorsicht

- Tragen von Handschuhen und Schutzkitteln.
- Dekontamination der Wäsche vor dem Waschen in der Wäscherei (mindestens 60 °C über einen Zeitraum von 60 Minuten). Eindeutig gekennzeichnete Wäschesäcke verwenden.
- Isolierung der Betroffenen.
- Hautkontakt vermeiden, gleichzeitige Behandlung aller Personen mit Expositionsrisiko.

Die Patienten gelten – ohne Behandlung – während der gesamten Krankheitsdauer (durchschnittlich 8 Wochen) als ansteckend. Bei entsprechender Behandlung erfolgt nach der zweiten Behandlungsserie die klinische Beobachtung.
In Gemeinschaftseinrichtungen für Kinder (beachte § 34 IfSG!) ist nach Behandlung und klinischer Abheilung der befallenen Hautareale ein schriftliches ärztliches Attest erforderlich.

4.7.9.7 Läusebefall

Betroffene Bewohner werden gebeten, im Zimmer zu bleiben, bei Kindern und Jugendlichen § 34 IfSG beachten (☞ Kapitel 3). Nach Vorstellung beim Arzt Einleitung von Behandlungs- und Bekämpfungsmaßnahmen. Läusekamm und Läuseshampoo einsetzen, trotz Thermosensibilität der Läuse vor allem bei Kindern langes Föhnen vermeiden.
Wäsche wechseln, Handtücher, Leib- und Bettwäsche bei mind. 60 °C waschen. Ist dies nicht möglich, wird die Aufbewahrung der Textilien in einem dichten Plastiksack für mindestens 3 (Kopfläuse) bzw. 6 Wochen (Kleiderläuse) bei Zimmertemperatur empfohlen.
Bei Kopf- und Filzlausbefall sind Kontaktpersonen – auch Angehörige – auf Befall zu untersuchen und ggf. zu behandeln. Aktuelle Hinweise zur Bekämpfung finden sich bei: Kopflausbefall (Pediculosis capitis) – Merkblatt für Ärzte, www.rki.de – Infektionskrankheiten A–Z, – Kopflausbefall, wo auch der Link zu der folgenden Bekanntmachung angeklickt werden kann: Bundesamt für Verbraucherschutz und Lebensmittelsicherheit: Bekanntmachung der geprüften und anerkannten Mittel und Verfahren zur Bekämpfung

von tierischen Schädlingen nach § 18 IfSG (Bundesgesundheitsblatt-Gesundheitsforschung-Gesundheitsschutz, Stand 2008).

4.7.9.8 Andere Infektionen

Erreger unbekannt

Gelegentlich können auch andere Erreger als die hier vorgestellten als Ursache für eine Infektion in der Einrichtung auftauchen. Dann gilt es, möglichst schnell Informationen zu den Übertragungswegen zu bekommen (z. B. von www.rki.de – Infektionskrankheiten A–Z). Im Zweifel werden erst einmal Handschuhe, Kittel und Mund-Nase-Schutz angelegt, bis völlig klar ist, um welchen Erreger es sich handelt. Auch das Gesundheitsamt kann hier helfen, der Rahmenhygieneplan einiger Bundesländer (☞ Kapitel 3) fordert ausdrücklich dazu auf, Maßnahmen mit dem Gesundheitsamt abzustimmen.

4.7.10 Meldewesen

Wichtig: internes Meldewesen

Hygienebeauftragte sind gut beraten, so schnell wie möglich ein **einrichtungsinternes Meldewesen** zu etablieren. In Kapitel 6.5 ist dargestellt, wie es umgesetzt werden kann. Natürlich können auch andere Wege beschritten werden, dabei ist wichtig, dass Hygienebeauftragte von möglichst allen Infektionskrankheiten in der Einrichtung erfahren. Besonders sorgfältig müssen die Kommunikationswege abgesprochen werden, wenn ein Hygienebeauftragter mehrere räumlich getrennte Einrichtungen betreut.
Gemäß TRBA 250 ist der **Betriebsarzt** in das Meldewesen einzubinden, wenn eine **Infektionskrankheit** auftritt, die auch für das **Personal** gefährlich ist. Dieses Ereignis ist in Pflegeeinrichtungen selten, hierzu gehören z. B. **infektiöse Hirnhautentzündung** (z. B. durch Neisseria meningitidis, Meningokokken), die **Tuberkulose,** aber natürlich auch **Hepatitis A.** Vom Betriebsarzt können dann weitere Maßnahmen erwogen werden. Da nahezu alle in Frage kommenden Erkrankungen auch bei Verdacht, Erkrankungen und Tod meldepflichtig sind, wird man auch auf die Unterstützung des Gesundheitsamtes zurückgreifen können.
Meldepflichtig an das **Gesundheitsamt** sind bei entsprechenden Fällen (☞ Kapitel 3) neben den behandelnden Ärzten u. U. auch die **Einrichtungsleitung,** wenn kein Arzt für die **Meldung** zur Verfügung steht. Die Meldebogen stellt das Gesundheitsamt kostenlos zur Verfügung.

Hinweis: Die Meldung an das Gesundheitsamt soll in einem Zeitraum von 24 Stunden nach Erkennung erfolgen. Am **Wochenende** stehen hierfür auch **Notrufnummern** zur Verfügung, die bei Rettungsleitstellen oder der Feuerwehr erfragt werden können. Auch Ausbrüche (zwei oder mehr Fälle, egal welcher Erreger (außer banaler Erkältung) sind meldepflichtig. Auch Pflegekräfte sind gesetzlich zur Meldung verpflichtet, wenn die Einrichtungsleitung die Meldung – z. B. aus Angst vor Marketing-Schäden – unterlässt (☞ Kapitel 10).

4.7.11 Körperpflege

Dieser Teil des Hygieneplans ist meistens weitgehend durch Pflegestandards abgedeckt. Im Hygieneplan kann daher auf diese verwiesen werden.

4.7.11.1 Körperpflege der Bewohner

Ganzkörperwaschung

Die Körperpflege unselbstständiger Heimbewohner übernimmt das Pflegepersonal. Nach der hygienischen Händedesinfektion wird ggf. eine Einmalschürze angelegt. Bei Hauterkrankungen sowie dem möglichen Kontakt mit Körperflüssigkeiten und Stuhl ist das Tragen von Einmalhandschuhen erforderlich. Die Körperreinigung erfolgt mit sauberen Pflegeutensilien. Bei der Ganzkörperwäsche wird zunächst das Gesicht gereinigt, danach Oberkörper, Rücken und Arme, schließlich Beine und Füße. Die gewaschenen Körperareale werden umgehend abgetrocknet. Danach wird das Wasser erneuert und ein frischer Waschlappen verwendet. Nach dem Reinigen des Genitalbereichs und des Gesäßes wird die Haut sorgfältig abgetrocknet. Um die Verschleppung von Darmkeimen zu verhindern, empfiehlt sich bei der Reinigung des Analbereichs die Verwendung von Einmaltüchern. Nach dem Waschen wird der Pflegebedürftige mit frischer Leibwäsche versorgt.

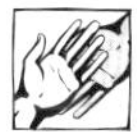

Spezieller Pflegehinweis: Pilzbefallene Körperregionen werden zuletzt gewaschen, anschließend ist der Waschlappen – sofern keine Einmalartikel zur Verfügung stehen – in die Wäsche zu geben. Waschschüssel desinfizieren!

Wechselintervalle

Der Wechselintervall der Waschutensilien (Waschlappen und Handtücher) ist bei unselbstständigen Pflegebedürftigen vorzugeben. Sollen Waschlappen und Handtücher mehr als einmal verwendet werden, müssen sie nach der Körperpflege vollständig trocknen. Im Falle der Mehrfachnutzung ist ein gesonderter Waschlappen für den Intimbereich einzusetzen.
Außerdem sind Angaben zu machen, wie mit gebrauchten Waschschüsseln zu verfahren ist. Möglich ist die Reinigung (bewohnerbezogene Waschschüssel) oder die Desinfektion (eine Waschschüssel für mehrere Bewohner). Zur Desinfektion kann ein Flächendesinfektionsmittel verwendet werden. In diesem Fall wird die Waschschüssel ausgewischt oder in Desinfektionslösung eingelegt (Einwirkzeit beachten). Anschließend lässt man das Desinfektionsmittel

antrocknen. Vor der nächsten Benutzung wird sie kurz mit Leitungswasser ausgespült, um Desinfektionsmittelrückstände zu beseitigen.

> **Merke:** Das Personal führt nach der Körperpflege eine abschließende hygienische Händedesinfektion durch.

4.7.11.2 Haar-, Nagelpflege und Rasur

Vorgehensweise und Frequenz

Das **Waschen des Kopfhaares** sollte mindestens einmal wöchentlich erfolgen.
Die **Nagelpflege** durch das Pflegepersonal beinhaltet die Entfernung sichtbaren Schmutzes sowie die sorgfältige Inspektion des Nagelfalzes und der Nagelhaut. Ggf. wird abgeschilferte Haut entfernt. Die Nägel werden so geschnitten, dass sie etwas überstehen; Fingernägel werden rund, Fußnägel gerade geschnitten. Nagelscheren, Feilen und Hautscheren werden bei Pilzbefall und Blutkontakt desinfiziert, v. a., wenn sie nicht bewohnerbezogen verwendet werden können. I. d. R. – insbesondere bei Diabetikern – sollte das Schneiden der Finger- und Fußnägel von einer professionellen Hand-/Fußpflegeperson übernommen werden. Wegen des häufigen Pilzbefalls der Nägel muss jeder Bewohner ein eigenes Nagelpflegeset bekommen.
Das **Rasieren** erfolgt einmal täglich, ggf. ein zweites Mal, mit bewohnereigenem Rasierzeug oder Einmalklingen. Die Haut wird anschließend mit geeigneten Hautpflegepräparaten behandelt, da gepflegte Haut einen optimalen Schutz gegen Infektionen bietet.

4.7.11.3 Baden im Stationsbad

Badetag

Neben wöchentlichem Duschen wird im Rahmenhygieneplan einiger Bundesländer (☞ Kapitel 3) alle 2 Wochen ein Wannenbad empfohlen.
Im Hygieneplan wird die **Reihenfolge** beim Baden festgelegt, zunächst werden **Pflegebedürftige** gebadet, die **weder infektionsverdächtig noch infektiös** sind, am **Ende** die **Infektionsverdächtigen** bzw. **Infektiösen.** Zwischen den einzelnen Badenden ist eine gründliche **Reinigung,** besser eine **Desinfektion der Badewanne** durchzuführen. Hierzu empfiehlt sich modernes Granulat, das die Vorteile der schonenden Oberflächenspannung (Schonung der Badewanne) mit denen einer schnellen Einwirkzeit verbindet. Zur Vermeidung der Übertragung von Fußpilz oder Papillomviren (Dornwarzen) wird der Fußboden des Bades arbeitstäglich desinfiziert. Das Gleiche gilt für Badematten, die verwendet werden, um erhöhte Rutschsicherheit herzustellen.
Im Hygieneplan wird auch die Aufbereitung des im Badezimmer verwendeten Lifters beschrieben. Bezüglich der Reinigung und Desinfektion muss man sich mit der Gebrauchsanleitung vertraut machen und ggf. mit dem Hersteller Rücksprache halten.

4.7.11.4 Mundpflege

Mund und Rachen

Neben speziellen – auch antiseptischen – **Mundpflegeflüssigkeiten** kommt **Tee** (kein Schwarz- oder Früchtetee) in Frage, der aber wegen der Verkeimungsgefahr einmal pro Schicht gewechselt werden sollte. Dies gilt auch für **stilles Mineralwasser.** Wasser- bzw. Vorratsbehälter werden geschlossen gehalten. Vor der Mundpflege wird die benötigte Menge Flüssigkeit in einen offenen Becher umgefüllt. Ein sterilisierter Tupfer wird mit einer desinfizierten Klemme eingetaucht und die Mundpflege durchgeführt. Nach Gebrauch wird der Tupfer verworfen und die Klemme desinfiziert. Bei strikter bewohnergebundener Nutzung wird die Klemme abgespült und täglich – bei Blutkontamination und bestehender Infektion (Soor) nach jedem Gebrauch – desinfiziert.

4.7.11.5 Spezielle Augenpflege

Augen

Bei Augenerkrankungen (Sekretion, Verklebungen ...) werden die geschlossenen Augen von außen nach innen mit feuchten, sterilen Tupfern ausgewischt. Gebrauchte Tupfer werden entsorgt. Auf ärztliche Anordnung kann eine Augensalbe verabreicht werden. Diese Artikel dürfen nur bewohnergebunden verwendet werden! Haltbarkeit nach Anbruch beachten! Besondere Vorsicht ist bei Keratokonjunktivitis epidemica geboten. Diese durch Adenoviren ausgelöste schwere Bindehaut- und Hornhautentzündung ist hochinfektiös und erfordert den Einsatz von Handschuhen und anderen Hygienemaßnahmen (☞ Kapitel 10).

4.7.11.6 Versorgung von Augenprothesen

Augenprothese und Augenhöhle sollten wenigstens einmal täglich versorgt werden. Die Prothese wird entnommen, indem man den Bewohner nach oben blicken lässt und das Unterlid nach unten zieht. Dabei wird die Prothese vorsichtig entnommen. Prothese und Augenhöhle werden mit sterilen Baumwollkompressen und physiologischer Kochsalzlösung gereinigt.

Nach der Reinigung blickt der Bewohner nach unten, das Oberlid wird nach oben gezogen und die Prothese wieder eingesetzt. Abschließend wird eine hygienische Händedesinfektion durchgeführt, auch dann, wenn Einmalhandschuhe getragen wurden.

4.7.11.7 Spezielle Nasenpflege

Nase

Nasenpflege ist nur bei verstärkter Sekretion und Schleimhautreizungen/-erkrankungen erforderlich. Nach Möglichkeit sollte sich der Pflegebedürftige selbst die Nase putzen. Danach werden die Nasenöffnungen vorsichtig mit angefeuchteten Wattestäbchen gereinigt. Zur Reinigung kommt physiologische Kochsalzlösung oder Wasser in Frage. Abschließend wird bei Bedarf weiche Nasensalbe angewendet.

Das Wundwerden im Bereich der Nasenöffnungen kann durch Auftragen von Wundheilsalbe oder pflegender Öle verhindert werden. Nasenhaare stellen einen Schutzmechanismus dar, können aber auf Wunsch gekürzt werden.
Nasensonden regelmäßig reinigen (z. B. mit 3 %igem H_2O_2). **Sauerstoffsonden** abwechselnd in linkes und rechtes Nasenloch legen.

4.7.11.8 Reinigung der Zahnprothese

Gebiss

Bei der Prothesenreinigung werden neben bewohnereigenen Reinigungsprodukten heimeigene verwendet, wenn z. B. die Vorräte des Pflegebedürftigen erschöpft sind und nicht gleich ersetzt werden können. Die häufig verwendeten Sprudeltabletten haben bereits die richtige Konzentration, die Einwirkzeit beträgt in aller Regel 8 Std. (über Nacht). Speisereste sollten mit der bewohnereigenen Zahnbürste vor dem Einlegen der Prothese entfernt werden. Dabei sind Schutzhandschuhe zu tragen. Der Prothesenbehälter sollte täglich unter fließendem Leitungswasser ausgespült werden. Bei Bedarf und einmal wöchentlich sollte er mit einem geeigneten Reinigungsmittel von allen Rückständen befreit werden.

4.7.11.9 Enterostomapflege

Stomata

Mobile Bewohner können in einem gesonderten Raum (z. B. im Bad) versorgt werden, wenn sie in einem Doppelzimmer untergebracht sind. Müssen sie im Bett versorgt werden, ist eine Einmalunterlage zweckmäßig. Das Pflegepersonal trägt bei der Stomapflege eine Einmalschürze und Einmalhandschuhe.

Spezieller Pflegehinweis: Die sorgfältige Pflege der peristomalen Haut und die Rasur evtl. vorhandener Haare unterstützt die Abwehr der Haut und hilft, Entzündungen zu verhindern. Eine Enthaarung kann besonders schonend mit Depilationscreme durchgeführt werden.

Stomasysteme sind staubgeschützt zu lagern, gebrauchte Materialien sind B-Müll (AS 18 01 04).

4.7.12 Aufbereitung von Pflegeutensilien

4.7.12.1 Hilfsmittel

Handgriffe öfters reinigen

Von Bewohnern benutzte Hilfsmitteln wie Gehstützen, Gehwagen, Rollstühle u. a. sollten in festgelegten Intervallen, z. B. wöchentlich, gereinigt werden. Die Griffe von Gehwagen und Gehstützen sollten bei Bewohnern, die sie viel nutzen, alle zwei Tage mit herkömmlichen Mitteln gereinigt werden.

4.7.12.2 Toilettenstühle

Besser desinfizieren

Toilettenstühle, die von einzelnen Bewohnern genutzt werden, werden wie Nasszellen einmal am Tag mit Neutralreiniger gereinigt. Dies setzt allerdings voraus, dass Exkremente auf den Berührungsflächen durch gezielte Desinfektion, z. B. mit einem alkoholischen Flächendesinfektionsmittel, beseitigt werden. Bei jedem Bewohnerwechsel wird der Toilettenstuhl vollständig mit einem Flächendesinfektionsmittel desinfiziert.

4.7.12.3 Blutdruckmessgeräte

Blutdruckmanschetten sollten desinfiziert sein

Blutdruckmessgeräte stehen teilweise für einzelne Bewohner zur Verfügung. Wenn nicht, sollten sie **desinfizierbare Manschetten** haben. Diese lassen sich bei Bedarf schnell und rückstandsarm mit einem **alkoholischen Flächendesinfektionsmittel** abwischen. Bei Allergikern kann der Einsatz von 70 %igem Ethanol erwogen werden, wogegen meist keine Allergie besteht. Die Desinfektion ist eigentlich nur bei **Bewohnern,** die **infektiös** oder **mit Erregern besiedelt** sind, durchzuführen. Ansonsten reicht das Abwischen mit Wasser und z. B. Neutralreiniger, um eine Übertragung von Keimen ausreichend zu verhindern (unkritisches Medizinprodukt gemäß RKI-Empfehlung).

4.7.12.4 Tropfenbecher und Tablettenmörser

Medikamentenbehälter

Bei der Reinigung der Geräte (Mörser und Schale) und der Wochen- oder Tagesdosisbehälter die Entfernung von Medikamentenresten im Vordergrund. Eine gründliche **Reinigung,** am besten in der **Spülmaschine,** gewährleistet daher ausreichende hygienische Sauberkeit. Eine **Desinfektion** von Tropfenbechern oder Tablettenbehältern ist nur erforderlich, wenn die Gegenstände im Zimmer eines **Pflegebedürftigen** waren, der als **infektiös** oder **besiedelt** gilt. In diesem Fall werden die Gegenstände in ein Tauchbad mit Instrumentendesinfektionsmittel gelegt und nach Ende der Einwirkzeit gespült. Dieser Desinfektionsgang kann entfallen, wenn ein geschlossener Transport und das Abspülen in einer desinfizierend reinigenden Geschirrspülmaschine gewährleistet werden kann.

4.7.12.5 Fieberthermometer (ohne Einmalhüllen)

Axillare und sublinguale Messung

Wurde axillar oder sublingual gemessen, reicht in aller Regel die **Desinfektion** mit einem **alkoholischen Flächendesinfektionsmittel** aus. Hierzu wird das Thermometer satt nass gewischt oder in Desinfektionslösung eingelegt und nach Ende der Einwirkzeit mit einem sauberen Einmalhandtuch abgewischt. Das nachfolgende Abspülen mit Leitungswasser und Abtrocknen stellt die Einsatzbereitschaft wieder her.

Rektale Messung

Nach rektaler Messung ist mit deutlich höherer Verkeimung, u. a. mit Sporenbildnern, zu rechnen. Alkoholische Flächendesinfektionsmittel können in diesem Fall nicht empfohlen werden, schon gar nicht Händedesinfektionsmittel, die wegen der Rückfetter zudem eine Trübung des Glases verursachen können. Sofern also nicht Einmalthermometer oder Thermometer mit Schutzhüllen, die Einmalmaterial sind, verwendet werden, sollte hier ein Einlegen in **Instrumentendesinfektionsmittel** erfolgen und die Einwirkzeit beachtet werden. Digitale Thermometer werden nach den Messungen desinfizierend außen abgewischt – Herstellerangaben beachten! Pflegepersonen in der ambulanten Pflege reinigen nach rektaler Messung mit Toilettenpapier, Wasser und Spülmittel (Schutzhandschuhe!).

4.7.13 Fußpflege

Können Utensilien wie Nagelschere und Feile nicht bewohnergebunden verwendet werden, muss zwischen den einzelnen Benutzern zumindest eine Desinfektion (mit Instrumentendesinfektionsmittel) durchgeführt werden. Besser sind sterilisierte Instrumente!

4.7.14 Umgang mit Verstorbenen

Verstorbene – kein erhöhtes Hygienerisiko

Der Körper des Menschen stellt nach Eintritt des Todes kein größeres Hygienerisiko dar als zu Lebzeiten. Bspw. sind Exkrete von Verstorbenen aus mikrobiologischer Sicht bzgl. des Risikos Fäkalien etwa gleichzusetzen. Hatte der oder die Betreffende eine Besiedlung oder Infektion, sind natürlich entsprechende Schutzmaßnahmen i. Abh. v. Erreger zu treffen. Bei der Versorgung von Verstorbenen, die auch das Entfernen von Kathetern und Sonden beinhalten kann, können als Schutzkleidung Handschuhe und Einmalschürze getragen werden. Leib- und Bettwäsche werden üblicherweise als „Exkret durchtränkt" gemäß TRBA 250 gehandhabt. Eine besondere Kennzeichnung als Leichenwäsche ist nicht erforderlich.
Im Falle einer Infektion oder Besiedlung mit multiresistenten Erregern muss das Bestattungsunternehmen verständigt werden.
Matratze und Bettgestell werden wie üblich aufbereitet, bei Infektionsverdacht, Besiedlung oder Infektion desinfizierend. In diesem Fall wird auch die Platte zur Aufbahrung bzw. die Kühlkammer abschließend desinfizierend gereinigt.

4.8 Das Hygienekonzept des ambulanten Pflegedienstes

Unterschiedliche Anforderungen

Hygienepläne in der ambulanten Pflege beinhalten zum einen Maßnahmen des Pflegepersonals in den Wohnungen der Pflegebedürftigen, zum anderen Maßnahmen in der Station, die u. U. auch eine ambulante Versorgung der Pflegebedürftigen mit Hilfsmitteln beinhaltet.

4.8.1 Inventar von Sozialstationen

Gleiche Anforderung wie stationär

Das **Inventar** von Sozialstationen, ganz besonders **Gegenstände** zur ambulanten Versorgung Pflegebedürftiger, muss so beschaffen sein, dass es problemlos gereinigt werden und mit geeigneten Präparaten aus den Listen der Deutschen Gesellschaft für Hygiene und Mikrobiologie und des Robert Koch-Institutes desinfiziert werden kann. Die Oberflächen von **Einrichtungsgegenständen** müssen intakt sein, sie sollen möglichst fugendicht sein. **Schränke** und **Schubladen** sollten staubdicht schließen. Dies ist insbesondere erforderlich, wenn Arzneimittel, Verbandmittel oder Sterilgut gelagert werden. Bei Ambulanzbetrieb mit Verbandwechsel wird eine arbeitstägliche Desinfektion empfohlen.

4.8.2 Einrichtungen zum Waschen und Baden von Pflegebedürftigen

Fußboden und Wände sollten mit geeigneten Fliesen ausgestattet sein, d. h. sie sollten leicht abzuwischen und zu desinfizieren, zugleich aber rutschsicher sein. Badewannen, Waschschüsseln, Fußbadewannen zur Anwendung bei chronischen Wunden müssen gut zu desinfizieren sein.

4.8.3 Räume zur Aufbereitung von Instrumentarium und Hilfsmitteln

Die Räume sollten so konzipiert sein, dass ausreichend Platz zur Durchführung der einzelnen Arbeitsgänge vorhanden ist. Die Arbeiten sollten möglichst im „Kreis herum“ durchgeführt werden. Dabei sollte die Reihenfolge Grobreinigung, falls erforderlich Desinfektion, ggf. Nachreinigung, Inspektion und Prüfung, evtl. Verpackung, Sterilisation (bei Erfordernis) und Lagerung eingehalten werden. Lagerräume müssen trocken sein, Sterilgut ist staubgeschützt aufzubewahren.

4.8.4 Hygieneplan

Wichtige Orientierungspunkte

Nachfolgend sind die wichtigsten Anhaltspunkte zur Erstellung eines Hygieneplans aufgeführt. Details zum Aufbau einzelner Dokumente Kapitel 4.

Die **Gliederung** der einzelnen Anweisungen soll der der anderen Arbeitsanweisungen und der Pflegestandards des Pflegedienstes ähn-

lich sein. Die Anweisungen müssen aktuell sein und die individuelle Situation des Pflegedienstes wiederspiegeln. Diese Forderung beinhaltet die Notwendigkeit einer Anpassung, z. B. an die Bedingungen einer Sozialstation, wenn vorgefertigte oder allgemein gefasste Hygienepläne verwendet werden sollen.
Mögliche Themen für den Hygieneplan sind in Tabelle 9 gelistet. Im Folgenden werden die einzelnen Punkte kurz kommentiert. Seit 5/2003 ist ein Rahmenhygieneplan erhältlich.

Tab. 9: Vorschlag zur Gliederung und den Inhalten eines Hygieneplans in der ambulanten und häuslichen Pflege

Dokumente	Inhalte	Bezug
1. Personalhygiene	Berufskleidung, Schutzkleidung Tragen von Schmuck, Fingernägel Händehygiene hygienische Händedesinfektion	TRBA 250 RL-RKI
2. Meldepflicht	Adresse Gesundheitsamt interner Informationsplan	IfSG TRBA 250
3. Infektionen	Maßnahmen bei Besiedelung/ Infektion	RL-RKI IfSG
4. Injektionen und Infusionen	tätigkeitsbezogene Hygiene-anweisungen	RL-RKI
5. Harnwege und Inkontinenzmaterial	tätigkeitsbezogene Hygieneanweisungen	RL-RKI
6. Geräte und Instrumente	Aufbereitung, Desinfektion, Sterilisation, Bereitstellung, Lagerung	EN-Normen RL-RKI
7. Reinigungsplan	Anweisungen für das Reinigungspersonal, Schutzkleidung	RL-RKI
8. Desinfektionsplan	Zuständigkeitsbereiche, Zeitpunkt der Durchführung, Vorgehensweise bei Desinfektionsmaßnahmen, Desinfektionsmittel und deren Anwendungsbereiche	RL-RKI VAH-Liste
9. Wäsche	Ver- und Entsorgung, Behälter	TRBA 250
10. Fahrzeug, Transportbehälter	Reinigungsplan, ggf. Desinfektion	RL-RKI
11. Abfallentsorgung	Korrekte Abfallentsorgung	Kommunale Regelungen LAGA-Merkblatt
12. Lebensmittel	Menü-Service	EG 852/2004

4.8.4.1 Personalhygiene

Genau wie im stationären Bereich gelten die TRBA 250 und die Richtlinien und Empfehlungen des Robert Koch-Institutes.
Die Dienstkleidung kann privat beschafft oder durch den Arbeitgeber im Sinne einer „Corporate identity" gestellt werden. Folgende

Anforderungen sind zu stellen: helle Farbe, fusselfreies Material, möglichst glatte Stoffe, Waschbarkeit bei mindestens 60, besser 90 °C. Ein kurzärmliges Oberteil, lange Hose, vorne geschlossene Schuhe mit Fersenriemen (zur Unfallverhütung) empfehlen sich und werden meist gewählt.
Die **Schutzkleidung** wird auch im häuslichen Bereich nach Bedarf und Information der Pflegebedürftigen und der Angehörigen angelegt und kann bestehen aus

- einer Einmalschürze aus Plastik (Kontaktschutz bei Arbeiten in feuchtem Milieu und bei Kontakt zu Körperflüssigkeiten),
- einem Schutzkittel (Einmalmaterial oder mehrfach verwendbar, langärmlig mit Bündchen),
- Handschuhe (unsteril, für bestimmte Tätigkeiten steril),
- Mund-Nase-Schutz (nur bei aerogen übertragbaren Infektionen, z. B. MRSA oder Absaugen von Betreuten mit chronischer Hepatitis und HIV).

> **Merke:** Schutzkleidung dient neben dem Schutz des Pflegepersonals v. a. dem Schutz der nachfolgend betreuten Pflegebedürftigen.

Umgang mit Schutzkleidung

Schutzkleidung ist zweckmäßigerweise zusammengefaltet in einer Plastiktüte zu transportieren. Bei potenziell infektiösen Betreuten wird sie in der Diele der Wohnung angelegt, da dort die Kontaminationsgefahr am geringsten ist. Nach Durchführung der Pflegemaßnahmen wird sie dort auch wieder ausgezogen. Einmalkleidung wird in den Hausmüll, wiederverwendbare Schutzkleidung wird in die Plastiktüte gegeben. Kann die Schutzkleidung in der Wohnung des Pflegebedürftigen aufbewahrt werden, darf sie mehrfach verwendet werden. Sie sollte an einem Ort gelagert werden, an dem sie weder mit dem Pflegebedürftigen noch mit Angehörigen in Kontakt kommt.
Zur Händedesinfektion steht das **Desinfektionsmittel** in sog. **Taschenbehältern** zur Verfügung. Dabei ist zu beachten, dass die Flaschen auch bei korrekter Anwendung außen kontaminiert werden können. Sie sollten daher regelmäßig außen desinfiziert werden.

4.8.4.2 Internes Meldewesen

Hier muss festgelegt werden, auf welche Weise Informationen über die **Infektion** eines Betreuten bzw. einer Besiedlung mit **multiresistenten Erregern** an alle betroffenen Mitarbeiter weitergegeben werden können. Im Allgemeinen können solche Angaben während der **Übergabebesprechung** oder über das **Tourenbuch** weitergeben werden. Kleine Checklisten können den Mitarbeitern helfen, die erforderliche Schutzkleidung zusammenzustellen.

4.8.4.3 Verhalten bei besiedelten oder infizierten Betreuten

Maßnahmen im häuslichen Umfeld

Wenig desinfizieren

Maßnahmen in den Wohnungen richten sich nach der Kooperativität des Betreuten und seiner Angehörigen. In der Regel sind für das Pflegepersonal Maßnahmen zum Selbstschutz vollkommend ausreichend. Die Versorgung der Betroffenen wird, wenn möglich und erforderlich, an den Schluss der Tour gelegt.
Desinfektionsmaßnahmen sollten im häuslichen Bereich auf ein Minimum beschränkt werden. Meist ist keine Desinfektion erforderlich. Sinnvoll ist sie, wenn die Wohnung von **mehreren Personen** bewohnt wird, wobei eine Person an **infektiöser Gastroenteritis** erkrankt ist. In diesem Falle werden die Toilettenbrille und die Spültaste nach jeder Benutzung durch den Betroffenen desinfiziert.
Im Rahmen einer **MRSA-Sanierung** kann, wo möglich, Inventar desinfiziert werden. Im Allgemeinen ist eine gründliche Reinigung sowie die 60 °C-Wäsche der getragenen Kleidung ausreichend. Der Zeitpunkt dieser Maßnahmen hängt vom Gesamtverlauf der Sanierung ab (☞ Kapitel 4.7.9.2).

Merke: Oberstes Gebot ist auch im häuslichen Bereich eine tadellose Händehygiene. Sie wird durch die Verwendung von Desinfektionsmittel-Taschenbehältern erschwert. Daher sollte nach einem Einsatz in Wohnungen mit potenziellen Infektionserregern die Außenseite der Flasche desinfiziert werden, z. B. mit einem desinfektionsmittelgetränkten Einmaltuch o. Ä.

Maßnahmen im Bereich der Sozialstation/im Pflegestützpunkt

Größere Sozialstationen unterhalten gelegentlich einen sog. Ambulanzbetrieb, in dem Pflegebedürftige ambulant betreut werden, d. h. Verbände gewechselt bekommen oder gebadet werden. Auch hier werden infizierte oder keimbesiedelte Patienten nach Möglichkeit zuletzt versorgt. Abschließend wird der Behandlungsraum oder das Bad desinfiziert.

4.8.4.4 Injektionen und Infusionen

Hygiene wie stationär

Im Rahmen der Vorbereitung von Injektionen und Infusionen wird eine **hygienische Händedesinfektion** durchgeführt. Die Haut des Pflegebedürftigen wird mit **geeigneten Hautdesinfektionsmitteln** und ggf. unter Verwendung sterilisierter Tupfer desinfiziert (Näheres ☞ Kapitel 4.7.3).

4.8.4.5 Aufbereitung von Geräten und Instrumenten

Medizinprodukte

Der Transport in Folien verpackter, **steriler Instrumente** muss so erfolgen, dass die **mechanische Einwirkung** auf die **Folienverpa-**

ckung möglichst **gering** ist und ein **Staubschutz** besteht. Der Rücktransport **gebrauchter Instrumente** sollte in **durchstichsicheren, flüssigkeitsdichten und bruchsicheren Behältern,** z. B. Gefrierdosen, erfolgen. Die Behälter müssen gut zu reinigen und desinfizierbar sein. Eine Grobreinigung, z. B. mit Zellstoff oder Einmaltüchern kann bereits vor Ort erfolgen. Abschließend werden die Instrumente trocken in den Behälter gelegt. Dieser wird dicht verschlossen. Im Bereich der Station werden die Instrumente sterilisiert, wobei dieselben Vorgaben wie für stationäre Einrichtungen gelten.

4.8.4.6 Harnwegskatheter

Hier gelten die gleichen Vorgaben wie für stationäre Einrichtungen (☞ Kapitel 4.7.6.1 und 4.7.6.2).

4.8.4.7 Reinigungsplan

Der Reinigungsplan legt Reinigungsintervalle für Inventar (innen und außen) und Fußböden der Sozialstation fest.

4.8.4.8 Flächendesinfektion/Desinfektion von Pflegehilfsmitteln

Zur Desinfektion und Reinigung müssen Handschuhe mit Stulpen (wiederverwendbare Artikel) getragen werden.
Folgende **Räume** bzw. Flächen sollten routinemäßig desinfiziert werden:

- Öffentliche Toiletten,
- Ambulanzraum,
- Badezimmer,
- Aufbereitungsraum nach abgeschlossener Aufbereitung.

Pflegehilfsmittel, die gebraucht auf die Station zurückkommen, z. B. Gehstützen, Nachtstühle, Steckbecken, Flaschen, Nierenschalen, Rollstühle u. a. mit Desinfektionsmittellösung abreiben, evtl. in Desinfektionslösung einlegen.
Badewanne und Badelifter in der Sozialstation werden nach jeder Benutzung desinfizierend gereinigt.

> **Beachte:** Keine Sprühdesinfektion ohne Nachwischen durchführen.

4.8.4.9 Entsorgung

Mülleimer meist ausreichend

Spitze, scharfe und zerbrechliche Gegenstände wie bspw. Kanülen oder „Blutzuckerlanzetten" dürfen nur sicher umschlossen in den Hausmüll gegeben werden. Dazu eigenen sich z. B. Hartplastikbehälter mit Verschlussmöglichkeit oder Schraubverschluss bzw. speziell dafür vorgesehene Kanülenabwurfbehälter. Nach Möglichkeit sollte in der Pflegeeinrichtung und im Haushalt der Pflegebedürftigen auf Mülltrennung geachtet werden.

4.8.4.10 Haushaltsreinigung

Einige Pflegedienste bieten hauswirtschaftliche Leistungen an. Dabei werden i. d. R. Putzutensilien und Reiniger in der Wohnung des Pflegebedürftigen benutzt. Als Schutzkleidung für das hauswirtschaftliche Personal sind Handschuhe mit Stulpen und ggf. Einmalschürzen vorgesehen (TRBA 250).

4.8.4.11 Wäschereinigung

Wäsche, die durch Ausscheidungen oder Wundsekrete verunreinigt ist, soll mindestens bei 60 °C, besser bei 90 °C gewaschen werden. Sichtbar kontaminierte Wäsche mit Handschuhen in die Maschine geben oder anschließend die Hände waschen, besser desinfizieren.

4.8.4.12 Lebensmittelhygiene

Absprache mit Betreuten oder Angehörigen

Lebensmittel nach Verpackungsangabe lagern. Abgelaufene und angebrochene Lebensmittel in fraglichem Zustand aus dem Kühlschrank entfernen. Das Einverständnis des Pflegebedürftigen oder Angehörigen muss vorliegen. Die Temperatur im Kühlschrank soll 4 bis 8 °C betragen. Auf **Schädlingsbefall** in der Küche achten (☞ Kapitel 5.12).
Vor dem Umgang mit Lebensmitteln werden die Hände gewaschen, ggf. desinfiziert. Kleinere Handverletzungen werden mit flüssigkeitsabweisendem Pflaster abgedeckt oder durch Einmalhandschuhe geschützt. Arbeitsflächen eventuell vor Gebrauch, stets aber nach Gebrauch mit frischen, sauberen Lappen gründlich reinigen.
Hinweis für Tagespflegeeinrichtungen: Sie liegen in der Risikobewertung zwischen ambulanten Diensten und stationären Einrichtungen. In der Regel orientieren sich die Hygienemaßnahmen an den stationären Einrichtungen, gemeinsame Zubereitung von Lebensmitteln kann meist als haushaltsähnlich betrachtet werden.

5 Empfehlungen für die Hauswirtschaft

5.1 Personalhygiene in der Hauswirtschaft

Für die **Arbeitskleidung** gelten grundsätzlich die gleichen Bedingungen wie beim Pflegepersonal. Sie sollte von heller Farbe und bei 60 °C waschbar sein, um auch stärkere Anschmutzungen wirkungsvoll entfernen zu können.

Schutzkleidung

Schutzkleidung für das Hauswirtschaftspersonal besteht gemäß **TRBA 250** aus Handschuhen mit Stulpen, wenn Reinigungs- oder Desinfektionsarbeiten durchgeführt werden. Ggf. kann eine flüssigkeitsdichte Schürze (auch Einmalschürze) angelegt werden.
Weitere Schutzkleidung kann im Vollzug der **Gefahrstoffverordnung** beim Ansetzen von Desinfektionsmittellösungen erforderlich sein. Ob bspw. eine Schutzbrille angelegt werden muss, geht aus den Sicherheitsdatenblättern bzw. Betriebsanweisungen nach § 14 Gefahrstoffverordnung zum jeweiligen Präparat hervor.
Beim Auftreten von **Besiedlungen** oder **Infektionen**, bei denen seitens der Hygienebeauftragten besondere Schutzkleidung angeordnet wurde, erhalten auch die Reinigungskräfte eine entsprechende Ausstattung. Allerdings tragen sie weiter ihre Handschuhe mit Stulpen, die desinfiziert werden können und mehrfach verwendbar sind.

5.2 Gebäudereinigung – Organisation und Methoden

Reinigung meist ausreichend

Zur korrekten Durchführung der Gebäudereinigung wird der sog. **Reinigungsplan** erstellt. Dieser Reinigungsplan wird üblicherweise einfach und übersichtlich in Tabellenform erstellt. Als Format bietet sich „DIN A4 quer“ oder ein größeres Format an. Im Allgemeinen müssen die bereits vorhandenen Reinigungspläne lediglich überprüft und ggf. aktualisiert werden.
Die Reinigung hat das primäre Ziel, Flächen **optisch sauber** zu halten. Die nach einer Reinigung festgestellte **Keimreduzierung** beruht auf der Entfernung keimbehafteter Partikel wie Hautschuppen, Lebensmittelreste und Staub. Daher können bereits frisch gewaschene Wischtücher, die mit Leitungswasser befeuchtet wurden, einen auf die Fläche bezogenen keimreduzierenden Effekt haben. Eine Keim-

abtötung findet – wenn überhaupt – zufällig statt, v. a., wenn fettlösende, saure oder alkalische Reiniger benutzt werden. Die erreichbare Keimreduktion liegt bei etwa 50 bis 80 %, bei intensiver mechanischer Bearbeitung mit fettlösendem Reiniger und feuchten Tüchern auf sehr glatten Flächen bei maximal 99 %. Keime überleben teilweise auf den Putzutensilien und in der Reinigungsflüssigkeit. Auch die auf der Fläche verbliebenen Keime bleiben größtenteils aktiv.

Reinigung tötet nicht alle Keime

Merke: Normalerweise ist die herkömmliche Reinigung in Altenpflegeeinrichtungen völlig ausreichend, der haushaltsähnliche Charakter mit der entsprechenden Keimflora sollte erhalten bleiben. Bei besonders infektionsanfälligen oder mit multiresistenten Keimen besiedelten sowie infektiösen Heimbewohnern ist eine Desinfektion der Flächen im Hauptaufenthaltsbereich – zumindest der Hand- und Hautkontaktstellen, soweit von den Inventareigenschaften her möglich – vor allem bei geplanten MRSA-Sanierungen sinnvoll und angemessen.

In diesen Fällen wird das **Zimmer** der betroffenen Bewohner an den **Schluss der Reinigungsarbeiten** im Wohnbereich bzw. auf der Station gesetzt, um ausreichend Zeit für das korrekte Anlegen der Schutzkleidung zu haben und die Krankheitserreger nicht in andere Räume zu tragen. Die daran unmittelbar anschließende Aufbereitung der Reinigungsutensilien hilft zusätzlich, eine **Keimverschleppung** innerhalb der Einrichtung zu **vermeiden.**

Reinigungspläne

Reinigungspläne erstellen

Sinnvoll ist für die einzelnen Bereiche der Einrichtung, soweit nicht bereits vorhanden, Reinigungspläne aufzustellen. Solche Bereiche sind bspw.:

- Verwaltungsräume (Büros),
- Verkehrsflächen wie Korridore, Vorhalle u. ä.,
- Zimmer in den Wohnbereichen (mit Nasszellen),
- Wohnbereichs- bzw. Stationsbäder,
- Wohnbereichsküchen,
- Pflegeraum unrein und Entsorgung,
- Pflegeraum rein, Wäschelager, Einbauschränke,
- Gemeinschaftsräume,
- öffentlich zugängliche Toiletten,
- Außenanlagen.

Hier werden jeweils Maßnahmen, Intervalle, Methoden und benötigte Präparate sowie die Ausführenden festgelegt. Für die **Gebäudereinigung** stehen unterschiedliche **Methoden** zur Verfügung.

5.2.1 Innenreinigung, Fußböden

Reinigungsmethoden

Einpflege oder Grundpflege

Pflegefilme unterstützen Optik und Trittsicherheit des Fußbodens. Eingesetzte Reiniger und ggf. erforderliche Desinfektionsmittel müssen sich chemisch mit dem Pflegefilm vertragen. Die Entfernung abgenutzter Pflegefilme sollte möglich sein.

Feuchtwischen

Staubbindendes, einmaliges Wischen glatter Bodenbeläge mit leicht feuchten Wischtüchern oder mit ölig präparierten Reinigungstüchern. Beseitigt Staub, Staubflaum („Wollmäuse“, „Fusselballen“) und trockenen Grobschmutz (Zigarettenstummel, Splitsteine, Bonbonpapier etc.), jedoch kaum potentielle Krankheitserreger und fett- oder zuckerhaltige Verschmutzungen.

Hochdruckreinigung

Wegen dem möglichen Verspritzen von potentiellen Krankheitserregern sollen Hochdruckreiniger nicht mehr eingesetzt werden.

Kehren

Trockene, mechanische (manuelle oder maschinelle) Entfernung von aufliegendem, d. h. gering fetthaltigem Schmutz wie Staub, Sand, Laub, Papierknäueln, Split, Zigarettenkippen u. ä. Mit geringen Staubrückständen ist zu rechnen. Kehrsaugen ist eine Kombination aus Kehren (durch Bürsten an der Maschine) und Aufsaugen von Staub und Schmutz. Die Keimreduktion entspricht in etwa der Reinigung.

> **Merke:** Zu beachten ist, dass ein Aufwirbeln und Verteilen keimhaltigen Schmutzes, z. B. vom Fußboden auf Inventar, vermieden werden muss.

Nasswischen

Manuelle Nassreinigung mit Wischmopp oder -tuch zur Beseitigung von fett- und zuckerhaltigen Verschmutzungen (Getränkeflecken, Straßenschmutz etc.).
Dem Wischwasser kann Reiniger, Wischpflege (für Glanz) oder Desinfektionsmittel beigefügt werden.

Nasswischen einstufig

Der Belag wird in einem Arbeitsgang mit mehr oder weniger feuchten Reinigungstextilien (Mopp, Wischbezug, Scheuer- oder Wischtuch, Vliestuch) gewischt. Restflüssigkeit lässt man abtrocknen. Der

Erfolg ist begrenzt, daher nur bei leichter Verschmutzung einsetzbar, die Keimreduktion ist abhängig von den verwendeten Zusätzen.

Nasswischen zweistufig

Die Zweistufenmethode stellt das klassische Nasswischverfahren dar. Im ersten Arbeitsgang wird mit sehr feuchten Reinigungstextilien so viel Reinigungsflüssigkeit ausgebracht, dass wasserlösliche Verschmutzungen aufgeweicht und angelöst werden. Im zweiten Arbeitsgang wird die Restflüssigkeit mit einem frischen Mopp wieder aufgenommen.

Merke: Der Reinigungseffekt ist wesentlich besser als beim einstufigen Nasswischen, die geringe Restfeuchte trocknet rasch. Eine sichere Keimabtötung findet jedoch nicht statt.

Nassscheuern

Ausgiebige, ggf. maschinelle Fußbodenreinigung mit Bürsten oder Reinigungspads und Reinigungslösung zur Beseitigung hartnäckiger Verschmutzungen.

Polieren

Entspricht dem bekannteren „Bohnern". Maschinelle Behandlung mit Bürsten oder Pads (Bodenreinigungsscheiben) auf unbehandelten oder mit Pflegemittel behandelten Fußbodenbelägen. Je nach Art der Pflegesubstanz kann ein Glanzeffekt erzielt werden. Die Trittsicherheit darf dabei nicht eingeschränkt werden.

Routinereinigung

Laufende Reinigung/ Unterhaltsreinigung

Routinereinigungen sind sich wiederholende Reinigungsarbeiten in festgelegten Zeitabständen, z. B. arbeitstäglich. Analog wird für die tägliche Desinfektion von bewohnernahen Flächen der Begriff „Routinedesinfektion" gewählt.
Häufiger gebrauchte Synonyme sind **„Laufende Reinigung"** und **„Unterhaltsreinigung"**.

Saugen

Entfernung trockener, nicht klebender Verschmutzungen mittels Staubsauger. Hautschuppen mit anhaftenden Keimen werden gut entfernt, daher Keimreduktion ohne Abtötung. Der Staubsauger sollte einen Mikrofilter haben, um eine erneute Aussaat der potentiellen Erreger zu vermeiden.

Shampoonieren

Nass- und Trockenshampoonieren

Reinigen des Teppichs mit Bürstenmaschinen, die Shampoolösung ausbringen und den entstandenen Schaum mit dem gebundenen Schmutz wieder absaugen. Je nach Shampoo wird unterschieden in:

- **Nassshampoonierung:** Das Aufbringen nassen Schaums ist die reinigungsaktivste Methode. Sie kommt im Rahmen der Grundreinigung aufgeklebter oder gespannter Teppiche zum Einsatz. Bevor der Teppich wieder begangen werden kann, muss er vollständig trocknen. Keimreduktion, bei verlängertem Trocknungsprozess sekundäre Keimvermehrung denkbar, darunter eventuell Schimmelpilze.
- **Trockenshampoonierung:** Hier wird relativ trockener Schaum verwendet. Die Methode ist zur Zwischenreinigung oder bei feuchtigkeitsempfindlichen Teppichen geeignet. Der Reinigungseffekt ist geringer als bei der Nassshampoonierung.

Sprühextraktion

Einsprühen der Reinigungslösung unter Druck, ggf. mit Bürsten, bei gleichzeitigem Absaugen der verschmutzten Lösung. Diese Methode ist zur Grundreinigung geeignet. Keimreduktion etwa 80 %, keine sichere Keimabtötung.

5.2.2 Reinigung von Inventar, Decken und Wänden

Bestücken (Befüllen)

Das Auffüllen der Einmalhandtuch-, Seifen-, Desinfektionsmittel- und Hautpflegemittelspender gehört zu den Aufgaben externer Dienstleister und/oder des hauswirtschaftlichen Personals.

Hinweis: Bei der Erstellung von **Leistungsverzeichnissen für externe Dienstleister** und **Arbeitsanweisungen für internes Reinigungspersonal** ist darauf hinzuweisen, dass die Spender beim Befüllen auch gereinigt werden. Hierzu können meist auch Reinigungsintervalle angegeben werden. Sofern vom Hersteller nicht anders vorgegeben, erfolgt die Reinigung mit lauwarmem Wasser. Nach Neubestückung einige Hübe ins Leere geben, um Restwasser zu entfernen.

Entstauben (Abstauben)

Staubentfernung mit Staublappen oder mit Staubsauger (effektiver). Spinnweben werden mit einem geeigneten Besen oder dem Staubsauger entfernt.

Feuchtreinigung

Verschmutzungen werden manuell mit einem feuchten Lappen oder Schwammtuch entfernt. Statt Wasser kann auch eine fettlösende und reinigende Substanz (Glasreiniger, Möbelpolitur) verwendet werden. Wenn eine Möbelpolitur ätherische Öle, z. B. Teebaumöl enthält, wirkt sie antibakteriell, ohne allerdings sicher die Keimreduktion der Desinfektion zu erreichen.

Glasreinigung

Reinigung von Glasflächen unter Verwendung eines geeigneten Glasreinigungsmittels. Durch die Fettentfernung (Fingerabdrücke!) wird auch ein Teil der aufgelagerten Keime entfernt.

Griffspuren/Spritzer/Flecken entfernen

Griffspuren, Spritzer oder hartnäckige Flecken werden punktuell und gezielt durch Feucht- oder Nassreinigung mit geeigneten Lösungsmitteln entfernt. Ggf. ist das Nachtrocknen und Polieren erforderlich. Mit der Entfernung fetthaltiger Griffspuren werden auch Keime (Hautflora und transiente Flora, wie z. B. Darmkeime) von Oberflächen entfernt.

Nassreinigung

Reinigungs- oder Schwammtuch werden nass verwendet. Ggf. wird nachgetrocknet, dabei wird ein frisches Tuch oder ein Leder eingesetzt.

Verneblung

Durch Verneblung von H_2O_2 kann eine zusätzliche Keimreduktion von 75 % vor (Personalschutz) oder nach Wischdesinfektion erzielt werden.

Merke: Soll die Gebäudereinigung fremd vergeben werden, sollten sich Hauswirtschaftsleitung und Hygienebeauftragte gemeinsam überlegen, welche Aufgaben den Mitarbeitern des Dienstleisters übertragen werden sollen. Die Aufbereitung von Medizingeräten obliegt dabei in aller Regel dem Pflegepersonal. Zu beachten ist die Koordinationspflicht nach BGV A1. Sie beinhaltet die Verständigung der Mitarbeiter der Dienstleisters, wenn besondere Infektionsrisiken vorliegen.

5.3 Gebäudereinigung – relevante Keime

Bereiche und Farben

Bezüglich der Keimbelastung kann der Wohnbereich in verschiedene Belastungskategorien eingeteilt werden. Diese werden mit verschiedenfarbigen Wischtüchern gereinigt. Verwendet werden können zum Beispiel blaue Tücher für Zimmerinventar, gelbe für den Sanitärbereich und rote für die Toilette. Entsprechende Reinigungslösungen befinden sich in gleichfarbigen Eimern.

5.3.1 Zimmer, Gemeinschaftsräume

Haut- und Rachenflora

Im unmittelbaren Wohnbereich bzw. Hauptaufenthaltsbereich der Heimbewohner ist hinsichtlich des Keimvorkommens mit Hautkeimen und Bakterien aus dem Nasen-Rachenbereich der Bewohner zu rechnen. Normalerweise können sich die Erreger aufgrund der Trockenheit nicht mehr vermehren, jedoch gewisse Zeit auf Flächen und Stoffen überleben. Eine Ausnahme bilden Speisereste, die oft einen guten Nährboden für Keime (Nahrung und Feuchtigkeit) bieten.

Merke: Wegen des hohen Erregergehaltes von Exkrementen, anderen Körperflüssigkeiten, vor allem bei Besiedlungen und Infektionen, und den potenziell gefährlichen Viren im Blut sind die Flächen bei diesen Kontaminationen gezielt zu desinfizieren.

5.3.2 Sanitärbereich

Darmkeime
Wasserkeime

Im Sanitärbereich finden sich außer den Keimen der Haut- und Rachenflora die transiente Hautflora (nicht zur Hautflora gehörende, mit den Händen aufgenommene Erreger) und natürlich Wasser- und Darmkeime. Die Keimzahl ist hier aufgrund der erhöhten Feuchtigkeit meist höher als im Wohnbereich. Kalkablagerungen von hartem Wasser, verkrustete Seifenreste und Zahnpastaspuren sind zusätzliche „Verstecke" für Keime.

Wichtig – Pflege der Armaturen

In Gegenden mit hartem Wasser ist es daher ratsam, dass Perlatoren (im Wasserhahn eingebaute „Siebe", die den Strahl „voll" werden lassen) regelmäßig entkalkt werden oder aber durch sog. Strahlregler, die weniger anfällig für Verkalkungen sind, ersetzt werden. Auf eine regelmäßige Entkalkung ist auch bei den Duscharmaturen zu achten. Hier genügt meist schon ein Blick auf den Brausekopf. Sind die kleinen Öffnungen mit Krusten umgeben, und werden Wasserstrahlen nach der Seite abgelenkt, ist die Entkalkung dringend erforderlich.

Spezieller Pflegehinweis: Wird der Sanitärbereich von mehreren Heimbewohnern benutzt, und leidet eine der Personen an Dornwarzen oder einer Fußpilzinfektion, muss eine Desinfektion erfolgen. Dies gilt v. a. für den Fußboden des Sanitärbereichs, das Duschbecken und die Badewanne.

Stückseifen sind oft keimbelastet

Die von älteren Menschen häufig bevorzugten Stückseifen können trotz ihrer reinigenden Wirkung keimbelastet sein. Dies ist von Relevanz, wenn ein mit multiresistenten Keimen besiedelter oder infizierter Bewohner die Seife gemeinsam mit anderen Heimbewohnern benutzt. Nach Abschluss der Dekontamination bzw. Sanierung sollte daher auch die Seife ausgetauscht werden.

5.3.3 Toiletten

Toilettenbereich – größtes Keimspektrum im Wohnbereich

Im Toilettenbereich – v. a. in Toilettenbecken und deren unmittelbarer Umgebung – finden sich das größte Keimspektrum und die höchsten Keimzahlen im gesamten Wohnbereich. Die Betätigung der Spülung bei offenem Toilettendeckel setzt vor allem bei sog. „Flachspülern" (Toiletten mit flachem Becken) beachtliche Mengen an Darmbakterien frei. Durch den Wasserstoß werden mit Aerosol oder sichtbaren Wassertropfen Bakterien aus dem Becken herausgeschleudert, die sich durch Aerosolablagerung in der Umgebung niederlassen. Spuren von Urin und Kot erhöhen zudem die Keimzahl.

Der routinemäßige Einsatz von **Desinfektionsmitteln** kann auf die **öffentlichen** (auch von Besuchern genutzten) **Toilettenanlagen** beschränkt werden. In Gegenden mit kalkhaltigem Wasser empfiehlt es sich, die Sanitäreinrichtungen regelmäßig zu entkalken, hierzu ist ein sauerer Sanitärreiniger geeignet.
Nasszellen, die von den **gleichen Bewohnern** genutzt werden, können mit herkömmlichen **Sanitärreinigern** gesäubert werden. Hier ist die **Desinfektion** nur im Falle einer **Infektion,** z. B. einer Salmonellose, erforderlich. Erreger von Harnwegsinfektionen machen in der Regel keine Desinfektionsmaßnahmen erforderlich. Bei anderen Krankheitserregern kann die Desinfektion im Einzelfall angeordnet werden.
Der Rahmenhygieneplan verschiedener Bundesländer empfiehlt in **Doppelzimmern** eine routinemäßige **Desinfektion** der **Nasszelle.**

5.3.4 Durchführung der Reinigung aus hygienischer Sicht

Das R-Prinzip der Reinigung: richtige Reihenfolge

In den Zimmern der Bewohner oder Betreuten werden zunächst die **Oberflächenarbeiten** durchgeführt. Hierzu werden mit Wasser und Reinigungsmittel Getränkerückstände, z. B. Ränder von Kaffeetassen und Speisereste sowie Krümel entfernt.
In Zimmern mit entsprechend disponierten Bewohnern empfiehlt sich die Inspektion der Möbel (Angehörige oder Betreuer befragen und Erlaubnis einholen), da manche Bewohner Lebensmittel in Schubladen horten. Werden **verdorbene** oder **verschimmelte Lebensmittel** gefunden, reicht es nach der Entfernung meist aus, die betroffene **Schublade** zu **reinigen,** bei Abwehrgeschwächten desinfizierend auszuwischen.

Richtige Reinigungsutensilien und ...

Die **Fußbodenreinigung** wird mit Wischmopps und Reinigungslösung oder ölgetränkten Tüchern oder Mikrofasertücher und -mopps durchgeführt. Es findet jedoch nur eine mäßige Keimreduktion und keine relevante Keimabtötung statt.
Glatte Bodenbeläge wie PVC oder Linoleum können ohne größeren Aufwand vollständig gezielt desinfiziert werden.
Teppiche werden alle ein bis zwei Tage gesaugt, Flecken sollten entfernt werden. Eine gezielte Desinfektion, z. B. mit gebrauchsfer-

tigen alkoholischen Flächendesinfektionsmitteln ist nur erforderlich, wenn Erbrochenes, Urin oder Kot auf den Teppich gelangt sind. Wegen der fettlösenden Eigenschaft der Alkohole und der schnellen Einwirkzeit ist diese Präparategruppe nach der Grobreinigung für diesen Zweck am besten geeignet (Herstellerhinweise beachten!).

Merke: Aus mikrobiologischer Sicht enthält Kot die meisten Keime, gefolgt von Erbrochenem und Urin (ohne Harnwegsinfekt).

Grobe Verunreinigungen werden zunächst mit Einmaltüchern aufgenommen (Handschuhe tragen!) Das Präparat wird danach satt aufgesprüht bzw. die Fasern getränkt. Nach Ablauf der Einwirkzeit wird mit einem stabilen, sauberen Wischtuch nachgewischt, das anschließend in die Schmutzwäsche gegeben wird. Eine Fleckentfernung kann sich anschließen, wobei – v. a. bei Kot – von überlebenden Keimen auszugehen ist.
Nach Beendigung der Arbeiten im Zimmer wird der **Sanitärbereich** mit einem anderen, frischen Tuch gereinigt. Dabei ist so vorzugehen, dass zunächst die Ablage, dann die Wasserarmatur, das Becken und zuletzt der Ausguss mit demselben Tuch gereinigt werden. Anschließend wird es zur Aufbereitung abgelegt.
Abschließend erfolgt die Reinigung der **Toilette.** Hierbei werden zunächst sichtbare Verunreinigungen mit einem desinfektionsmittelgetränkten Einmaltuch entfernt. Dann wird in dieser Reihenfolge gereinigt bzw. desinfiziert:

1. der Spülkasten mit dem Abzugshebel,
2. der Toilettendeckel außen,
3. die Toilettenbrille oben,
4. das Äußere des Toilettenbeckens,
5. unter der Brille,
6. die Unterseite des Toilettendeckels,
7. das Innere des Toilettenbeckens.

Auch dieses Wischtuch wird zur Aufbereitung abgelegt. Abschließend erfolgt die Reinigung, falls erforderlich die Desinfektion des Fußbodens.
In Wohneinrichtungen für rüstige ältere Menschen und Einrichtungen mit überwiegend gesunden Bewohnern kann das Inventar- und Sanitärtuch für mehrere Zimmer benutzt werden. Das Toilettenwischtuch sollte jedes Mal ausgetauscht werden. Man sollte sich darüber klar sein, dass die Keimzahl im Wischtuch mit jedem Einsatz steigt.

Merke: Bei abwehrgeschwächten Heimbewohnern und Patienten mit Wunden und ausgedehnten Hauterkrankungen sollten stets frische Wischtücher verwendet werden. Bestehen Wundinfektionen, sind die Tücher nach Abschluss der Reinigungsarbeiten aufzubereiten.

Nachbereitung

... richtig richten (für den nächsten Einsatz)

Wischmopps und -tücher werden in Pflegeeinrichtungen, v. a. bei Ausbrüchen von Gastroenteritis u. ä. zur desinfizierenden Wäsche (60 °C plus desinfizierendes Waschmittel oder 90 °C mit entsprechender Haltezeit) gegeben. Ansonsten ist in Wohnanlagen auch eine 60 °C-Wäsche mit handelsüblichen Waschmitteln ausreichend. Nach der Wäsche ist darauf zu achten, dass die Wischmopps und -tücher vollständig trocknen.
Feucht gelagerte Reinigungsutensilien können, ausgehend v. a. von Wasserkeimen, über Nacht mit einer großen Keimzahl besiedelt werden. In diesem Fall führt ihr Einsatz i. d. R. zu einem bakteriologisch schlechteren Ergebnis, als dies vor der Reinigung der Fall war (☞ Abb. 13). Die übrigen Reinigungsutensilien werden abgewischt, gesäubert und anschließend gleichfalls getrocknet.

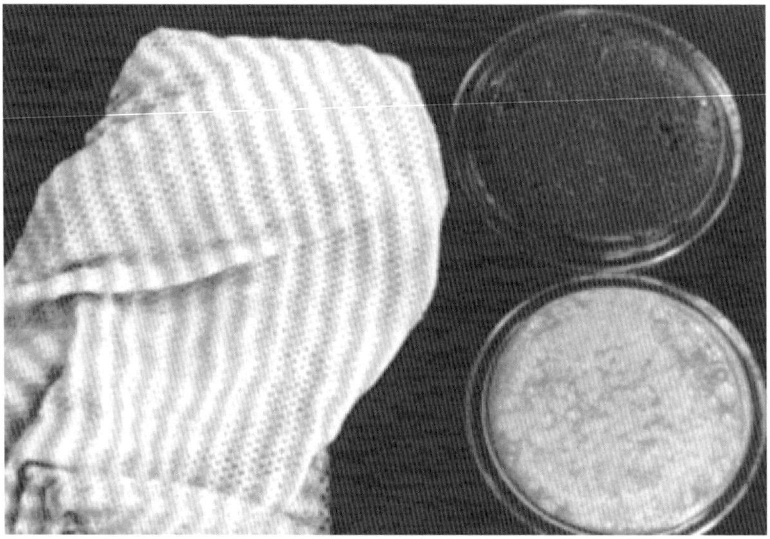

Abb. 13: Spültuch aus einer Küche: Die rechts angeordneten Abklatschplatten zeigen, dass das Wischtuch keineswegs so sauber ist, wie man nach dem rein optischen Eindruck vermuten könnte. Das stark verkeimte Tuch hätte Wasserkeime auf allen Arbeitsflächen verteilt.

Dokumentation

Dokumentation gegen Vergessen

Die **täglich** durchgeführten **Arbeiten** sollten – wenn überhaupt – **summarisch** und nicht allzu detailliert **dokumentiert** werden. Hygienebeauftragte können sich vom Reinigungserfolg mittels sensorischer Überprüfung, ggf. auch durch Abklatschuntersuchungen überzeugen. Die Dokumentation, ggf. verbunden mit einer Checkliste zur genauen Durchführung, ist für Reinigungsabläufe sinnvoll, die nicht so häufig erforderlich sind, z. B. die Zimmeraufbereitung vor **Neubezug.** Auch über einen längeren Zeitraum durchzuführende Reinigungsleistungen, wie z. B. die **quartalsweise Reinigung von Lagerungsschränken,** sollten dokumentiert werden.

5.4 Grundlagen der Desinfektion

Wenn Keimabtötung obligat ist

Mit der Reinigung kann eine Keimreduktion von etwa 80 % erreicht werden. Die Desinfektion leistet in der Laborprüfung mindestens 99,999 % Keimreduktion. In der Praxis werden meist mindestens drei Reduktionsfaktorstufen erreicht.

Merke: In Altenpflegeeinrichtungen sollte so wenig wie möglich desinfiziert werden. Wird die Desinfektion dennoch eingesetzt, muss sie effektiv sein. Voraussetzung ist die richtige **Desinfektionstechnik.**

„ABC" der Desinfektion

Ansetzen der Desinfektionslösung

Wichtig – korrekte Dosierung

Zubereitung der Desinfektionsmittellösung aus kaltem Wasser und Desinfektionsmittelkonzentrat. Die **korrekte Dosierung** ist zu beachten! Dies ist nur durch Verwendung von **Dosiertabellen** und **Dosierhilfen** (Messbecher, Dosierpumpen, dezentrale Dosierautomaten) zu erreichen.

Desinfizieren

Keime von Oberflächen entfernen und dabei abtöten. Zurückbleibende Keime dürfen keine Infektion mehr auslösen können.

Desinfizierend reinigen

Gegenstände werden mit geeigneten Desinfektionsreinigern durch Nassreinigung oder Nassscheuern gleichzeitig gereinigt und desinfiziert. Die meisten Desinfektionsmittel haben eine gute Reinigungswirkung, so dass zusätzliche Reiniger nicht benötigt werden.

Einwirkzeit

Routinedesinfektion: Beendet, wenn Fläche trocken

Die Einwirkzeit, die Hersteller und die Liste des VAH (Verbund für angewandte Hygiene e. V.) i. Abh. v. der Desinfektionsmittelkonzentration angeben, ist die **Zeit,** in der die **volle Desinfektionswirkung** eintritt. Sie muss bei der **Schlussdesinfektion** eingehalten werden, bevor der Raum wieder betreten wird, bei der **routinemäßigen** (laufenden) oder **Unterhaltsdesinfektion** nicht. Dies ist dadurch zu erklären, dass der größte Teil der Keime bereits innerhalb relativ kurzer Zeit entfernt und abgetötet wird (☞ Abb. 14).

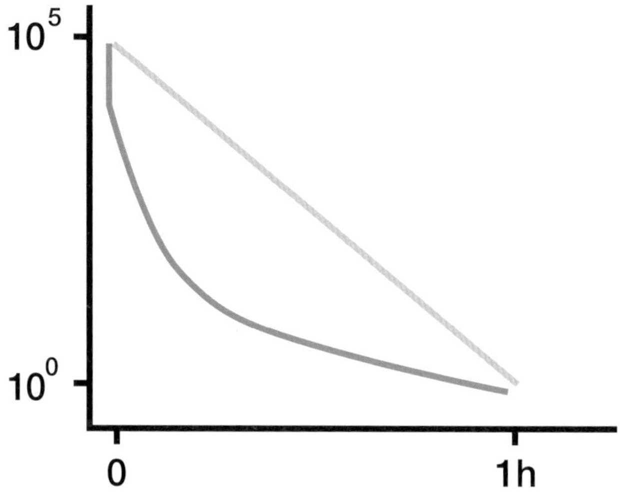

Abb. 14: Schematische Darstellung der Keimreduktion während eines Desinfektionsprozesses: Die Kurven zeigen den ideellen Verlauf (hellgrau) und den tatsächlichen Verlauf (dunkelgrau) der Keimreduktion bei der Desinfektion. Zuerst wird eine Keimreduktion durch das Wischen erzielt, dann beginnt das Desinfektionsmittel zu wirken. Dabei wird initial eine raschere Wirkung erreicht. Nach einer Stunde ist bei dieser Laborsimulation eine Keimreduktion um 5 Zehnerpotenzen erreicht.

Flächendesinfektion

Ausbringen von Desinfektionsmittel auf saubere Flächen mit geeignetem Wischverfahren. Die Desinfektion kann durch **Nasswischen** mit **Desinfektionsmittellösung** oder vorab **getränkten** und verpackten **Wischmopps** erfolgen. Ein Feuchtfilm bleibt auf den Flächen zurück und trocknet ein. Sprühdesinfektion ist zu vermeiden und allenfalls in Kombination mit Nachwischen zulässig, sonst muss mit unvollständiger Benetzung der Fläche gerechnet werden (☞ Abb. 15). Einzig Bereiche, die nicht anders erreicht werden können, sollten durch reine Sprühdesinfektion in der Keimlast reduziert werden.

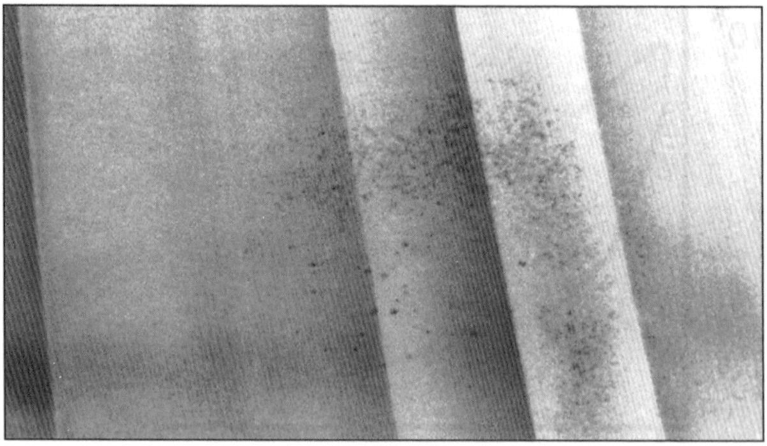

Abb. 15: Sprühdesinfektion: Im Bereich der dunklen Flecken befindet sich viel Desinfektionsmittel. Wie man sieht, sind selbst im Hauptsprühstoß helle Zonen. Hier hätten eventuell Keime überlebt.

Laufende Desinfektion

☞ „Routinedesinfektion".

Remanenz

Auch nach Abtrocknen des Desinfektionsmittels aufgebrachte Keime werden noch eine gewisse Zeit abgetötet, jedoch ist, wenn Desinfektionsstandard gewünscht wird, eine tägliche Desinfektion notwendig.

Routinedesinfektion

Mit ihr soll eine Keimverschleppung durch potenziell infektiöse Bewohner bzw. Patienten in der Einrichtung vermieden werden. Sie erstreckt sich auf alle möglicherweise kontaminierten Gegenstände, insbesondere im unmittelbaren Aufenthaltsbereich.

> **Spezieller Hinweis:** Schutzkleidung für das Reinigungspersonal ist i. Abh. v. Erreger zu erwägen!

Scheuer-Wisch-Desinfektion (SWD)

Routinedesinfektion und Schlussdesinfektion durch Ausbringen von Desinfektionsmittellösungen. Ein Feuchtfilm, der antrocknen muss, bleibt zurück.

Schutzkleidung

☞ Kapitel 5.1.

Sprühdesinfektion

Sprühdesinfektion ist seit 2011 nicht mehr zulässig. Daher sollten Sprühköpfe nicht mehr eingesetzt und durch andere Auslässe ersetzt werden. Sinn machte die Sprühdesinfektion alleine sowieso nie (☞ Abb. 15). Eine Alternative bieten Tuchrollen in Trommeln, die mit dem gewohnten Desinfektionsmittel befüllt werden können und dann eine Standzeit von ca. 4 Wochen haben (Herstellerangaben!). Die Tücher können einzeln entnommen werden.

Unterhaltsdesinfektion

☞ „Routinedesinfektion".

Vorbeugende (prophylaktische) oder routinemäßige Desinfektion

Die routinemäßige Desinfektion wird im Allgemeinen mit der täglichen Hausreinigung verbunden und betrifft Pflegeeinrichtungen nur auf Anordnung oder in definierten Bereichen wie öffentliche Toiletten und Hauptküche.

Schlussdesinfektion

Alles Desinfizierbare desinfizieren

Die Schlussdesinfektion erfolgt in Zimmern von Heimbewohnern mit Besiedlung oder Erkrankung, wenn der Betroffene nachweislich keine potenziellen Krankheitserreger oder multiresistente Erreger mehr abgibt, bzw. wenn er verlegt wurde oder gestorben ist. Die Schlussdesinfektion erstreckt sich auf alle **Oberflächen** und **Gegenstände** im **Zimmer** und der **Nasszelle,** die mit Krankheitserregern kontaminiert sind bzw. sein könnten. Dazu gehören auch die **Vorhänge,** die gewaschen werden, der **Duschvorhang** und das **Innere von Möbeln,** die häufig offen standen oder häufig geöffnet werden mussten. Außerdem müssen sämtliche **Pflegeutensilien** geeignet desinfiziert werden. **Salben- und Kosmetikreste** werden verworfen.

5.5 Desinfektionsmittel auswählen

Sicherheit durch Zertifikat

Das Angebot ist in Deutschland mittlerweile sehr breit. Desinfektionsmittellisten erleichtern die Auswahl geeigneter Präparate.

Merke: Generell gilt: Nur Präparate aus den jeweiligen Listen, die ein Zertifikat besitzen, dürfen eingesetzt werden.

5.5.1 Desinfektionsmittellisten

Folgende Listen stehen zur Verfügung:

Übersicht 8: Desinfektionsmittellisten

Liste des VAH (Verbund für angewandte Hygiene e. V.), früher DGHM – Liste der Deutschen Gesellschaft für Hygiene und Mikrobiologie
Diese Liste enthält Hände-, Instrumenten- und Flächendesinfektionsmittel für die Routinedesinfektion im Alltag. Sie gibt auch Auskunft über die Wirkung auf behüllte (begrenzte Viruzidie) und unbehüllte (Viruzidie) Viren. (Die Liste ist erhältlich beim mhp-Verlag, Wiesbaden). Firmenrepräsentanten, die Produkte ihres Herstellers vorstellen, sollten ein VAH-Zertifikat vorlegen können. Allerdings gibt es mittlerweile Europäische Normen zur Desinfektionsmittelprüfung (DIN EN 1040, DIN EN 1275). Können zwei unabhängige Gutachten über eine bestandene Prüfung vorgelegt werden, ist der Gebrauch gleichfalls rechtlich zulässig.

RKI – Liste des Robert Koch-Instituts
Diese Liste beinhaltet Mittel für amtsärztlich angeordnete Desinfektionen und muss nur bei diesen angewendet werden. Sie enthält auch Präparate für die Desinfektion von Wäsche, Auswurf,

Stuhl und Harn. Nicht alle Präparate der VAH-Liste sind hier gelistet.

DVG – Liste der Deutschen Veterinärmedizinischen Gesellschaft
Diese Liste enthält Desinfektionsmittel für Küche und Lebensmittelverarbeitung.

„Rote Liste" – Pharmazeutische Liste
In dieser Liste sind Desinfektionsmittel erfasst, die auch Arzneimittel sind, z. B. Händedesinfektionsmittel, Mittel zur Schleimhaut- und Wunddesinfektion.

Übersicht 8: Desinfektionsmittellisten (Fortsetzung)

Wer keine Desinfektionsmittellisten hat, lässt sich vom Anbieter die entsprechenden Zertifikate vorlegen. Wichtig sind exakte Angaben zu Konzentration und Einwirkzeit, insbesondere zur Anwendung bei Viren. Darüber hinaus sind weitere grundsätzliche Fragen zu klären.

5.5.2 Auswahlkriterien für Desinfektionsmittel

Einsatzbereich

Dieser Punkt ist naturgemäß leicht festzustellen. Alle Präparate sind in ihrer Zusammensetzung für den jeweiligen Anwendungsbereich optimiert.

Fläche, Hände, Haut, Schleimhaut, Instrumente, Medizingeräte, Küche

Spektrum

Wird ein nach VAH oder DVG gelistetes Präparat gewählt, wird das in Pflegeeinrichtungen zu erwartende Erregerspektrum in der Regel abgetötet.

Bakterien, Viren, Pilze

Eiweiß- oder Seifenfehler

Vor allem der Seifenfehler ist zu beachten. Daher dürfen Desinfektionsmittel untereinander oder Desinfektionsmittel und Reiniger nicht gemischt werden, es sei denn, eine definierte Kombination ist erprobt und zugelassen.

Vorzeitige Inaktivierung durch Proteine oder Seifenbeimischung

Anwendungskonzentration und Einwirkzeit

Die Anwendungskonzentration beträgt bei einer durchschnittlichen Einwirkzeit von einer Stunde i. d. R. 0,5 %. Diese Angaben sind Empfehlungen des RKI. Eine Dosierung von 0,25 % erfordert hohe Exaktheit, höhere Konzentrationen bedeuten mehr Produktmoleküle, was bei der Betreuung von Allergikern von Bedeutung sein kann. Erregerabhängige Parameter beachten!

Geruch und Farbe

Duft- und Farbstoffe sind in aller Regel zusätzlich beigemischt und sollen die Mitarbeiter zur Nutzung animieren (Händedesinfektion) oder einen angenehmen Raumduft verbreiten (Flächendesinfektion). Grundsätzlich ist erlaubt, was gefällt. Die beiden folgenden Aspekte können jedoch beeinflusst werden.

Allergiepotenzial und biologische Abbaubarkeit

Nach diesen Aspekten sollen die Vertreter der Hersteller befragt werden. Allgemein gilt, dass echte Allergien gegen die Wirkstoffe von Desinfektionsmitteln, insbesondere der Alkohole bei der Händedesinfektion, eher selten sind. Wenn es sich aber nicht um kulmulativ-toxische Ekzeme nach Fehlanwendungen handelt, sind häufig Farb- und Geruchstoffe die Ursache. Für Einrichtungen, die Allergiker betreuen, ist daher die Anschaffung farbloser und unparfümierter Präparate zu erwägen.

Wirtschaftlichkeit

Nicht immer ist das preisgünstigste Produkt das Beste. Auf keinen Fall sollten die Produkte häufig gewechselt werden.

Beachte: Bei jedem Produktwechsel muss der Hygieneplan umgeschrieben, Aushänge müssen geändert werden. Außer den Desinfektionsplänen neben den Waschbecken gilt das auch für die Betriebsanweisungen gemäß § 14 GefStoffV. Viel Arbeit, die Geld kostet.

Bei der Beurteilung des Preises ist natürlich auch die Anwendungskonzentration zu berücksichtigen.

5.6 Wann reinigen – wann desinfizieren?

5.6.1 Einführung

Grundlagen

Wie bereits dargelegt, wird die Keimreduktion durch verschiedene Verfahren der Reinigung und Desinfektion in Reduktionsfaktoren angegeben. Ein **Reduktionsfaktor** steht dabei für etwa eine **Zehnerpotenz Keimreduktion,** d. h., er entspricht der jeweiligen **Hochzahl der wegreduzierten Keime.** Ein Beispiel hierfür gibt Tabelle 10. Für die Instruktion von Mitarbeitern sind Reduktionsfaktoren meist nicht sehr hilfreich, wenn sie nicht mit praktischen Beispielen verbunden sind. In der Tabelle sind Beispiele aufgeführt.

Unter „Reinigen“ versteht man hier das Wischen mit fettlösendem Reiniger.
In der Auflistung wurde davon ausgegangen, dass ein Fingerabdruck etwa 100 Keime auf einer glatten Fläche hinterlässt, 1 ml Speichel etwa 100 Millionen Keime enthält, 1 ml Spontanurin etwa 1.000 Keime, 1 ml Sputum bei Pneumonie etwa 100.000 Keime enthält und Stuhl 10^{12} (1.000 Milliarden) Keime pro Gramm aufweist. Diese Zahlen sind natürlich nicht absolut, sondern geben Größenordnungen wieder.
Wie in den vorherigen Kapiteln bereits dargestellt, ist die Reinigung von Flächen in Pflegeeinrichtungen völlig ausreichend. Allenfalls öffentliche Toiletten bilden die Ausnahme. Hier ist die Desinfektion zu empfehlen, besonders wenn sie neben Besuchern, Handwerkern u. a. auch von potenziell abwehrgeschwächten Bewohnern genutzt werden.

Tab. 10: Beispiele für Reduktionsfaktoren

Beispiel	Keimzahl Kontamination	Wischen Restkeime	Reinigen Restkeime	Desinfektion Restkeime
Fingerabdruck	100	10	1	0
Speicheltröpfchen	1.000	100	10	0
Urin (10 ml) ohne Harnwegsinfekt	10.000	1.000	100	0
Sputum bei Pneumonie	100.000	10.000	1.000	0–1
1 Tröpfchen Stuhl	1 Million	100.000	10.000	1–10

5.6.2 Desinfektion – Wann?

Sinnvolle Desinfektion

Die Desinfektion ist zu empfehlen, wenn

- die Ausbreitung von Infektionserregern, vor allem mit niedriger Infektionsdosis, z. B. Noro-Viren (Norwalk-ähnliche Viren), verhindert werden soll. Bei Gastroenteritis sind neben den bewohnernahen Flächen (Bettgestell, Nachtkästchen, anderes Inventar im Hauptaufenthaltsbereich) auch die Nasszellen desinfizierend zu reinigen.
- die Ausbreitung von multiresistenten Erregern, z. B. MRSA, minimiert werden soll. Die Flächen sollten trotz geringer Infektionsgefahr desinfiziert werden, um eine Rekontamination der Hände zu vermeiden. Wenn eine Sanierung läuft, ist auch hier eine Desinfektion der Nasszelle sinnvoll.
- Keime der natürlichen Flora in so hoher Anzahl vorliegen, dass der Schutz von Mitbewohnern und Personal nicht gewährleistet werden kann, zum Beispiel bei Kontamination durch Exkremente auf einer gerontopsychiatrischen Station.

- die Bewohner relativ oft mit Keimen besiedelt und darüber hinaus besonders infektionsanfällig sind, z. B. auf einer Wachkomastation mit beatmeten Bewohnern. Der Rahmenhygieneplan der Bundesländer Brandenburg, Sachsen, Sachsen-Anhalt u. a. sieht für Schwerstpflegestationen eine tägliche Routinedesinfektion vor.

5.6.3 Auswahl der Maßnahmen

Organisation

I. Abh. v. der **Situation** werden **geeignete Maßnahmen** ausgewählt und vorgegeben. Ggf. ist geeignete Schutzkleidung für das Reinigungspersonal vorzusehen. Reinigungskräfte kommen zwar mit den Bewohnern nicht direkt in Kontakt, aber Keime auf den Flächen vermögen tagelang, teilweise monatelang zu überleben.
Der **Übergang zur Desinfektion** bedeutet gleichzeitig, dass die betroffenen Zimmer am Ende des Reinigungszyklus im jeweiligen Bereich desinfiziert werden. Die **Mitteilung** und **Anordnung** der Maßnahmen erfolgt über das **interne Meldewesen** (☞ Kapitel 6.5).
Damit wird auch klar, dass einmal wöchentlich durchgeführte Desinfektionsmaßnahmen oder Desinfektion in längeren als täglichen Intervallen für Inventar, Pflegeutensilien und Flächen nicht sinnvoll sind.

> **Merke:** Als Faustformel gilt: Wenn der Reinigungsstandard ausreicht, wird gereinigt, ist Desinfektionsstandard erforderlich, wird einmal täglich oder nach Gebrauch desinfiziert.

Ausnahmen bilden nur die oben genannten Situationen. Hier wird so lange desinfiziert wie nötig und wieder zur Reinigung zurückgekehrt, wenn keine Routinedesinfektion vorgesehen ist.
Die tägliche Routinedesinfektion sollte durchgeführt werden

- in öffentlichen Toiletten,
- in Stationsbädern,
- in „unreinen“ Pflegeräumen,
- auf unreinen Seiten der Wäscherei und Küche,
- in Zimmern mit Beatmeten und Tracheostomierten,
- bei starker Belastung durch Exkremente.

5.7 Personalschulung zur Desinfektion

Die erstellten Arbeitsanweisungen werden bekannt gegeben und eine Schulung durchgeführt. Hierzu kann folgende Checkliste genutzt werden.

5.7.1 Umgang mit Desinfektionsmitteln

Wichtige Regeln im Umgang mit Desinfektionsmitteln

Im Folgenden werden die wichtigsten Regeln im Umgang mit Desinfektionsmitteln dargestellt:

- Desinfektionsmittel immer mit kaltem Wasser ansetzen.
- Wischen, nicht sprühen! Sprühdesinfektion ist seit 2011 verboten, um das Personal zu schützen. Wirkungslücken (☞ Abb. 15) gibt es so auch nicht mehr.
- Desinfektionsmittel nie mit anderen Desinfektionsmitteln oder Reinigern mischen!
- Desinfektionsmittel mittels Dosiertabelle und Dosierhilfen exakt ansetzen.
- Nach Ausbringen von Flächendesinfektionsmitteln nicht nachtrocknen.
- Wöchentliche Desinfektionsmaßnahmen, wenn ansonsten gereinigt wird, sind in aller Regel sinnlos.
- Desinfektionsmittellösung täglich frisch ansetzen, besser kleinere Mengen verwenden! (Ausnahme: Instrumentendesinfektionsbad mit geringem Eintrag).
- Wischmopps und -tücher müssen vor dem Einsatz frisch gewaschen und trocken sein, wenn erfolgreich desinfiziert werden soll.
- Nur VAH-gelistete beziehungsweise nach EN begutachtete (siehe S. 186) Desinfektionsmittel verwenden, Zertifikate vom Hersteller vorlegen lassen!
- Erregerabhängige Konzentration und Einwirkzeit beachten (manchmal sind z. B. für Hepatitis B oder Tuberkulose abweichende Konzentrationen und/oder Einwirkzeiten angegeben)!
- Desinfektionsmittelkonzentrate sind Gefahrstoffe! Sicherheitsdatenblätter und Betriebsanweisung gemäß § 14 Gefahrstoffverordnung beachten!
- Vorsicht beim Wechsel des Flächendesinfektionsmittels. Eventuell muss die Schutzbeschichtung des Fußbodens verändert werden. Dann ist eine Grundreinigung durchzuführen.

5.7.2 Wechsel des Desinfektionsmittels

Wechsel nur selten erforderlich

Eine wichtige Frage bei der Anwendung von Desinfektionsmitteln ist, ob diese routinemäßig gewechselt werden sollten. Häufig wird das Argument vorgebracht, dass ein Wechsel der Desinfektionsmittel nach einem gewissen Zeitintervall, genannt werden 3 Monate (!) bis 3 Jahre, notwendig wäre. Dies soll der **Vermeidung von Resistenzen** dienen. Die heute üblichen dezentralen Desinfektionsmittelspender, die auf Knopfdruck die Gebrauchslösung aus Konzentrat und Leitungswasser mischen und in vorgegebener Menge und Konzentration abgeben, verkeimen deutlich seltener, müssen aber mindestens einmal jährlich kontrolliert werden. Dosierhilfen für Desinfektionsmittel in Kanistern müssen in gewissen Zeitabständen gereinigt und getrocknet werden. Sie haben dann ein **äußerst geringes Verkeimungsrisiko.**

Merke: Ein routinemäßiger Wechsel des Desinfektionsmittels ist nicht erforderlich. Sollte ein Desinfektionsmittelspender verkeimen, ist nach sorgfältiger Reinigung eine Desinfektion mit höherer Konzentration oder vorübergehend mit einem anderen Präparat (Rücksprache mit Hersteller erforderlich!) zu erwägen. Anschließend kann das einrichtungsübliche Desinfektionsmittel meist weiter verwendet werden.

5.8 Wäscherei

Bei der Entsorgung und Aufbereitung von Wäsche aus Pflegeeinrichtungen werden heute verschiedene Wege beschritten. Folgende Verfahren kommen zum Einsatz:

- Die gesamte Wäsche der Einrichtung wird vollständig von einer geeigneten Wäscherei abgeholt, extern gewaschen und wieder zurückgebracht.
- Die Wäsche wird teilweise in einer externen Wäscherei, teilweise in der Einrichtung selbst gewaschen.
- Die Wäsche wird vollständig in der Einrichtung gewaschen.

5.8.1 Fremdvergabe der Wäsche

Fremdwäscherei darf nicht sortieren

Die vollständige **Fremdvergabe** der Wäscheaufbereitung hat den Vorteil, dass die Wäsche nach den Richtlinien und Normen der Hygiene gereinigt werden muss. Die Verantwortung dafür liegt beim Betreiber der Wäscherei. Dem **Personal** der Einrichtung obliegt es, die einzelnen **Wäschefraktionen korrekt** zu **sammeln.** Welche Fraktionen gesammelt und welche Behälter dafür bereitgestellt werden, gibt der Wäschereibetreiber vor.

Spezieller Hinweis: In jedem Falle ist darauf zu achten, dass die Wäsche frei von Fremdkörpern wie z. B. Kugelschreiber, Verbandscheren, Pflasterrollen oder Stuhlwindeln ist.

Gewerbliche Wäschereien müssen folgende Hygienevorgaben erfüllen:

- Kapitel 2.6 BGR 500,
- RAL – GZ 992/2 (Vorgaben des „Reichsausschuss für Lieferbedingungen" zum Thema Krankenhauswäsche, enthält Prüfbedingungen).

Diese gelten auch für die einrichtungseigene Wäscherei einer **Pflegeeinrichtung,** jedoch nicht für Leibwäsche der Bewohner oder für Wäsche von Wohnheimen, Altenwohnanlagen, betreutem Wohnen u. ä.

Nach TRBA 250 werden die Wäschefraktionen „normal“ (ohne besondere Risiken), mit Sekreten und/oder Exkreten durchtränkte Wäsche, die in einem flüssigkeitsdichten Sack transportiert werden muss, oder „infektiöse Wäsche“ von Bewohnern mit meldepflichtigen Erkrankungen unterschieden. Die Wäscherei kann aufgrund der BGR 500 auch die Wäsche von MRSA- oder MRE-Besiedelten und Infizierten separat sammeln lassen. Dies ist im Allgemeinen vertraglich geregelt.
Die beauftragte Wäscherei muss die Wäsche nicht nur mit einem geeigneten Waschverfahren waschen, sondern auch auf die **Qualität des Waschverfahrens** achten. Auf Anfragen muss die Wäscherei ein **Hygienezeugnis** vorlegen können, das jeweils nach erfolgreich bestandenen mikrobiologischen Untersuchungen **für ein Jahr** ausgestellt wird. Daher ist das **Gültigkeitsdatum** zu beachten. Darüber hinaus werden weitere Zertifikate und Qualitätszeugnisse vergeben, die sich mit der **Qualität der gewaschenen Wäsche** beschäftigen. Folgende Parameter werden untersucht:

- Reißfestigkeit nach mehreren Waschdurchgängen,
- Ver- bzw. Entfärbungen,
- sog. „Linting“ (Faserverlust der gewaschenen Wäsche),
- Waschmittelrückstände in der gewaschenen Wäsche.

Tensidrückstände jucken

Vor allem dem letzten Punkt kommt praktische Bedeutung zu. Wurde z. B. aus Sparsamkeit die Klarspülung der Wäsche zu kurz und mit zu wenig Wasser durchgeführt, verbleiben Rückstände des Waschmittels in der Wäsche. Bei Pflegepersonal und Pflegebedürftigen können diese Waschmittelrückstände zu Juckreiz und Brennen auf der Haut führen, insbesondere in körpernahen Bereichen, z. B. unter den Achseln. Entsprechend disponierte Mitarbeiter und Bewohner können allergieähnliche Hautsymptome zeigen.

Praktischer Hinweis: Generell bedeutet die vollständige externe Wäschevergabe, dass ein erhöhtes Wäschevolumen bereitgestellt werden muss, um Wasch- und Transportdauer zu überbrücken.

5.8.2 Teilweise Fremdvergabe der Wäsche

Leibwäsche kann normal gewaschen werden

Beim **Mischverfahren** wird ein Großteil der Wäsche aus der Einrichtung fremd vergeben, während ein kleiner Teil, z. B. die eigene Wäsche der Bewohner, in der Einrichtung aufbereitet wird. Teilweise ist das Wäschewaschen durch die oder mit den Bewohnern auch als therapeutisches Beschäftigungsprogramm in den Tagesablauf integriert. Die normale Leibwäsche der nicht infizierten Bewohner kann in einer haushaltsüblichen Waschmaschine mit den dort zur Verfügung stehenden Programmen und handelsüblichen Waschmitteln gewaschen werden. Für die externe Wäscherei bestimmte Wäsche wird gemäß den dortigen Vorgaben sortiert und entsprechend weitergeleitet.

5.8.3 Interne Wäscheaufbereitung

Wird die gesamte anfallende Wäsche in der Einrichtung gewaschen, so müssen Altenheime mit ausschließlich rüstigen Bewohnern, Seniorenwohnanlagen, Wohngemeinschaften für Menschen mit Einschränkungen sowie Kinder- und Jugendheime keine besonderen Auflagen erfüllen. Der herkömmliche Waschvorgang führt zur erforderlichen Keimreduktion (☞ Tab. 11).

Auch die eigene Wäscherei unterliegt der BGR 500

Handelt es sich dagegen um eine Pflegeeinrichtung mit **vorwiegend bettlägerigen Bewohnern,** so muss der Wäschereibereich in eine **reine** und eine **unreine Seite** getrennt sein. Auf der unreinen Seite muss das Personal geeignete Schutzkleidung tragen, z. B. einen Schutzkittel und ggf. Handschuhe. Die **Schutzkleidung** ist beim Verlassen der unreinen Seite abzulegen. Auf der unreinen Seite sind Speisen und Getränke untersagt.

Ist eine räumliche Trennung nicht möglich, kann eine **zeitliche Trennung** durchgeführt werden. Praktisch bedeutet das, dass die schmutzige Wäsche, ohne sie zu sortieren, in die Maschinen eingebracht wird. Während das Waschprogramm läuft, wird eine **Desinfektion der Flächen,** die mit unreiner Wäsche in Berührung kamen (Abstellflächen, Waschmaschineneingabe), durchgeführt. Danach kann die saubere Wäsche entnommen werden.

Weiterhin ist zu beachten, dass sowohl bei räumlicher als auch bei zeitlicher Trennung geeignete **Schutzkleidung** anzulegen ist.

Spezieller Pflegehinweis: Auch bei eigener Wäscherei muss die Sortierung bereits durch das Pflegepersonal erfolgen (☞ Kapitel 2.6 BGR 500). Infektiöse Wäsche muss obligat separat gesammelt werden. Hier hat sich das Aufbewahren des gesondert gekennzeichneten Textilwäschesacks in einem Kunststoffbeutel mit einer speziellen, einheitlichen Farbgebung, z. B. gelb, bewährt. Dieser Kunststoffsack wird bei Abgabe der Wäsche in den B-Müll (AS 18 01 04) gegeben. Infektiöse Wäsche wird in einer sog. diskontinuierlichen Trommelwaschmaschine durch ein entsprechendes, vom Robert Koch-Institut zugelassenes Waschverfahren gewaschen. Die Mitarbeiter, die infektiöse Wäsche waschen, müssen besonders eingewiesen sein und über geeignete Schutzkleidung verfügen. Waschmaschine und Waschverfahren müssen wenigstens einmal jährlich überprüft werden und entsprechende Hygieneuntersuchungen zur Feststellung des Hygienestandards durchgeführt werden.

Tab. 11: Darstellung der Keimentfernung und Keimabtötung bei unterschiedlichen Waschverfahren

Verfahren	Keimentfernung	Keimabtötung
Spülen mit kaltem Wasser	+	Ø
30 °C-Wäsche	++	(+)
60 °C-Wäsche	+++	+/++
90 °C-Wäsche	+++	+++

Erläuterung:
30 °C-Wäsche sorgt durch Entfernung von Hautfett und Hautschuppen für eine **Keimreduktion** auf der Wäsche, eine Abtötung dieser Keime in der Waschflotte findet jedoch nicht sicher statt. Bei der **60 °C-Wäsche** stirbt ein Teil der Keime ab, die Thermoresistenteren können jedoch überleben, während die **90 °C-Wäsche** den Anspruch **„Thermodesinfektion"** erfüllt, wenn die Einwirkzeit ausreichend lang ist.
Bei diesen Beispielen wurde davon ausgegangen, dass bei der 60 °C- bzw. 90 °C-Wäsche keine speziell desinfizierenden Waschmittel verwendet wurden, sondern einfache reinigende Waschmittel.

5.8.4 Wäschelogistik

Behältnisse

Zum Transport verwendete **Behältnisse** müssen ausreichend keimdicht sein. Diese Forderung ist durch textile Wäschesäcke oder mit Textilien bespannte Metallkäfigbehälter erfüllt. Bei Gefahr der Durchfeuchtung ist ein zusätzlicher Plastiksack oder ein glatter, gut zu reinigender oder zu desinfizierender Kunststoff- oder Metallbehälter einzusetzen.
Wagen, die besser desinfizierend gereinigt werden, können anschließend zum Transport der sauberen Wäsche verwendet werden.

5.9 Küche

5.9.1 Infektionskrankheiten aus der Küche

Keime lieben Lebensmittel

Durch Lebensmittel übertragene Erreger stellen nach wie vor ein weltweites Problem dar. In Deutschland werden jährlich immer noch über 120.000 Fälle der infektiösen Enteritis v. a. durch Salmonellen, Campylobacter und darmpathogene Varianten von Escherichia coli gemeldet. Hinzu kommt eine wahrscheinlich beträchtliche Dunkelziffer.
Lebensmittelvergiftungen werden meist durch Speisen, die von den Bewohnern selbst zubereitet werden, durch andere unter Haushaltsbedingungen hergestellte und/oder unsachgemäß gelagerte Lebensmittel hervorgerufen.

> **Vorsicht:** Bei der **Gemeinschaftsverpflegung** in **Pflegeeinrichtungen** ist besondere Vorsicht geboten, da bei Kranken, älteren Menschen und Kindern die Infektionsdosis für Enteritiserreger deutlich niedriger ist als bei Gesunden.

Nach ihrer Ursache werden unterschieden:
Lebensmittelintoxikationen (-vergiftungen) und **Lebensmittelinfektionen** (☞ Kapitel 4.7.9.3).

Eine dritte Gruppe sind **Infektionen, die durch Lebensmittel übertragen werden,** jedoch keine oder unbedeutende Darmbeschwerden auslösen. Der **Darm** dient als Eintrittspforte für Erreger, die andere Organe befallen.

5.9.2 Hygiene und Qualitätssicherung in der Küche

Qualitätsmanagement vorgeschrieben

Die Küche ist ein höchst hygienerelevanter Bereich der Einrichtung. Sie unterliegt jedoch einem anderen Rechtsgebäude als die anderen Bereiche. Die Grundlagen sind im **Lebensmittel-, Bedarfsgegenstände- und Futtermittelgesetzbuch** (**LFGB**) festgeschrieben und werden durch die europäische (EG 852/2004) und die deutsche **Lebensmittelhygieneverordnung** (**LMHV**) ergänzt. Die Verantwortung für die Vorgänge der Küche trägt die Küchenleitung. Hygienebeauftragte können die Küchenleitung jedoch beraten und ihr bei der Durchführung der erforderlichen Maßnahmen Unterstützung gewähren. Das vom Europäischen Rat empfohlene **HACCP-Qualitätssicherungssystem** ist Gesetz. Die fünf Buchstaben stehen für:

HACCP

Hazard	Gefahr, Risiko, hier speziell: Gesundheitsrisiko
Analysis	Einschätzung, Bewertung
Critical	Für die gesundheitliche Unbedenklichkeit und Verkehrsfähigkeit kritische Einflüsse auf das Lebensmittel
Control	Unter Kontrolle bringen, beherrschen (vermeiden, ausschalten, begrenzen)
Point	Punkt im Ablauf des Produktionsprozesses mit Einfluss auf gesundheitliche Unbedenklichkeit des Lebensmittels

Vereinfacht gesagt geht es darum, **kritische Kontrollpunkte** (**KKP**) zu ermitteln. Diese repräsentieren Phasen des Herstellungsprozesses, bei denen **Lebensmittel biologisch** (durch Mikroorganismen, vor allem Bakterien und Pilze), **physikalisch** (Fremdkörper wie Glassplitter, Schrauben, Verpackungsmaterial und Temperatur) oder **chemisch** (Reinigungs- und Desinfektionsmittel, Rost, Korrosion) **verdorben** werden können.

Fragen

Gut definierte KKP beantworten folgende Fragen:

- Risikobewertung (Welche Risiken bestehen an diesem Punkt für das Lebensmittel?)
- Maßnahmen der Vermeidung (Wie kann das Risiko minimiert werden?)
- Prüfungsverfahren (Wie stelle ich fest, dass ein Problem aufgetreten ist, wie messe ich, ob alles in Ordnung ist?)
- Maßnahmen bei Abweichung (Was mache ich, wenn etwas nicht in Ordnung ist?)
- Sicherstellen, dass auffällige Lebensmittel nicht ausgegeben werden bzw. Festlegen von weiteren Prüfverfahren, ob eine Ausgabe doch noch möglich ist.

Um die KKP ausmachen zu können, muss der Weg des Lebensmittels in der Küche überprüft werden.

Lebensmittel

Anlieferung
- Beschaffenheit des Lebensmittels (sensorische Prüfung)
- Kühlkette (unterbrochen?) Bei Tiefkühlware Fahrzeugtemperatur stichprobenartig kontrollieren.
- Verpackung (intakt?) Überprüfung des Mindesthaltbarkeits- bzw. Verfalldatums
- Schädlinge (z. B. Insekten in Gemüselieferung)

↓

Lagerung
- Lagerungstemperatur
- Zeit („First in – First out", Höchstlagerdauer, Mindesthaltbarkeitsdaten und Verfallsdaten)
- Umgebung (z. B. keine gemeinsame Lagerung von Gemüse und Milchprodukten)

↓

Vorbereitung
- Verkeimung kontrollieren (Fleisch, Wurstware, Fisch, Geflügel (auch tiefgefroren), erdbehaftete Lebensmittel)
- Putzen (Gemüse, Kartoffeln schälen)
- Auftauen (Auftauwasser kann kontaminiert sein, z. B. Geflügel mit Salmonellen)
- Zuschneiden, Zerkleinern der Nahrungsmittel

↓

Zwischenlagerung der Vorprodukte
- Temperatur
- Zeit
- Umgebung (Kreuzkontamination vermeiden)

↓

Zubereitung
- Temperatur (Gartemperatur)
- Zeit (Garzeit)

↓

Portionierung
- Temperatur (ca. 80 °C bei warmen Speisen)
- Zeit (möglichst kurze Arbeitsabläufe)

↓

Zwischenlagerung (bis zur Ausgabe/zum Transport)
- Thermobehälter
- Kühlen (Nachtisch, Aufschnitt)

↓

Ausgabe
- Transportwagen, -gefäße
- Endverbraucher (Temperatur)

Mit der Ausgabe (entweder in die Wohnbereiche oder im Speisesaal) endet in aller Regel die Verantwortung der Küchenleitung. Die Lebensmittel sind aber noch nicht bei allen Bewohnern angekommen. Der Transport und der Umgang mit Lebensmitteln in den Wohnbereichen oder Stationen (Lebensmittellogistik ☞ Kapitel 4, Hygieneplanpunkt 11) und die Ausgabe an Heimbewohner bzw. Pflegebedürftige, die nicht im Speisesaal essen können, muss im Hygieneplan geregelt werden und fällt in den unmittelbaren Bereich der Hygienebeauftragten. Auch in diesen Bereichen findet eine Zwischenlagerung von Lebensmitteln statt, die u. U., z. B. wenn der Pflegebedürftige nicht sofort essen kann oder will, relativ lange dauert.

Weitere Inhalte des HACCP

Vorgeschriebene Kleidung

Die Definition von Kontrollpunkten ist ein wichtiger Schritt. Genau wie beim Hygienemanagement gehört zum HACCP zudem ein Dokument „Personalhygiene", in dem die Kleidung des Personals festgelegt wird.

Diese besteht bspw. aus

- einer Kopfbedeckung (Haube, Baseball-Cap bzw. Kochmütze),
- einer Jacke oder einem Kittel,
- einer Hose (für männliche und weibliche Mitarbeiter),
- geschlossenen Schuhen oder Schuhen mit Fersenhalt, deren Sohlen flüssigkeitsdicht sind und in Verbindung mit dem vorschriftsmäßigen Fußbodenbelag auch bei Feuchtigkeit und Nässe das Risiko des Ausrutschens minimieren.

Ergänzend müssen – je nach Einsatzort – getragen werden:

- Einweghandschuhe (Verpackung oder Sortieren per Hand, Abwiegen mit der Hand, Portionieren),
- Schürze, flüssigkeitsdicht (Gemüseputzen, andere Arbeiten auf der unreinen Seite, Durchfeuchtungsgefahr),
- bei längerem Aufenthalt im Tiefkühlbereich: Kälteschutzjacke, vom Material her gut zu desinfizieren.

Ergänzende Schutzkleidung schützt nicht nur Lebensmittel vor **mikrobiologischer Belastung,** sondern auch die Mitarbeiter vor **haut- und schleimhautreizenden Einflüssen** wie Hitze, Fett, Gewürzen und damit vor Verletzungen und möglicher Allergiebildung. Sie muss von Material und Schnitt so beschaffen sein, dass sie diesen Anforderungen genügt. Die Farbe zumindest der Oberbekleidung muss weiß oder hell sein, um mögliche Verunreinigungen schnell erkennen zu können. Hosen können weiß oder farbig gemustert sein (traditionelle Schutzhosen). Die Schutzkleidung muss sauber sein und darf außerhalb der Küche nicht getragen werden.
Zur HACCP gehören darüber hinaus **Arbeitsanweisungen** zur **Reinigung der Küche,** aber auch einzelner **Küchengeräte.** Wie im Reinigungs- und Desinfektionsplan sind die fünf Fragen (was, wie, wann, womit und wer) zu beantworten.

> **Merke:** Wichtig ist der Hinweis, dass keine betriebsfremde Nutzung (z. B. Lagerung von Gegenständen) in der Küche stattfinden darf und sich auch keine betriebsfremden Personen (Fahrer, Lieferanten, Pflegepersonal, Bewohner) in der Küche aufhalten dürfen.

Zu öffnende Fenster im Küchenbereich – auch in Wohnbereichsküchen – sind mit Insektengittern zu versehen. Die Lüftungsschächte müssen staubfrei und sauber sein. Ferner sind im sog. **Betriebshandbuch nach der Lebensmittelhygieneverordnung** die Dokumentationen aufzubewahren (arbeitstägliche Überprüfung der Kühlschränke, Tiefkühleinrichtungen, Reinigung, Desinfektion etc.) sowie die Personalschulungsunterlagen.

Betriebshandbuch

In einem eigenen Ordner oder im Betriebshandbuch können Kopien der Gesundheitszeugnisse respektive Belehrungen und Wiederbelehrungen nach § 43 Infektionsschutzgesetz aufbewahrt werden. Die Originale befinden sich zweckmäßigerweise in den Personalakten der Mitarbeiter und müssen diesen, wenn sie sie für einen anderen Zweck, z. B. ein Vereinsfest, benötigen, mitgegeben werden. In einigen Landkreisen wird gefordert, dass es sich um beglaubigte Kopien handelt, in der Regel reichen jedoch einfache Kopien aus.
Zur Schädlingskontrolle muss quartalsweise eine sog. Befallskontrolle durchgeführt werden. Hierbei werden Köder ausgelegt, die einen Nachweis der Schädlinge ermöglichen. Werden Schädlinge festgestellt, sollten Bekämpfungsmaßnahmen ausschließlich Fachleuten überlassen werden.

Personalschulungen

Jährliche Pflichtschulungen

Für Küchenpersonal sind mindestens zwei jährliche Schulungen Pflicht. Zum einen ist es die **Schulung gemäß der Lebensmittelhygieneverordnung,** bei der allgemeine Hygienethemen (z. B. Händehygiene, korrekte Schutzkleidung, Reinigung von Flächen ...) geschult werden. Die zweite Pflichtschulung ist die **Wiederbelehrung gemäß § 43 Infektionsschutzgesetz.** Die Textvorlage zu dieser Belehrung ist beim Gesundheitsamt erhältlich und kann durch Foliensätze, z. B. vom Landesgesundheitsamt Baden-Württemberg oder kommerziellen Herstellern etwas eindrucksvoller präsentiert werden.
Darüber hinaus können Mitarbeiter durch kurz gefasste Aushänge an wesentliche Aspekte der Küchenhygiene erinnert werden. Nachfolgend ist ein Muster für einen Aushang mit der Überschrift „Die 12 Gebote in der Küchenhygiene“ angefügt. Er kann von dem Hygienebeauftragten auf die Bedürfnisse der Pflegeeinrichtung ausgerichtet umgeschrieben werden.

Beispiel für einen Aushang in der Küche

Zwölf Gebote der Küchenhygiene

1. In der Küche nur die bereitgestellte Schutzkleidung tragen. Hierzu gehört auch die Kopfbedeckung!
2. Schmuck (Ringe, Uhren, Armbänder, lange Halsketten) nicht mit in die Küche nehmen. Künstliche Fingernägel sind gleichfalls ungeeignet.
3. Hände desinfizieren
   - nach dem Wachen der Hände bei Arbeitsbeginn,
   - bei Tätigkeitswechsel (besonders beim Wechsel von unreiner auf die reine Seite),
   - nach dem Händewaschen bei einem Toilettenbesuch.
4. Nicht infizierte Handverletzungen wasserdicht verbinden (z. B. mit Pflaster, Fingerling) oder Handschuhe tragen.
5. Hinweise auf Infektionskrankheiten (z. B. Durchfall, Erkältungen, Husten mit Auswurf, infizierte Wunden) der Küchenleitung oder dem Betriebsarzt melden! Auch Hepatitisverdacht und Ausscheiderstatus!
6. Reine und unreine Arbeiten trennen!
   Unrein:
   - Putzen von Gemüse und Salat, Kartoffeln schälen, rohes Fleisch schneiden, Entfernen von Transportverpackungen,
   - Abräumen von Speiseresten, Spülen.

   Rein:
   - Garen, Kaltrühren, Portionieren, Essensausgabe,
   - Lagerung von sauberem Geschirr, Lagerung der Endprodukte.
7. Fleischwaren, Milchprodukte und pflanzliche Lebensmittel getrennt lagern und zubereiten. Arbeitsflächen und Geräte regelmäßig desinfizierend reinigen. Kein rohes Hackfleisch oder Fleisch essen!
8. Speisen nach der Zubereitung rasch portionieren und umgehend in Thermobehälter geben!
9. Tiefkühlkost muss stets frisch aufgetaut werden, eventuelle Reste nur zubereitet aufheben. Lagerfristen beachten!
10. Im Spülbereich Trennung von reiner und unreiner Seite einhalten. Wenn räumlich nicht möglich, wenigstens zeitlich!
11. Maßnahmen korrekt dokumentieren. Routinemaßnahmen mit längerem Zeitintervall, z. B. Schädlingsbekämpfung, nicht vergessen!
12. Abfälle außerhalb des Küchenbereichs lagern, Speisereste möglichst schnell entsorgen lassen oder gekühlt lagern.

Begehung der Küche durch den Hygienebeauftragten

Die Küche ist eigentlich nicht primäres Einsatzgebiet des Hygienebeauftragten. Die Küchenleitung kann den Hygienebeauftragten jedoch im Sinne einer internen Qualitätssicherung um eine Begehung bitten. Folgende kleine Checkliste kann den Hygienebeauftragten bei der Vorbereitung und Durchführung der Begehung unterstützen.

Übersicht 9: Checkliste zur Küchenbegehung

1. Betriebshandbuch nach Lebensmittelhygieneverordnung
a) Arbeitsanweisungen vollständig? Für alle Geräte Reinigungsanweisungen vorhanden?
b) Dokumentation fortlaufend geführt? Kühltemperatur?
c) Personalschulungen:
- mindestens einmal jährlich abgehalten?
- ordnungsgemäß dokumentiert?
  - Wiederbelehrung IfSG,
  - Hygieneschulung EG 852/2004.

d) Kritische Kontrollpunkte für alle Produkte bekannt und dokumentiert?
e) Maßnahmen bei Überschreiten der Toleranzen niedergelegt?
f) Sofortmaßnahmen (z. B. Produktsperrung) jedem Mitarbeiter bekannt?
g) Informationsfluss gesichert?
h) Lieferanten, Zertifikate aufgelistet?
i) Schädlingskontrolle dokumentiert?

2. Kenntnis des Desinfektions- und Reinigungsplans
a) Hängen die Desinfektionspläne aus?
b) Sind die Desinfektionspläne aktuell?
c) Sind die Sicherheitsdatenblätter der Konzentrate ausgehängt?
d) Sind die Sicherheitsdatenblätter aktuell?
e) Ist bekannt, wann gereinigt und wann desinfiziert wird?

3. Personalhygiene
a) Kleidung:
- hell und sauber,
- Kopfbedeckung wird getragen,
- Handschuhe werden beim Portionieren angelegt,
- Handschuhe beim Abräumen der Speisen,
- Hand- und Unterarmschmuck wird abgelegt.

b) Internes Meldewesen (Mitarbeiter melden Erkrankungen gemäß § 43 IfSG).
c) Belehrungsnachweis gemäß §§ 42, 43 IfSG bzw. Wiederbelehrungen liegen für alle Mitarbeiter, auch solche mit Gesundheitszeugnis vor.

4. Räumlichkeiten (auch Wohnbereichs- bzw. Stationsküchen)
a) optisch sauber,
b) keine betriebsfremde Nutzung (z. B. Lagerung von Gegenständen),
c) kein Zugang für betriebsfremdes Personal (Fahrer, Lieferanten, Pflegepersonal, Betreute etc.),

Übersicht 9: Checkliste zur Küchenbegehung (Fortsetzung)

d) Inventar ist ausreichend desinfizierbar (also ohne Lackschäden, Sprünge etc.),
e) Fenster sind mit Insektengitter versehen,
f) Lüftungsschächte sind staubfrei und sauber.

5. Essenausgabe
a) Kerntemperatur wird stichprobenartig kontrolliert – Dokumentation?
b) Essensausgabe auf der Station, Zwischenlagerung von Speisen
c) Ausgabe von Speisen (Personal, Speisesaal).

6. Rücklauf Essenwagen
a) Reinigung und Desinfektion der Essenwagen, in Ordnung?
b) Umgang mit Geschirr potenziell infektiöser Bewohner/Patienten, wie geregelt?
c) Spülküche,
d) Lagerung des sauberen Geschirrs.

7. Abfallkonzept
a) Entsorgung von Speiseresten,
b) sonstige Müllfraktionen.

8. Laboruntersuchungen zur Dokumentation des Hygienestandards – regelmäßig durchgeführt?
a) Abklatschuntersuchungen zur Flächendesinfektion,
b) Abklatschuntersuchung zur Händedesinfektion,
c) Wasserproben,
d) Prozessprüfung Geschirrspülmaschine,
e) Produktprüfung Geschirr.

Befunde übersichtlich abgeheftet, chronologisch nach Daten geordnet?

5.10 Abfallkonzept

Korrekte Entsorgung

Prinzipiell besteht der erste Schritt eines guten Konzepts in der Abfallvermeidung, etwa durch Anschaffung von möglichst wenig oder umweltfreundlich verpackten Produkten und Mehrwegsystemen. Rechtsgrundlagen sind das Kreislaufwirtschafts- und Abfallgesetz, § 17 IfSG, Regelungen der Bundesländer und die LAGA-Vorgaben (siehe unten). Eine übersichtliche tabellarische Darstellung bietet Anhang 2 der TRBA/BGR 250.

Merke: Bindend ist die Einteilung in Abfallgruppen nach der **„Richtlinie über die ordnungsgemäße Entsorgung von Abfällen aus Einrichtungen des Gesundheitsdienstes" der Länderarbeitsgemeinschaft Abfall** (LAGA, 3. Auflage 2009).

Einteilung der Abfallgruppen

Abfall Gruppe A

Hausmüllähnliche Abfälle (AS 20 03 01), Wertstoffe aussortieren, Abfallschlüssel 15 01 xx, wobei xx für einzelne Untergruppen steht, z. B. 15 01 01 für Papier und Pappe. Diese erfordern keine besonderen Maßnahmen und werden, soweit nicht wiederverwertbar, über die Restmülltonne entsorgt. Speisereste in geringen Mengen, z. B. aus den Bewohnerzimmern, kommen in die Biotonne oder werden kompostiert. Gruppe A

Speisereste aus der Küche dagegen müssen gesondert gesammelt und entsorgt werden. Bei längeren Abholintervallen kann eine Kühlung der Abfälle gefordert werden.

Abfall Gruppe B

Hausmüllartige Abfälle (Abfallschlüssel 18 01 04), die mit Blut, Sekreten oder Exkrementen behaftet sind (z. B. Verbände, Spritzen, Kanülen, aber auch Stuhleinlagen, Einmalhandschuhe). Spitze Gegenstände wie Kanülen oder Skalpellklingen (Abfallschlüssel 18 01 01, außer nach Anwendung bei bestimmten Infektionen, siehe C) müssen in durchstichsicheren Behältern entsorgt werden. Werden hierzu bspw. leere Kanister von Desinfektionsmittelkonzentrat verwendet, müssen die Etiketten entsprechend beschriftet werden. B-Müll wird innerhalb der Einrichtung getrennt gesammelt und wie normaler Hausmüll entsorgt. Gruppe B

Abfall Gruppe C

Infektiöse Abfälle (Abfallschlüssel 18 01 03). Infektiöser Müll entsteht bei folgenden Krankheiten: Brucellose, Cholera, Diphtherie, Creutzfeld-Jakob-Krankheit (CJK) mit neuer Variante (bei Liquorkontamination), Lepra, Maul- und Klauenseuche, Meningitis, Milzbrand, Paratyphus A,B,C, Pest, Pocken, Poliomyelitis, Q-Fieber, Rotz, Tollwut, Tuberkulose (offen), Tularämie, Typhus, virusbedingtes hämorrhagisches Fieber. Auch entsprechende mikrobiologische Kulturen aus dem Labor gelten als infektiöser Abfall. Darüber hinaus werden mit Blut kontaminierte Abfälle von HIV-Infizierten und akut an Virushepatitis Erkrankten als infektiös angesehen. In Altenpflegeeinrichtungen fällt solcher Müll normalerweise nicht an. Wird dennoch eine solche Erkrankung diagnostiziert, kann das Gesundheitsamt die notwendigen Hinweise geben. Gruppe C

Abfall Gruppe D

Sonder- bzw. Giftmüll (Chemikalien, Zytostatika (Abfallschlüssel 18 01 08). Gruppe D

Abfall Gruppe E

Gruppe E

Organe und Körperteile, Blutkonserven, Tierkadaver.

Die Aufgabe des Hygienebeauftragten besteht darin, den Mitarbeitern das vorhandene Abfallkonzept zu erläutern.

5.11 Wasserhygiene

Trinkwasser – hohe Qualität

Die Anforderungen an Wasser sind je nach Einsatzgebiet unterschiedlich. Wasser zur Durchführung von **Inhalationen** muss **steril** sein und kann in Sterilverpackungen von verschiedenen Herstellern bezogen werden. Hier ist lediglich das Verfallsdatum und der Wechsel der Flasche bei neuen Patienten zu beachten.
Trinkwasser bzw. Wasser zum täglichen Gebrauch, also auch zum **Waschen,** muss klar und farb- sowie geschmacksneutral sein.

Beachte: Die Anforderungen an die Trinkwasserqualität wurden durch die neue Trinkwasserverordnung, die zum 01.01.2003 in Kraft getreten ist, noch einmal erhöht.

Eine Liste sog. Indikatorparameter gibt Wasserwerken bzw. -lieferanten die erforderliche Qualität vor.
Im Bereich der Hausinstallationen kann das Gesundheitsamt auch chemische Untersuchungen anordnen. Diese sind in Tabelle 13 dargestellt, wobei Probenumfang und Untersuchungsintervalle (i. d. R. einmal im Jahr) zweckmäßigerweise mit dem zuständigen Gesundheitsamt abzustimmen sind. Zur Festlegung benötigt das Gesundheitsamt Angaben über das Material des Leitungsnetzes und des Gesamtwasserverbrauchs.

Trinkbrunnen

Trinkbrunnen sind Wasserspender, in denen Bewohnern und Personal gekühltes und mit Kohlendioxid versetztes Leitungswasser oder in Flaschen bezogenes Wasser angeboten wird. Neben der Entnahme von Wasserproben nach Abstimmung mit dem Gesundheitsamt ist auf jeden Fall eine regelmäßige Reinigung der Geräte in den Reinigungsplan aufzunehmen. Schon bei der Anschaffung wird empfohlen, auf die Reinigungsmöglichkeit der wasserführenden Teile im Gerät bis hin zum Auslasshahn zu achten. Siehe hierzu auch die Empfehlung der DGKH zu Trinkbrunnen (www.dgkh.de). Zu beachten ist, dass 2006 die Getränkeschankanlagenverordnung durch die Vorgaben der EG 852/2004 ersetzt wurde. Bei der Anschaffung von Getränkespendern ist darauf zu achten, dass alle Teile gut zu reinigen und zu desinfizieren sind. Am besten wird das „Innenleben" der flüssigkeitsführenden Silikonschläuche zyklisch ausgetauscht. Der Schnuttel (Auslasshahn) sollte so geschützt sein, dass eine direkte Berührung mit den Trinkgefäßen nicht möglich ist.

Anforderungen an Wasser

Allgemeine Anforderungen an Wasser zum menschlichen Gebrauch

Parameter	Hausleitung	Trinkbrunnen
E. coli	0 in 100 ml	0 in 250 ml
coliforme Keime	0 in 100 ml	0 in 250 ml
Enterokokken	0 in 100 ml	0 in 250 ml
Pseudomonas	keine Angaben	0 in 250 ml
Koloniezahl 22 °C	100 oder weniger/ml	100 oder weniger/ml
Koloniezahl 36 °C	100 oder weniger/ml	20 oder weniger/ml
Legionellen	1 oder weniger/ml	0 in 250 ml

Tab. 12: Mikrobiologische Anforderungen

Parameter mit Grenzwert	Parameter mit Grenzwert
Antimon 0,005 mg/l Arsen 0,01 mg/l Benzo-(a)-pyren 0,00001 mg/l Blei ab 2013 0,01 mg/l Blei vorher 0,025 mg/l Cadmium 0,005 mg/l Epichlorhydrin 0,0001 mg/l	Kupfer 2 mg/l Nickel 0,02 mg/l Nitrit 0,5 mg/l Polyzyklische aromatische Kohlenwasserstoffe 0,0001 mg/l Trihalogenmethane 0,05 mg/l Vinylchlorid 0,0005 mg/l

Tab. 13: Chemische Parameter bei Hausinstallationen

Erwärmtes Wasser muss die gleichen mikrobiologischen Auflagen erfüllen. Allerdings werden die Werte hier durch **Biofilmbildung** (verschiedene Bakterien haften sich an die Rohrwand und bedecken sich mit schleimiger Substanz) manchmal nicht erreicht. Ursachen für eine Verkeimung des Warmwassers können sein:

- Totstränge (nicht mehr benutzte Leitungen mit Kontakt zum Netz),
- zu niedrige Temperatur des Wasserspeichers (< 60 °C),
- mangelnde Isolierung zwischen Kalt- und Warmwasserstrang (kaltes Wasser zu warm, warmes zu kalt),
- defekte Filter,
- Korrosion der Rohre und des Kessels,
- kontaminierte Ionenaustauscher.

Wasserassoziierte Risikokeime sind vor allem **Pseudomonas aeruginosa** und **Legionella pneumophila.** Für Legionellen gibt es eine Warngrenze. Ab ≥ 10 Legionellen/ml (1.000 KBE/100 ml) Wasser müssen geeignete Maßnahmen wie z. B. eine Thermodesinfektion durchgeführt werden. Schon bei geringeren Werten (> 100 KBE/100 ml) sollten Maßnahmen erwogen werden. Besonders bei Grenzwerten sollten wiederholte Kontrollen durchgeführt werden.

Thermodesinfektion der Leitungen

Als **Sanierungsmaßnahme** kann eine **Erhitzung des Warmwassersystems** auf ca. 70 °C durchgeführt werden. Wenn dies aufgrund der Rohrmaterialien nicht möglich ist, kann der Einbau einer Chlordioxidanlage oder einer Elektrolyseanlage zur Erzeugung von Chlorverbindungen und toxischen Sauerstoffradikalen erwogen werden. Endständige Filter sind eine steriles Wasser liefernde Alternative, deren Preis-Leistungsverhältnis sich in den letzten Jahren verbessert hat. Stillgelegte Leitungen sowie stagnierendes Wasser müssen in jedem Fall reduziert bzw. beseitigt werden. Brauseköpfe für Duschen, die sich selbst entleeren, sind sinnvoll, um eine Keimansammlung im Duschkopf zu vermeiden.

Anforderungen an Badebeckenwasser

Die Chlormenge in **Badewasser** (Schwimmbäder, Bewegungsbäder und Therapiebecken) muss exakt und möglichst automatisch dosiert werden. Gemäß DIN 19643-1 (1997) soll der Gehalt an freiem Chlor bei einem pH-Wert von 6,5–7,6 zwischen 0,3–0,6 mg/l liegen.

Durch den Eintrag organischer Substanzen ins Wasser kommt es zur Bildung flüchtiger Chlorverbindungen, sog. Trihalogenmethane. Pro Badegast werden dabei an organischem Material ca. 500 mg Hautschuppen und Schmutz, 50 ml Urin, 300 ml Schweiß und ca. 1.000.000 Bakterien angesetzt. Zudem wird Chlor durch organisches Material gebunden. Bei innen liegenden, desinfizierten Bädern darf der Anteil an gebundenem Chlor 0,2 mg/l und der Anteil an Trihalogenmethanen 0,020 mg/l nicht übersteigen. P. aeruginosa und E. coli dürfen in 100 ml, L. pneumophila in 1 ml nicht nachweisbar sein, und die Gesamtkeimzahl darf 100/ml nicht übersteigen. Bei einer funktionierenden Desinfektion können auch Patienten mit ESBL oder MRSA im Becken therapiert werden, da diese Erreger genauso chlorempfindlich sind wie die weniger resistenten Stämme.

5.12 Schädlinge: Befallskontrolle und Bekämpfung

Definition: Die Beseitigung schädlicher Lebewesen wie Insekten, Mäuse und Ratten wird als Entwesung bezeichnet.

Auf Befallszeichen achten

Die passive Bekämpfung der Schädlinge besteht im Verhindern des Zutritts (Türen geschlossen halten, Fugen verschließen) bzw. des Einfliegens („Fliegengitter"). Besonders im Küchenbereich ist das Vermeiden von Verstecken, z. B. durch Verfugen von Scheuerleisten, Abdichten von Luftschächten usw. wichtig.

Um frühzeitig einschreiten zu können, ist auf Befallszeichen zu achten. Neben sichtbaren lebenden oder toten Schädlingen können Kotspuren auf Schädlingsbefall hinweisen. Schabenkot sieht bspw. Kaffeepulver ähnlich. Neben sichtbaren **Nahrungsmittelmotten** und

Maden gibt es folgende Hinweise auf Schädlinge: Kleine Fraßlöcher in Lebensmittelverpackungen und Gespinste im Inneren deuten auf Mottenbefall hin.

Folgende Methoden sind zur Befallskontrolle geeignet:

Pheromonfallen

Die verschiedenen Fallen

Mit Duftstoffen (Sexualpheromone) werden die Schädlinge auf Klebeflächen gelockt, wo sie anhaften und gut identifiziert und gezählt werden können. Nahrungsmittelmotten können auf diese Weise besonders gut nachgewiesen werden.

Köderfallen

In Dosen vorgehaltene „Leckerbissen“ locken Schädlinge wie Schaben und Ameisen an. Sie stürzen in die Falle.
Im Küchenbereich sind geeignete Aufstellorte festzulegen. Das Ergebnis (Art und Anzahl der vorgefundenen Schädlinge) ist zu dokumentieren. Das Küchenpersonal wird dazu angehalten, verdächtige Befunde sofort zu melden und befallene Lebensmittel zu verwerfen.
Nach dem gleichen Prinzip können Schlagfallen für Ratten und Mäuse aufgestellt werden. Dies ist jedoch im gewerblichen Bereich nicht mehr zulässig. Alternativ können Fraßgifte eingesetzt und Kot gefunden werden.

Fraßgifte

Die in geeigneten Behältern angebotenen Gifte werden gefressen oder in den Bau gebracht. Sie entfalten ihre Wirkung verzögert. Betroffene Schädlinge werden hierbei allerdings meist nicht gefunden, nur der Verlust des Köders zeigt den Befall an.

Beachte: Bei Feststellung von **Schädlingsbefall** ist die Schädlingsbekämpfung durch Spezialisten durchzuführen, die mit den umfangreichen Sicherheitsregeln vertraut sind und über entsprechende Schutzkleidung verfügen. Ihre Einsätze sind an das Gesundheitsamt meldepflichtig.

Teil 4: Hygienebeauftragte in Aktion

6 Der Hygienebeauftragte vor Ort

6.1 Der erste Schritt – Kompetenzen abstecken

Position klar definieren

Frisch ausgebildete bzw. neu eingestellte Hygienebeauftragte müssen das geplante Vorgehen mit der Einrichtungsleitung, der Pflegedienstleitung und der Hauswirtschaftsleitung, ggf. auch mit der Küchenleitung abstimmen. (Zum **Status** ☞ Kapitel 1)
Die notwendige **Ist-Erfassung** gewährt Hygienebeauftragten Einblick in die Abläufe der Einrichtung und berührt verschiedene Kompetenzen der Pflegedienst- und Hauwirtschaftsleitung. Das einführende Gespräch klärt die Situation und sollte alle Beteiligten zur Mitarbeit und Unterstützung motivieren.
Bei einem ersten Treffen werden Hygienebeauftragte über die Fortbildungsinhalte berichten und die aus ihrer Sicht erforderlichen Maßnahmen vortragen. Der Aufgabenkatalog wird abgesprochen und eine Stellenbeschreibung erstellt (☞ Kapitel 3).

Wenn die Vorgehensweise geklärt ist, kann die Heimleitung den Mitarbeitern den oder die Hygienebeauftragte(n) und diese Funktion vorstellen.

Arbeitsplatzgestaltung

Spätestens jetzt sind Überlegungen zum **Arbeitsplatz des Hygienebeauftragten** zu treffen. Benötigt wird ein Schreibtisch, ein Regal für Literatur und Ordner, ein geeigneter Stuhl und ein Personalcomputer, der bei vernetzten Einrichtungen entsprechend netzfähig sein sollte. An Software empfehlen sich ein Textverarbeitungsprogramm, ein Präsentationsprogramm (z. B. Powerpoint®) und ein Tabellenkalkulationsprogramm. Sinnvoll ist ein DVD- oder CD-Brenner, um platzsparende Dokumentation und Sicherheitskopien zu ermöglichen. Ein eigenes Büro ist nicht erforderlich, jedoch sollte der Arbeitsplatz verlassen werden können, ohne dass er von anderen genutzt wird.

Postfach

Hygienebeauftragte in Pflegeeinrichtungen erhalten ein Postfach, das von allen Mitarbeitern der Einrichtung erreicht werden kann. Eingeworfene Dinge sollten nur Hygienebeauftragten zugänglich sein.
Da Hygienebeauftragte in aller Regel überwiegend Pflegetätigkeiten nachgehen, ist ein eigener Telefonanschluss nicht erforderlich. Gibt

es ein „Haushandy“, wird dessen Nummer in den Hygieneplan aufgenommen.
Bei Hygienebeauftragten in einzelnen Bereichen einer Einrichtung kann die Kommunikation über die Bereichskanäle erfolgen, hier sind regelmäßige, z. B. halbjährliche Treffen sinnvoll, um sich auszutauschen und neue Dinge zu besprechen.
Für Recherchen und Ausweitung der eigenen Vorschriftensammlung ist ein Internetzugang sehr sinnvoll.

6.2 Bekanntgabe an die Mitarbeiter

Alle informieren

Die Bekanntgabe an die Mitarbeiter kann z. B. bei einer Personalversammlung erfolgen, ergänzt durch einen **Aushang** (☞ Abb. 16) für die Mitarbeiter, die bei der Personalversammlung keinen Dienst hatten oder krank waren. Alle Mitarbeiter sollten darauf hingewiesen werden, die Hygienebeauftragten bei ihrer zukünftigen Tätigkeit zu unterstützen. Der Eindruck, es handele sich um einen hausinternen Kontrolleur, muss dagegen unbedingt vermieden werden, um eine **effektive Zusammenarbeit** bei der Erstellung des **Hygienemanagements** sicherzustellen.
Der Status des Hygienebeauftragten sollte möglichst durch eine angemessene Freistellung untermauert werden.

Mustereinrichtung
Pflegestraße 8
00000 Mustershausen

Leitung

Sehr geehrte Mitarbeiter,

mit Wirkung vom *Datum* wird Frau/Herr ....

als Hygienebeauftragte(r) eingesetzt.

Nach angemessener Ausbildung steht er/sie allen Mitarbeitern als Ansprechpartner in Fragen der Infektionsverhütung und Hygiene zur Verfügung.

Sie/Er ist weisungsberechtigt in Fragen der Hygiene. Weisungsberechtigt heißt in diesem Zusammenhang, dass sie/er Empfehlungen für bestimmte Maßnahmen aussprechen kann, die von den Mitarbeitern zu befolgen sind. Die Verantwortung für die korrekte Durchführung liegt bei der Leitung bzw. dem einzelnen, die Maßnahme durchführenden Mitarbeiter.

Der Hygieneplan gilt nach Unterschrift durch die Einrichtungsleitung und Bekanntgabe als Arbeitsanweisung, dies gilt auch für eventuell vorab bekannt gegebene Teildokumente, die durch die Einrichtungsleitung in Kraft gesetzt sind.

Im Vollzug der Landeshygieneverordnung, insbesondere auch des § 112 Pflegeweiterentwicklungsgesetz (SGB XI) werden alle Mitarbeiter gebeten, die/den Hygienebeauftragte(n) nach Möglichkeiten zu unterstützen.

Ort, Datum

Einrichtungsleitung

Abb. 16: Musterbogen „Ernennung des Hygienebeauftragten"

6.3 Ist-Erfassung im Detail

Sind die Mitarbeiter über die neue Funktion informiert, sollte die Tätigkeit unverzüglich beginnen. Am Anfang steht die Ist-Erfassung. Zunächst ist es sinnvoll, sich über folgende Punkte Gedanken zu machen.

6.3.1 Informationsquellen

Relevante Fragen:

Wo nachschlagen?

- Welche Fachliteratur (Lehrbücher für Hygiene, Fachzeitschriften) steht in der Einrichtung zur Verfügung?
- Existieren im Bundesland der betreffenden Einrichtung eine Verordnung, Leitlinien, Empfehlungen oder Richtlinien zur Hygiene in der Altenpflege (☞ Kapitel 3)?
- Besteht ein sog. Rahmenhygieneplan, in dem die entsprechenden Landesämter (☞ Kapitel 3) alle grundlegenden, geforderten Informationen bereits in allgemeiner Form niedergelegt haben?

Die beiden letzten Fragen beantwortet das **Gesundheitsamt.** In einigen Bundesländern ist für Pflegeheime auch die **Heimaufsicht** zuständig. Bei dieser Gelegenheit findet man geeignete **Ansprechpartner.** Hinweise geben auch frühere **Berichte** der Heimaufsicht oder des Medizinischen Dienstes der Krankenkassen (MDK), die einerseits auf Mängel hinweisen können, andererseits Namen von Sachbearbeitern enthalten.
Auch das Internet kann sich als Informationsquelle bewähren. Man sollte jedoch nicht zu viel erwarten. Häufig überwiegt Werbung, konkrete Information fehlt hingegen. Jedenfalls ist sinnvoll, mit Suchwörtern wie „Rahmenhygieneplan", „Hygieneplan + Altenpflege" entsprechende „Links" zu finden.

Empfehlung: Interessante Informationen zur Planung von Hygienemaßnahmen und über Erreger stellt auch das Robert Koch-Institut auf seiner Internetseite „www.rki.de" zur Verfügung.

6.3.2 Schriftliche Informationen

Schriftliche Hygieneanweisungen

Hygienebeauftragte sollten bereits vorhandene schriftliche Hygieneanweisungen in der eigenen Einrichtung sammeln. Jede Einrichtung verfügt zumindest über einen **Desinfektions- und Reinigungsplan.** Dieser wird auf Aktualität überprüft. Dabei suchen die Hygienebeauftragten die einzelnen Bereiche auf und sehen nach, ob sich die im Desinfektions- und Reinigungsplan genannten **Präparate** in den entsprechenden Spendern befinden bzw. Konzentrate der Präparate in Kanistern vorhanden sind. Werden Kanister mit anderen Bezeichnungen gefunden oder andere Flaschen in den Spendern entdeckt, muss nachgefragt werden. Das Wohnbereichspersonal kann Auskunft darüber geben, ob diese Flaschen nur vorübergehend vorhanden sind (z. B. Proben), oder ob der Desinfektionsplan zu einem früheren Zeitpunkt einfach nicht aktualisiert wurde. Ggf. müssen die derzeit verwendeten Desinfektions- und Reinigungsmittel erfasst und die **Umschreibung des Desinfektionsplans** vorbereitet werden.

Werden viele Produkte unterschiedlicher Hersteller verwendet, lohnt sich die Überlegung, ob man nicht bei einem Anbieter günstiger einkaufen könnte.

6.3.3 Mündliche Informationen

„Indikation" dokumentieren

Viele Hygienemaßnahmen werden von „alteingesessen“ an neue Mitarbeiter während der Arbeit mündlich weitergegeben. Diese meist korrekten **Regeln** gilt es zu **sammeln** und für den Hygieneplan in eine geeignete **Schriftform** zu bringen. Hierbei sollte der Hygienebeauftragte die Mitarbeiter bitten, einzelne Arbeitsgänge schriftlich niederzulegen. Dies kann stichwortartig erfolgen und zu einem späteren Zeitpunkt in Schriftform gebracht werden. Wichtig ist die Beantwortung folgender Fragen:

- Welche Vorbereitungen sind zu treffen?
- Wo erhalte ich das benötigte Material?
- Wie ist der exakte Arbeitsablauf?
- Wann gilt der Arbeitsablauf als beendet?
- Welche Maßnahmen sind danach zu treffen (Entsorgung, Aufbereitung)?

6.3.4 Inventar und Geräte

Übersicht verschaffen

Der Hygienebeauftragte muss sich eine genaue **Übersicht** über die verwendeten **Medizingeräte** (z. B. Inhalatoren, Sauerstoffgeräte, Blutdruck- und Blutzuckermessgeräte etc.) verschaffen und deren **Anzahl und Standort** kennen. Aber auch **Medizinprodukte** wie Pflegebetten, insbesondere elektrische Spezialbetten, Lifter, Inhalationsgeräte etc. müssen von Anzahl und Standort her bekannt sein (Haustechnik fragen!). Von allen Geräten sollte nach Möglichkeit eine Kopie der **Betriebsanleitung** beim Hygienebeauftragten bereitliegen, um im Vorfeld planen zu können, welche Desinfektionsmittel bei Bedarf angewendet werden. Hierzu kann man auch Auskünfte bei den Herstellern einholen. Zudem muss geklärt werden, welche **Lüftungs- oder Klimaanlagen** betrieben werden, und ob es **wasserhygienisch relevante Ausstattungen,** etwa Trinkbrunnen oder Schwimmbecken gibt.
An diesem Punkt der Ist-Erfassung müssen folgende Fragen beantwortet werden:

- Sind genügend Desinfektionsmittelspender vorhanden?
- Wie und wo wird Flächendesinfektionsmittel angesetzt?
- Steht eine ausreichende Anzahl an Steckbeckenspülapparaten zur Verfügung? Sind diese gut erreichbar?
- Wird Geschirr in den Wohnbereichen gespült? Wenn ja, stehen Geschirrspülmaschinen mit Desinfektionswirkung zur Verfügung?

- In welchen Bereichen der Einrichtung wird Wäsche gewaschen?
- Wie sind die Stationsbadezimmer ausgestattet?
- Welche Maßnahmen sind dort besonders zu beachten, z. B. Desinfektion des Lifters?

Hier ist es sinnvoll, auch einmal an den Notfallkoffer bzw. Erste-Hilfe-Kästen zu denken, die Medizinprodukte und Arzneimittel enthalten können, die abgelaufen sind. Der Ambubeutel muss intakt und einsatzbereit sein.

Möbel müssen desinfizierbar sein

In den **Zimmern der Heimbewohner** ist grundsätzlich zu erfassen, ob das Inventar in einem desinfektionsfähigen Zustand ist. Gleiches gilt für das **Stationsdienstzimmer,** die **Bereichsküche** und die **Gemeinschaftsräume.** Die häufig aus beschichteten Spanplatten bestehenden Möbel müssen eine intakte Oberfläche aufweisen. Abgesprungene Teile der Beschichtung können meist durch eine Lackierung wieder in einen reinigungs- und desinfektionsfähigen Zustand versetzt werden. Bei eigenem **Mobiliar der Heimbewohner** ist i. d. R. davon auszugehen, dass eine Desinfektionsfähigkeit nicht ohne weiteres gegeben ist.

Bezüglich der **Reinigungsverfahren** ist von Interesse, welches **Reinigungssystem** eingesetzt wird. Stehen z. B. für die verschiedenen Bereiche der Bewohnerzimmer (Sanitärbereich, Toilette, Wohnbereich) unterschiedliche Wischtücher zur Verfügung? Wie werden die Waschschüsseln für die Bewohner behandelt, in welchem Zeitabstand werden sie gereinigt bzw. desinfiziert?

Das Inventar von Rehabilitationseinrichtungen sollte grundsätzlich desinfizierbar sein. Teppiche sind in Patientenzimmern trotzdem zulässig, da sie mit dem Staubsauger hygienisch ausreichend gut aufbereitet werden können.

Wenn **Pflegestandards** vorhanden sind, sollten Hygienebeauftragte sich auch einen Überblick über hier getroffene Aussagen zur Hygiene (z. B. Händedesinfektion, Schleimhautantiseptik etc.) verschaffen. In den Pflegestandards festgelegte Regelungen müssen nicht mehr Bestandteil des Hygieneplans werden. Der Verweis auf die Pflegestandards ist ausreichend. Hygienebeauftragte müssen die darin enthaltenen Aussagen kennen und bei der Erstellung des Hygieneplans berücksichtigen. Bei Kontrollen ist darauf zu achten, dass die Standards von allen gleichermaßen eingehalten werden.

Zum Abschluss werden eventuell vorhandene **Dokumentationssysteme für Hygienemaßnahmen** geprüft. Sind externe Dienstleister im Haus tätig, müssen diese bei der Ist-Erfassung berücksichtigt werden.

6.3.5 Checkliste Ist-Erfassung

1. Allgemeine Hygiene

1 a) Kenntnis des Desinfektionsplans
- Hängen die Desinfektionspläne aus?
- Sind die Desinfektionspläne aktuell?
- Sind die Sicherheitsdatenblätter der als Gefahrstoffe gekennzeichneten Desinfektionsmittel-Konzentrate vorhanden und aktuell?
- Ist die Betriebsanweisung GefStoffV vorhanden und aktuell?
- Ist bekannt, wann gereinigt und wann desinfiziert wird?

1 b) Vollzug der BiostoffV?
- Gefährdungsbeurteilung für Mitarbeiter aktuell (TRBA 400)?
- Jährliche Schulung gemäß § 12 BiostoffV?

1 c) Internes Meldewesen
- Erfährt der Hygienebeauftragte, wenn Infektionen auftreten?
- Wer veranlasst Erstmaßnahmen (am Wochenende, am Feiertag, in der Nacht)?
- Ausbruchsdokumentation (IfSG) möglich?

2. Personalhygiene

2 a) Berufskleidung im Sinne der Hygiene und der BGR?
- Farbe, Material, Waschbarkeit,
- Schmuck, Haartracht.

2 b) Schutzkleidung
- Bereitstellung, Verfügbarkeit.
- Wann wird welche angelegt?

2 c) Händehygiene
- Sind ausreichend Spender für Waschlotion, Desinfektion und Handpflegemittel vorhanden?
- Ist die Händedesinfektion technisch korrekt?
- Werden Einmalhandschuhe getragen?
- Ist ein Hautschutzplan vorhanden?

3. Praktische Durchführung der Hygienemaßnahmen in der Pflege

3 a) Umgang mit Arbeitsmitteln
- Verbandwagen: sauber, aufgeräumt, Bestückung,
- Lagerungshilfen (Aufbereitung, Lagerung),
- Pflegeutensilien (Gebrauchsanweisungen, Aufbereitungsanweisungen),
  - Thermometer,
  - Blutdruckmessgerät,
  - Blutzuckertestung,

  - Hebehilfen,
  - sonstige Geräte.
- Betten, Inventar,
- Wäsche: Logistik, Lagerung,
- Arzneimittel
  - Durchstichflaschen,
  - Infusionen und Injektionen.
- Sterilgut
  - Aufbereitungsanweisung vorhanden?

3 b) Pflegemaßnahmen
- Hygieneanweisungen in vorhandenen Pflegestandards,
- ggf. Physiotherapie,
- ggf. Fußpflege.

4. Reinigung und Desinfektion
- Eigenes Personal: Arbeitsanweisungen vorhanden?
- Externe Dienstleister: Hygieneplan vorhanden?
- Reinigungsmittel.
- Desinfektionsmittel.
- Reinigungssystem.
- Reinigungsintervalle (Räume, Flächen, aber auch Hilfsmittel, Medizinprodukte, ...).

5. Lebensmittellogistik
- Reichen von Speisen, Transportsystem
  - Vorbereitung (Portionieren, Zuschneiden),
  - Kleidung (z. B. Schürze),
  - Zwischenlagerung von Speisen,
  - Wiedererwärmen von Speisen.
- Umgang mit bewohner-/patienteneigenen Speisen

6. Wäscherei
- Externer Dienstleister
  - Zertifikat?
  - Zufriedenheit der Anwender.
  - Zufriedenheit des externen Dienstleisters mit Wäschevorsortierung.
- Eigene Wäscherei
  - Trennung in reine und unreine Seite erforderlich? Vorhanden?
  - Waschverfahren ausreichend?
  - Mangeln, Bügeln, Falten.
  - Ausgabe hygienisch einwandfrei?
  - Sozialraum.

7. Abfallkonzept
- Mülltrennung,
- Logistik, Zwischenlagerung,
- Entsorger (kommunal, gewerblich, ...).

8. **Technische Hygiene**
   - Raumlufttechnik (Klimaanlagen, Lüftungsanlagen, Entlüftung bei innen liegenden Nasszellen, ...),
   - Trinkbrunnen (5.10),
   - Schwimmbecken, Tretbecken.

9. **Tierhaltung**
   - Unterbringung,
   - Sauberkeit des Lagers,
   - Dokumentation Entwurmung, Tierarztbesuche.

10. **Literatur und Vorschriftensammlung**
    - Infektionsschutzgesetz,
    - TRBA/BGR 250,
    - Richtlinie, Empfehlungen, Merkblätter RKI,
    - Verordnung, Richtlinie(n) des Bundeslandes,
    - Richtlinien anderer Bundesländer,
    - Empfehlungen Landesgesundheitsamt,
    - Hygienelehrbuch,
    - eigene, einrichtungsinterne Anweisungen.

11. **Begehungsberichte, Laborbefunde**
    - Bericht MDK,
    - Bericht Heimaufsicht,
    - Bericht Gesundheitsamt, Gewerbeaufsicht,
    - Befunde von mikrobiologischen Untersuchungen.

6.4 Externe Dienstleister

Die Tätigkeit externer Dienstleister, insbesondere von Gebäudereinigern (☞ Kapitel 5.2), wird durch das sog. Leistungsverzeichnis geregelt. Hygienebeauftragte sollten sich ein Exemplar der **Leistungsverzeichnisse der in der Einrichtung tätigen Dienstleister** besorgen. Aus den Leistungsverzeichnissen geht hervor, welche Bereiche in welchen Zeitabständen gereinigt bzw. desinfiziert werden sollen, welche Flächen in den Zimmern und in den Gemeinschaftsräumen sowie in öffentlichen Toiletten zu reinigen bzw. zu desinfizieren sind, und wie oft diese Maßnahmen pro Woche durchzuführen sind.

Leistungsverzeichnisse

Beachte: Medizinprodukte und medizinische Geräte sind i. d. R. nicht in den Leistungsverzeichnissen der Gebäudereiniger enthalten, sondern müssen vom Pflegepersonal aufbereitet werden.

Externe Dienstleister sind in der Einrichtung meist durch eine **Objektleitung** vertreten. Mit dieser sollten sich Hygienebeauftragte zusammensetzen und verschiedene **Fragen klären.** Wichtig ist u. a., ob der externe Dienstleister über einen Hygieneplan verfügt, wie die Mitarbeiter über das Vorhandensein z. B. multiresistenter Erreger informiert werden und wie sie zu ihrer Schutzkleidung kommen. Bei dieser Gelegenheit können auch von Mitarbeitern der Einrichtung geäußerte Fragen und Verbesserungsvorschläge zu Arbeiten des externen Dienstleisters besprochen werden.
Externe Wäschereien müssen ein **Hygienezertifikat** vorlegen können (☞ Kapitel 5.8).
Sofern keine Klagen von den Mitarbeitern und Benutzern der Wäsche kommen, ist mit der Prüfung des Zertifikats die Arbeit des Hygienebeauftragten auf diesem Gebiet erledigt.
Externe **Lieferanten von Lebensmitteln** und **fertigen Mahlzeiten** verfügen in der Regel über ein komplettes **HACCP-Konzept** sowie die dazugehörige **Dokumentation.** Hygienebeauftragte haben das Recht, diese stichprobenartig zu überprüfen.
Andere externe Dienstleister wie Fußpfleger oder Physiotherapeuten sollten sich an die Hygieneregeln halten. Von besonderer Bedeutung ist dies im Ausbruchsfall. Hausärzte sind zur Kooperation aufzufordern, angestellte Ärzte sind dazu verpflichtet.

6.5 Internes Meldewesen – wissen, was läuft

6.5.1 Infektionserfassung

Wichtig – internes Meldewesen

Infektionen können in Pflegeeinrichtungen nur dann erfolgreich verhütet werden, wenn jeder Betroffene über ihr Auftreten informiert ist. Hierzu ist ein **internes Meldewesen** erforderlich.

> **Definition:** Der Begriff „internes Meldewesen" bedeutet, dass auf vorgegebenen Wegen jede mögliche Kontaktperson des betroffenen Bewohners oder Patienten über dessen (vermutete) Infektiosität informiert ist. Diese Information kann auf unterschiedliche Weise gewährleistet werden. Besonders in großen Einrichtungen muss das interne Meldewesen sicherstellen, dass alle Betroffenen zeitnah über die (potenzielle) Infektion informiert werden.

6.5.1.1 Rechtsgrundlage

Die Rechtsgrundlage für dieses Vorgehen ergibt sich aus der berufsgenossenschaftlichen Unfallverhütungsvorschrift **TRBA 250,** die besagt, dass Mitarbeiter in potenziell infektionsgefährdeten Bereichen über die Infektionsgefährdung und geeignete Maßnahmen informiert sein müssen. Auch § **36 Infektionsschutzgesetz** (Hygieneplan) sowie § **6 IfSG** (Meldepflicht von Ausbrüchen) können herangezogen werden. Die KRINKO/RKI-Empfehlung zum Hygienemanagement empfiehlt gleichfalls die laufende Information über und Erfassung von Infektionen in der Einrichtung.

6.5.1.2 Praktische Durchführung

Die erforderlichen Maßnahmen können unterschiedlich gestaltet werden, um das vorgegebene Ziel zu erreichen. Folgende Vorgehensweise ist möglich:

Kennzeichnung der Zimmertür

Die Zimmertür des mit bestimmten Erregern infektiösen Heimbewohners wird an einer wenig auffälligen, aber allen Mitarbeitern bekannten Stelle bspw. mit einem roten Klebepunkt markiert. Verzierte Namensschilder können mit einem unverfänglichen Symbol gekennzeichnet werden. In kleinen Einrichtungen mit kurzen Informationswegen ist diese Maßnahme möglicherweise überflüssig. Ansonsten kann ein Schild mit dem Text „Besucher bitte bei der Stationsleitung melden“ verwendet werden. Auch diese können in unterschiedlichen Farben ausgeführt werden, die dann für verschiedene Erreger fungieren und auch der Information des Reinigungspersonals über zu treffende Schutzmaßnahmen dienen.

Hinweis in der Pflegedokumentation

PC erleichtert Dokumentation

Die elektronische Pflegedokumentation ermöglicht die Weitergabe wichtiger Informationen durch Verwendung eines sog. Statusfensters. Hier kann der Hinweis auf eine Besiedlung mit multiresistenten Erregern o. Ä. eingefügt werden. Der Hinweis erscheint bei jedem Einsehen der entsprechenden Pflegedokumentation. Bei handschriftlicher Dokumentation kann ein entsprechender „Reiter“ auf die Mappe gesteckt bzw. gezogen werden.

Laufzettel Infektionserfassung

Dieser Laufzettel dient einerseits als Kontrolle, dass wichtige Maßnahmen nicht vergessen werden und kann zugleich als Dokumentationsbogen verwendet werden. Bei der Anfertigung eines solchen Laufzettels (☞ Muster, Abb. 17) sind folgende Fragen zu klären:

- Wer erhält zuerst Informationen über die potenzielle Besiedlung oder Infektion des Bewohners?
- Welcher der Funktionsträger oder Mitarbeiter kann die Information rasch und einfach weitergeben?

Muster-Pflegeeinrichtung, Musterstadt

Infektionskontrolle
Meldung an die Hygienebeauftragten

Name:____________ Vorname:____________

Station:__________ Zimmernummer:______ Datum:________

1. Bewohner: O infektionsverdächtig O infektiös

O Erreger bekannt:____________

2. Kontaktpersonen:

O Mitbewohner
O Angehörige
O Pflegepersonal
O Hauswirtschaftspersonal
O Betreuer
O Haustechnik, Handwerker

Meldende(r):________

Von hier an durch die Hygienebeauftragten auszufüllen

3. Information:

O Pflegedienstleitung
O Bewohner und Angehörige oder Betreuer
O Hausarzt
O Betriebsarzt
O Hauswirtschaftsleitung
O Reinigungsdienst
O Physiotherapie
O Gesundheitsamt

4. Angeordnete Maßnahmen:

O Stufe I (Einmalschürze, Handschuhe)
O Stufe II (Schutzkittel, Handschuhe, Mund-Nase-Schutz, Haube)
O MRSA (Sanierung einleiten)

O Zimmer zur besonderen Verwendung
O Mitbewohner prophylaktisch saniert

5. Desinfektion:

O Unterhaltsdesinfektion O VAH oder RKI (0,5 %)

O Schlussdesinfektion O VAH oder RKI (0,5 %)

Einzuhaltende Einwirkzeit: 1 Stunde

Bemerkungen:

DATUM, UNTERSCHRIFT

Abb. 17: Musterbogen Infektionserfassung

Nach Klärung dieser Fragen kann das interne Meldewesen organisiert werden.

Beispiel:
Die Erstinformation erhält die **Wohnbereichs-/Stationsleitung.** Sie füllt den Kopf des Meldezettels aus und reicht ihn an den **Hygienebeauftragten** oder seinen Stellvertreter weiter. Wochenend- und Feiertagsregelung bedenken und beachten!
Der Hygienebeauftragte informiert nun:

- den **Hausarzt,** dieser wiederum den **Bewohner, Angehörige** oder **Betreuer;**
- die **Pflegedienstleitung,** diese informiert die **Mitarbeiter** aller Schichten;
- die **Hauswirtschaftleitung,** diese informiert das **Reinigungspersonal** (bei externer Gebäudereinigung die **Objektleitung** der jeweiligen Firma), sorgt für die Bereitstellung von Schutzkleidung sowie zusätzlicher Wäsche und veranlasst, falls erforderlich, die Umstellung von Reinigung auf Desinfektion des Zimmers. Die Hauswirtschaftleitung kann auch die Information der **Haustechnik** oder des **Hausmeisters** übernehmen, der bei Reparaturarbeiten im Zimmer Schutzkleidung anziehen sollte.

Weiterhin veranlasst der Hygienebeauftragte die Information möglicher **Besucher** sowie der ambulanten **Fußpflege** und der ambulanten **Physiotherapie.** Neben der Informationsweitergabe müssen ungeübte Personen in das richtige Anlegen der Schutzkleidung eingewiesen werden. Dazu ist keine Weitergabe der Diagnose erforderlich, die Schweigepflicht sollte so weit wie möglich gewahrt werden.

Die angeordneten Maßnahmen sowie die Weitergabe der Information können durch einfaches Ankreuzen im Dokumentationsbogen festgehalten werden. Nach erfolgter Verlegung oder Sanierung des Betroffenen wird die Schlussdesinfektion dokumentiert und der Bogen mit Datum und Unterschrift des Hygienebeauftragten versehen. Ggf. können zusätzlich vereinbarte oder besonders wichtige Informationen weitergegeben werden, z. B. bei multiresistenten Erregern an das Krankenhaus, aus dem der Betroffene kam.

6.5.2 Einführung neuer Medizinprodukte und Verfahren

Medizinprodukte – hygienerelevant

Zu den **Aufgaben der Hygienebeauftragten** gehört es auch, **beratend tätig** zu sein, wenn neue Verfahren etabliert oder neue Medizinprodukte angeschafft werden. Das ist sinnvoll, denn fast immer fallen hygienerelevante Fragen, z. B. bzgl. der Aufbereitung, an. Hygienebeauftragte sollten also die Chance erhalten, schon vor der Anschaffung des Produktes oder vor Einführung neuer Verfahren hierzu **Stellung nehmen** zu können. Da sie in den allgemeinen Pflegebetrieb integriert sind, werden sie nur dann rechtzeitig Stellung nehmen können, wenn die zuständigen Einkäufer, z. B. die Heim- oder Pflegedienstleitung, ggf. auch die Hauswirtschaftleitung, ihnen rechtzeitig Bescheid geben.

Eine schriftliche Fixierung dieses Ablaufes ist sinnvoll, ein besonderes Formular wird jedoch nicht benötigt. Es ist ausreichend, wenn eine entsprechende mündliche Nachricht an den Hygienebeauftragten weitergegeben wird oder aber – noch besser – Hygienebeauftragte hinzugezogen werden, wenn Außendienstmitarbeiter der Firmen ihre Produkte vorstellen. Ist dies nicht möglich, ist die Vorlage von Prospektmaterial sowie die Möglichkeit, mit Außendienstmitarbeitern und Servicemitarbeitern der Firmen Rücksprache zu nehmen, auch ausreichend.

Seine **Stellungnahme** gibt der Hygienebeauftragte **mündlich** ab, bei Bedarf in Form einer einfachen **Aktennotiz.** Anschließend sollte ein Vermerk gemacht werden, wann das neue Produkt oder Verfahren eingeführt wird, um rechtzeitig entsprechende Hinweise in den Hygieneplan einarbeiteten zu können.

Relevante Fragen

Bei der **Begutachtung neuer Medizinprodukte** sind folgende Fragen relevant:

- Kann das Medizinprodukt mit den in der Einrichtung bereits etablierten Verfahren bzw. Präparaten ausreichend aufbereitet (gereinigt oder desinfiziert) werden?
- Welche besonderen Maßnahmen (etwa Entfernung von Einzelteilen) sind zu berücksichtigen, um das Medizinprodukt korrekt aufbereiten zu können?
- Wie muss das Medizinprodukt selbst sowie sämtliche Zubehörteile gelagert werden?
- Gibt es hygienerelevante Teile, die regelmäßig ausgetauscht werden müssen (z. B. Filter)?

Auch bewohnereigene Geräte beachten

Das gilt natürlich auch für **Medizinprodukte,** die nicht von der Einrichtung beschafft, sondern **von Bewohnern** mitgebracht werden. Ein Beispiel hierfür sind **Hörgeräte.** Die meisten im Innenohr getragenen Hörgeräte müssen über Nacht in speziellen Vorrichtungen aufbewahrt werden.

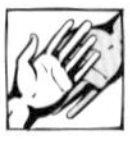

Spezieller Pflegehinweis: Das Pflegepersonal ist angehalten, den Hygienebeauftragten über Geräte, die sich im Eigentum der Bewohner befinden, in Kenntnis zu setzen.

6.6 Bildung eines Hygieneteams (Hygienekommission)

Nachdem die Kompetenzen des Hygienebeauftragten geregelt sind und er den Mitarbeitern vorgestellt wurde, gilt es nun, ein Forum, das Hygieneteam, zu bilden.
Dieses **Hygieneteam,** das auch als **Qualitätszirkel Hygiene, Hygienekommission** oder **Hygienegruppe** bezeichnet wird, hat eine sehr wichtige Funktion. Es fungiert als **„Legislative" der Hygiene** im Bereich der Einrichtung.

> **Merke:** Beschlüsse des Hygieneteams werden in Arbeitsanweisungen umgesetzt und sind für alle Mitarbeiter verbindlich.

Teammitglieder

Das Hygieneteam prüft aber auch die **Umsetzbarkeit** von Hygienemaßnahmen, unterstützt den Hygienebeauftragten bei der **langfristigen Planung,** die eventuell auch Baumaßnahmen beinhaltet und diskutiert die **praktische Umsetzung** aktueller Vorgaben und Empfehlungen.

Zum Hygieneteam sollten gehören:

- ein Vertreter der Verwaltung/Leitung,
- die Pflegedienstleitung,
- die Hauswirtschaftsleitung,
- Hausmeister oder technischer Dienst,
- Qualitätsbeauftragter bzw. Qualitätsmanager,
- Ggf. Wohnbereichs- bzw. Stationsleitungen, Hygienebeauftragte der Bereiche,
- die Küchenleitung bei Fragen rund um Lebensmittel und deren Logistik.

Bei Bedarf können weitere Experten oder das Gesundheitsamt hinzugezogen werden. Mindestanforderungen regeln ggf. Landeshygieneverordnungen.

Grundregeln

Für die **erfolgreiche Zusammenarbeit** des Hygieneteams sollten folgende **Grundregeln** eingehalten werden:

- Vertraulichkeit der Besprechungen (nur die endgültigen Beschlüsse werden allen Mitarbeitern zugänglich gemacht).
- Besprechungstermine sollten so gewählt sein, dass möglichst jedes Mitglied teilnehmen oder zumindest einen Stellvertreter entsenden kann.
- Ein Protokoll sollte bei jeder Sitzung erstellt werden. Diese Protokolle dienen zur Information und zum Nachschlagen, zum anderen zur Dokumentation gegenüber Qualitätsprüfern.

Das Hygieneteam tagt so oft wie nötig. **Zu Beginn,** v. a. bei Etablierung eines Hygienemanagements bzw. Anpassung der bisherigen Hygieneregeln an das Qualitätsmanagement der Einrichtung werden **häufigere Sitzungen** notwendig sein. Später wird es ausreichen, Sitzungen **zwei- bis dreimal im Jahr** durchzuführen.

Zu beachten ist: Je häufiger Hygienebesprechungen stattfinden, desto engmaschiger sind alle informiert und desto kürzer dauert die einzelne Sitzung. Längere Intervalle bedeuten meist auch eine längere Sitzungszeit.

6.7 Herausgeben des Hygieneplans – vorläufige Erstellung und Diskussion

Wenn Hygienebeauftragte ihre Ist-Erfassung abgeschlossen haben, gleichen sie die etablierten Arbeitsabläufe zunächst mit den aktuellen Empfehlungen des Robert Koch-Institutes sowie den Vorgaben der einzelnen Bundesländer (z. B. Rahmenhygienepläne oder Verordnungen, ☞ Kapitel 3) ab. Das weitere Vorgehen richtet sich nach der Ausgangssituation.

6.7.1 Einrichtungen ohne Hygieneplan

In der Pflegeeinrichtung ist noch kein oder ein unvollständiger Hygieneplan vorhanden. Das sonstige Hygieneverhalten wird von Mitarbeiter zu Mitarbeiter mündlich weitergegeben.

Sinnvoll – gezielte Hilfe suchen

In diesem Fall ist es für Hygienebeauftragte sinnvoll, sich eine **geeignete Vorlage** für den **Hygieneplan** zu suchen (Details ☞ Kapitel 4). Am einfachsten ist es, die Anbieter von Desinfektionsmitteln, Reinigungs- und Waschlotionen u. ä. gezielt auf mögliche Vorlagen anzusprechen. Den Reinigungs- und Desinfektionsplan sowie den Hautschutzplan haben viele Anbieter von vornherein im Sortiment. Die Vorlagen können genutzt und bei Bedarf ergänzt werden (z. B. bei Verwendung eines zweiten Händedesinfektionsmittels für Allergiker), oder auch verändert werden (Produktpalette nicht ausschließlich von einem Anbieter). Fehlende Dokumente werden im gleichen Stil ergänzt.
Welche **Dokumente** der **Hygieneplan** enthalten soll, sollte mit der **Einrichtungsleitung** bzw. dem **Hygieneteam** abgestimmt werden. Mögliche Inhalte zeigt die Checkliste in Kapitel 4 dieses Buches. Es handelt sich hierbei um Möglichkeiten, nicht um zwangsläufige Inhalte.

Ist der Entwurf des Hygieneplans fertig, wird er im Hygieneteam diskutiert. Anschließend wird er auf den einzelnen Stationen und Wohnbereichen vorgestellt, um die Korrektheit und Akzeptanz der Darstellung zu überprüfen. Nach Auswertung des Rücklaufes wird er vom Hygieneteam verabschiedet, das weitere Vorgehen ist in Kapitel 6.9 dargestellt.

6.7.2 Einrichtungen mit größtenteils vorhandenem Hygieneplan

In diesem Fall vergleichen Hygienebeauftragte zunächst die dargestellten Inhalte mit den aktuellen Empfehlungen und Vorgaben der Bundesländer. Nun kann der Hygieneplan entsprechend ergänzt werden. Die in den Vorgaben formulierten Mindeststandards müssen erfüllt werden. Das Gesundheitsamt bzw. die Heimaufsicht wird ggf. Fragen stellen, wenn Abweichungen vorgenommen werden. In diesem Fall ist es sinnvoll, sich Gedanken zu machen, ob in der Einrichtung adäquate Lösungen gefunden werden können. Dies muss dokumentiert werden.
Fehlende Dokumente (Checkliste, ☞ Kapitel 4) können nach Bedarf im gleichen Stil ergänzt werden.

6.7.3 Einrichtungen mit vorhandenem Hygieneplan

Der Hygieneplan ist vollständig vorhanden, ggf. ist er von einer externen Beratungsfirma erstellt.
Hier vergleichen Hygienebeauftragte die **vorhandenen Arbeitsabläufe** mit den **aktuellen Empfehlungen.** Hygienebeauftragte entscheiden zusammen mit den anderen Mitarbeitern des Qualitätszirkels Hygiene oder dem Hygieneteam, ob die vorhandenen Verfahrensweisen beibehalten oder an die Empfehlung adaptiert werden sollen. Eine Angleichung sollte immer dann erfolgen, wenn die Empfehlung für die Einrichtung und die betreffende Bewohnergruppe nachvollziehbar ist.

Vorhandene Arbeitsabläufe vergleichen

6.7.4 Externe Zertifizierung der Einrichtungen

Der Hygieneplan ist vorhanden und etabliert, die Einrichtung soll extern zertifiziert werden.
Bei der Zertifizierung haben die Auditoren eigene Dokumentenvorlagen und zum Teil auch eigene Hygienevorstellungen. Der etablierte Hygieneplan einer Einrichtung muss deswegen nicht verändert werden, normalerweise kann er problemlos in jedes Qualitätsmanagementsystem integriert werden (☞ Kapitel 6.8).

6.8 Hygiene und Qualitätsmanagement

Unzertrennliche Partner

Grau, teurer Freund, ist alle Theorie – und grün des Lebens goldner Baum" lässt Goethe seinen Mephistopheles im Faust erklären. Er spricht damit vielen aus dem Herzen, die zwischen Theorie und Praxis immer wieder Hürden sehen und erleben.

Theorie und Praxis

Das Tagesgeschäft – auch das eines Hygienebeauftragten – ist trotz Checklisten, Qualitätsmanagementsystemen, Standards, Sitzungsprotokollen und sonstiger Anleitungen für die Praxis allzu oft graue, also schwer vermittelbare Theorie. Da verschwinden wichtige Unterlagen in Ordnern, Schubladen und sonstigen Ablagen und dienen mehr der Legitimation für geleistete Arbeit als das praktische Tagesgeschäft zu unterstützen.
Doch nicht verzagen! Es gibt Möglichkeiten, auch dieses Problem zu lösen. Mit ein wenig Geduld und dem festen Vorsatz: Es gibt kein Problem, das nicht zu lösen ist!

6.8.1 Hygiene – zentrales Element der Qualitätssicherung

Wichtig – systematisches Vorgehen

Die Beschäftigung mit diesem Buch macht eines deutlich: Hygiene ist mehr als die Summe einzelner Maßnahmen. Heute ein Standard, morgen ein hygienischer Notfall, übermorgen – wenn überhaupt – eine Akutschulung über den richtigen Gebrauch von Einmalhandschuhen, in der nächsten Woche eine lang erwartete Sitzung im Qualitätszirkel mit einem Hygienethema. Hierbei wird deutlich, dass viel gearbeitet wird, der langfristige Erfolg im Alltag aber ausbleibt.
Hygiene kann nur dann erfolgreich umgesetzt werden, wenn ein **systematisches Vorgehen** in allen **relevanten Bereichen** gewährleistet ist. Die Händedesinfektion vor der Lebensmittelzubereitung in der Wohnbereichsküche oder im häuslichen Bereich ist hinfällig, wenn vor Aufnahme der Tätigkeit schnell noch das benutzte Frühstücksgeschirr in die Spülmaschine geräumt wird, anschließend mit dem Putzlappen die Tabletts abgewischt werden, und dann erst – ohne erneute Händedesinfektion – Brote belegt werden.
Was ist zu tun? Einleuchtend ist der Hinweis auf ein **systematisches Vorgehen,** also **geplant, geordnet, zielgerichtet.** Agieren ist besser als bloßes Reagieren. **Management** ist erforderlich.

Dabei ist zu bedenken: Es gibt akuten Handlungsbedarf im Bereich der Hygiene. Die Krankenhaushygiene steht immer wieder im Fokus der Öffentlichkeit. Und mittlerweile hat sich die Erkenntnis durchgesetzt, dass im Krankenhaus jedes Jahr tausende Patienten nur aufgrund mangelnder Hygiene zu Tode kommen. Man denke nur an die Todesrate durch Infektionserkrankungen, die unbestrittenermaßen im fünfstelligen Bereich liegt.

Untersuchungen in der Altenpflege liegen nicht vor. Aber warum sollte es in der Altenpflege anders sein? Zumal die Rahmenbedingungen für die Hygiene in der Häuslichkeit und in den stationären Einrichtungen sicherlich nicht einfach sind.

Also noch einmal: Es gibt akuten Handlungsbedarf im Bereich der Hygiene.
Doch bevor Hektik und Stress ausbricht: Es bedarf guter Pläne, um die hygienischen Rahmenbedingungen zu optimieren.
So gilt: Ohne System ist das Scheitern aller noch so gut gemeinten Hygieneaktivitäten vorprogrammiert. Mit systematischem Vorgehen (ein wesentliches Element von Managementsystemen) sind jedoch alle Chancen gegeben, Hygiene zu einem wesentlichen Qualitätsfaktor zu machen.

Systematisches Vorgehen ist daher auch im Bereich der Hygiene nur durch Management möglich, das sog. **Hygienemanagement.** Ansonsten wird Hygiene von Mitarbeitern, aber auch von Kunden/Heimbewohnern/Pflegebedürftigen als ein Konglomerat zahlreicher Einzelmaßnahmen wahrgenommen. Das wiederum führt zu selektiver Wahrnehmung. Fehler bei und Missachtung von erforderlichen Hygienemaßnahmen sind vorprogrammiert.
Der Staat als Gesetzgeber, der u. a. für die Gesundheit seiner Bürger und für den Schutz des Lebens verantwortlich ist, hat das Problem in der Altenpflege erkannt. Bis Juli 2008 war die Qualität der Pflege und deren Sicherung im § 80 SGB XI festgelegt. Diese Festlegung war dem Gesetzgeber nicht präzise genug. Im Pflegeweiterentwicklungsgesetz, seit eben Juli 2008 in Kraft, wurde § 80 gestrichen und durch die §§ 112 ff. ersetzt. Den Einrichtungen der Altenpflege wird eine eindeutige „Qualitätsverantwortung" (§ 112 SGB XI) zugewiesen. „Die Träger der Pflegeeinrichtungen bleiben ... für die Qualität der Leistungen ihrer Einrichtung einschließlich der Sicherung und Weiterentwicklung der Pflegequalität verantwortlich." Und der Gesetzgeber führt weiter aus: „(2) Die zugelassenen Pflegeeinrichtungen sind verpflichtet, Maßnahmen der Qualitätssicherung sowie ein Qualitätsmanagement ... durchzuführen ...". Das ist eindeutig und zeigt, dass in den Jahren 1996 bis 2008 die Einrichtungen im Bereich der Qualität nicht genügend getan haben.
Zwar ist die Hygiene nicht ausdrücklich erwähnt, aber die folgenden Abschnitte machen deutlich, dass die Hygiene ein wesentlicher Bestandteil der (Pflege-)Qualität ist.

Merke: Ohne Hygiene ist in der Altenpflege keine Qualität sicherzustellen, mit Hygiene steht einer Qualitätssicherung nichts mehr im Wege.

Folgende Grafik (☞ Abb. 18) verdeutlicht diese Feststellung auf anschauliche Weise.

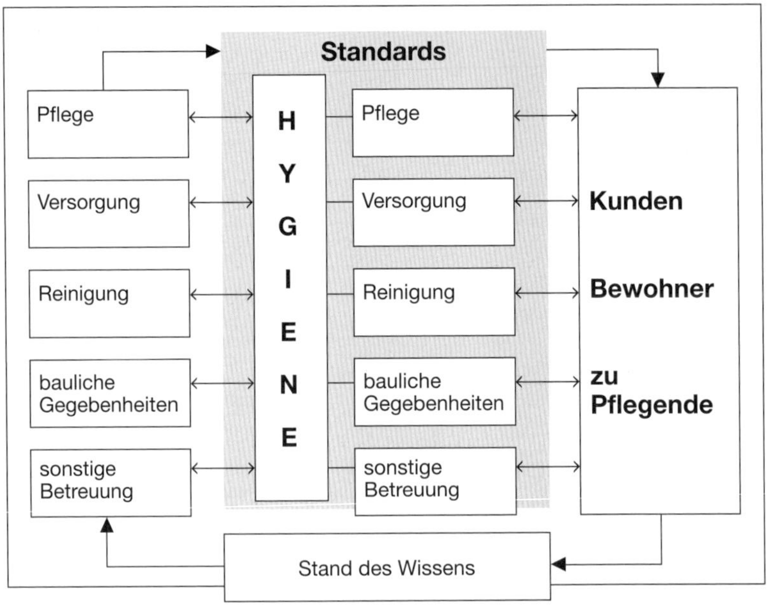

Abb. 18: Stellenwert der Hygiene in den Einrichtungsprozessen

Zunächst fällt auf, dass sich Hygiene über alle Bereiche der Einrichtung erstreckt. Damit nimmt sie im Gesamtgefüge eine Sonderstellung ein.
Auf der linken Seite der Grafik sind die unterschiedlichen Bereiche einer Altenpflegeeinrichtung benannt. Dabei ist eine Differenzierung in stationär und ambulant nicht erforderlich: Alle Elemente der Grafik sind in beiden Bereichen – wenn auch zum Teil in unterschiedlicher Form – vorhanden.
Die Bereiche „Pflege" und „Versorgung" sind eindeutig definiert. „Reinigung" bezieht sich auf den Bereich Sanitär- und Gebäudereinigung. „Bauliche Gegebenheiten" bezieht z. B. Klimatechnik, Heizung und Abwasser ein. „Sonstige Betreuung" beinhaltet Physiotherapie u. a.

Standards: Sicherheit

Ein **QM-System** verlangt die **standardisierte Regelung der einzelnen Bereiche.** Eine sinnvolle Forderung, die auch längst in der Praxis Einzug gehalten hat. So sind im mittleren Feld allen Bereichen Standards mit klaren Hygieneanforderungen in der Planung und praktischen Umsetzung zugeordnet. Folgerichtig werden nur unter Einbeziehung der Hygiene die Normen eines (jeden) Qualitätsmanagementsystems – und damit die gesetzlichen Vorgaben – erfüllt. Das bedeutet **Statusgewinn** und hoffentlich einen **Motivationsschub** für Hygienebeauftragte!
Hier schließt sich der einfache Erkenntniskreis: Ohne Hygiene keine Qualität in der Einrichtung und letztlich keine Kundenzufriedenheit.

(Wenn auch der Kunde zurzeit noch nicht ahnt, was Hygiene für ihn bedeutet – ein Fall für Marketing in der Hygiene.)
Der **„Stand des Wissens"** ist ebenfalls eine **Grundbedingung** jedes QM-Systems. Besagt doch der Stand des Wissens nichts anderes, als dass **neue Erkenntnisse** in wissenschaftlichen Bereichen **Anwendung in der Praxis** finden.
Allerdings sollen an dieser Stelle zwei **wesentliche Instrumente** jedes **Qualitätsmanagements** erläutert werden, die auch den Hygienebeauftragten helfen, die Probleme der Qualitätssicherung zu meistern, die **Ablauforganisation** und das **Audit.** Bei näherer Betrachtung und Erläuterung wird deutlich, dass im Grunde jeder mit Ablauforganisation zu tun hat und diejenigen, die schon einmal betriebliche Sitzungen durchgeführt haben, sich der Elemente des Audits bedienen.

6.8.2 Die Ablauforganisation

Das Gefährliche an der Ablauforganisation ist, dass sie sich zur Not selbst organisiert. Sogar die schlimmsten Zustände im Betrieb haben ihre Ablauforganisation, auch wenn sie und die erzielten Ergebnisse nicht beabsichtigt waren. Also sollte man möglichst wenig dem Zufall überlassen.

Merke: Wer ein Ziel erreichen will, muss wissen, auf welche Weise er zum Ziel kommt.

Beispiel: Eine Erfahrung des täglichen Lebens: Das Backen eines Kuchens erfordert ein Rezept. Oftmals wissen wir auswendig, wie der Kuchen zu backen ist. Wenn wir jedoch nur selten backen oder etwas anderes backen wollen, greifen wir gern auf Rezepte zurück. Auch wenn eine andere Person unseren Kuchen backen will, weil er so gut schmeckt, geben wir ihr unser Rezept.

Qualitätsformel

In diesem Rezept steht, wie viele welcher Zutaten mit welchen Hilfsmitteln (**Strukturqualität**) auf welche Weise und in welcher Reihenfolge zusammengebracht werden (**Prozessqualität**), um nach einer bestimmten Backzeit (noch **Prozessqualität**) den gewünschten – d. h. mit dem richtigen Aussehen, dem richtigen Geschmack und der richtigen Konsistenz (**Spezifikation**) – Kuchen zu erhalten (**Ergebnisqualität**).
Damit nichts vergessen wird (auch um festzustellen, ob wir alles richtig angegeben haben), wird alles schriftlich festgehalten.

In der betrieblichen Praxis verhält es sich gleichermaßen:

Definition Ablauforganisation: Es wird aufgeschrieben, welche Person was auf welche Weise in welcher Reihenfolge zu welchem Zeitpunkt tut. Die Schriftform erlaubt schon vorher eine Kontrolle über die geplanten Maßnahmen.

Merke: Alle Dinge, die aufgeschrieben wurden, schaffen im Kopf Freiraum für andere wichtige Dinge.

Ziele der Ablauforganisation:

- Die **Festlegung der Reihenfolge** verhindert Leerlauf, doppelte Arbeit und erleichtert die innerbetriebliche Abstimmung.
- Die **Schriftform** erlaubt Korrekturen im Ablauf, wenn erforderlich. Die Optimierung der Abläufe im Betrieb wird erleichtert.
- Die **Transparenz** wird erhöht, da von jedem nachvollzogen werden kann, was geschieht bzw. geschehen soll.
- Es wird sichergestellt, dass alle, die am **Ablauf (Prozess) beteiligt** sind, **dasselbe tun.** Das ist vorteilhaft, wenn man sich z. B. während Urlaub und Krankheit vertreten lassen muss oder selbst jemanden vertritt. Es ist positiv zu wissen, dass man nachlesen kann, wie die Dinge gehandhabt werden!

Es ist sinnvoll, einen Ablaufplan zur Bereitstellung von Arbeitsanweisungen zu erstellen und diesen im festgelegten Zeitraum abzuarbeiten.

6.8.3 Das Audit

Definition: Ein Audit ist eine systematische und unabhängige Untersuchung, um festzustellen, ob die qualitätsbezogenen Tätigkeiten und die damit zusammenhängenden Ergebnisse den geplanten Vorgaben entsprechen, und ob diese Vorgaben effizient zu verwirklichen und geeignet sind, die Ziele zu erreichen.

Hören – erwägen – handeln!

Während die Ablauforganisation die einzelnen Betriebsabläufe im Vorhinein regelt, ist das **Audit** ein **Prüfinstrument,** um festzustellen, ob und in welchem Umfang die geplanten Ziele erreicht worden sind (**Soll-/Ist-Vergleich**). Dabei soll das Audit im Wesentlichen feststellen, ob die jeweiligen Elemente eines QM-Systems den festgelegten **Forderungen entsprechen,** ob die **Qualitätsziele erreicht** werden und wie das **QM-System verbessert** werden kann.
Audits können **intern** durchgeführt werden (alle Beteiligten gehören dem Betrieb an) oder **extern** mit nicht dem Betrieb zugehörigen

Beratern organisiert werden. Für Hygienebeauftragte kein Grund zur Aufregung, setzt das Durchführen von Audits doch ein **Qualitätsmanagement** voraus (☞ Kapitel 6.8.4.3).
Unabhängig von qualitätssichernden Systemen, Zertifizierung u. ä. haben Audits für Mitarbeiter in der Qualitätssicherung einen praktischen Aspekt. Im Kern ist ein Audit eine **Sitzung** zu einem bestimmten Thema oder Arbeitsbereich mit den dafür verantwortlichen Personen. Anhand einer vorbereiteten Liste (einer Art Checkliste) wird gemeinsam geprüft, ob die einzelnen Punkte der **Liste** mit den gesetzten **Zielen übereinstimmen** (Bsp.: Hygieneschulung Händedesinfektion sollte bis zum Datum der Auditsitzung für alle Beschäftigten durchgeführt sein). Ist das der Fall, wird das **Ergebnis** eingetragen. Danach wird festgelegt, wie dieser Punkt weitergeführt wird (z. B. Wiederholung der Schulung nach 10 bis 12 Monaten). Diese Festlegung bewirkt Kontinuität im Handeln.

Audit – praktische Konsequenzen

Auch ein negatives Ergebnis wird genau festgehalten (z. B. welche Beschäftigten noch keine Schulung erhalten haben). Danach wird festgelegt, wie und bis zu welchem Zeitpunkt der Mangel behoben wird (z. B. Schulung der restlichen Beschäftigten bis Monatsende). Die Liste wird auf diese Weise vervollständigt. Der Vorteil besteht darin, dass der Auditbericht (Protokoll) nicht nur Ergebnisse festhält (und dann im Ordner verschwindet), sondern gleichzeitig **praktische Konsequenzen** in die Wege leitet. So geht nichts verloren.
Ein einfaches, aber **wirksames Arbeitsverfahren.**

6.8.4 Qualitätsmanagement in der Praxis

In der Praxis bedeutet Qualitätsmanagement für die Hygienebeauftragten, sich auf unterschiedliche Begebenheiten einzustellen, z. B.:

- In der Einrichtung gibt es noch kein strukturiertes Qualitätsmanagement,
- in der Einrichtung wird ein Qualitätsmanagement aufgebaut,
- in der Einrichtung existiert ein Qualitätsmanagement.

6.8.4.1 Fehlen eines strukturierten Qualitätsmanagements

Aufbau des Hygienemanagements

Bei dieser Ausgangssituation ist davon auszugehen, dass Informationen, betriebliche Regelungen und Verfahrensweisen überwiegend anlassbezogen und somit unstrukturiert weitergegeben werden und ohne System in der Regel einfach in Aktenordnern verschwinden.
Es ist eine schwierige Situation, die aber den Vorteil hat, dass das Hygienemanagement systematisch Schritt für Schritt aufgebaut werden kann. Wichtig ist zunächst, dass alle Maßnahmen schriftlich festgehalten werden.
Dabei ist es hilfreich, sich mit dem Qualitätsbeauftragten der Einrichtung zusammenzusetzen und gemeinsam zu überlegen und zu planen, wie das Qualitätsmanagement strukturiert aufgebaut wird,

damit es eine Chance hat, in der Einrichtung implementiert zu werden. Das hat den Vorteil, dass Hygiene zum selbstverständlichen Teil des Qualitätsmanagements wird und seine Rolle als Anhängsel („ach ja, Händedesinfektion ist ja auch wichtig...") verliert.
Gleichzeitig wird die Vorgehensweise bei der Entwicklung des Qualitätsmanagements in der Einrichtung vereinheitlicht. Die im Folgenden genannte Vorgehensweise lässt sich auf alle Qualitätsbereiche anwenden. Und damit kann der Hygienebeauftragte gut punkten, was der Hygiene nur nützen kann!
Somit kann die Arbeit beginnen. Zu Beginn ist eine Prioritätenliste hilfreich, die beinhaltet, welche Tätigkeit zu welchem Zeitpunkt von bestimmten Personen in einer festgelegten Reihenfolge erledigt werden. Auf diese Weise entstehen:

- **Vorgabedokumente:** Was ist von wem auf welche Weise zu tun?
- **Nachweisdokumente:** Wer hat welche Tätigkeit auf welche Weise und zu welchem Zeitpunkt erbracht?

Sinnvoll ist, auch einfache Arbeitsschritte und Tätigkeiten zu berücksichtigen und in die Liste aufzunehmen, z. B. das Reinigen der Arbeitsflächen und die entsprechende Vorgehensweise.
Mit dem **Pflegeerweiterungsgesetz 2008** ist der Druck auf die Einrichtungen, ein Qualitätsmanagement zu implementieren und zu optimieren, größer geworden. Oder anders formuliert: Ohne optimiertes Qualitätsmanagement haben Einrichtungen der Altenpflege keine Marktchancen. Somit werden Pflegeeinrichtungen der ersten Kategorie seltener.

6.8.4.2 Qualitätsmanagement im Aufbau

Hygiene – ein wichtiges QM-Thema

In dieser Situation haben es Hygienebeauftragte leichter. Qualitätsmanagement ist nicht nur in der Einrichtung bekannt, und es gibt Verantwortliche in der Führungsebene. Es sind Ansprechpartner vorhanden, die die Notwendigkeit des Qualitätsmanagement erkannt haben. So kann der Aufbau des Hygienemanagements mit anderen Bereichen abgestimmt werden. Es können Entscheidungen im Team getroffen werden.
Dabei ist darauf zu achten, dass die Hygiene nicht an den Rand des täglichen Geschehens gedrängt wird. Allzu gerne erschöpfen sich Hygienemaßnahmen im bloßen Erstellen eines Hygieneplanes. Dem kann vorgebeugt werden:
Die Hygienebeauftragten übernehmen in einer Einrichtung mit Qualitätsmanagement die Rolle eines „Hygienemanagers". Ein guter Manager ist zudem Berater (☞ Kapitel 1 und 6.1).
Hygienebeauftragte tragen dazu bei, dass die erforderlichen Maßnahmen in den entsprechenden Bereich des Qualitätsmanagements integriert werden.

Dies bedeutet im Einzelnen:

- Aufnahme der Hygiene in das QM-Handbuch.
- Verpflichtung der Leitung zur Entwicklung und Verwirklichung des QM-Systems unter Einbeziehung der Hygiene.
- Hygiene wird Bestandteil der betrieblichen Qualitätspolitik.
- Hygiene wird Bestandteil der Qualitätsziele und der Planung.
- Sie wird Bestandteil der internen Kommunikation.
- Hygiene wird bei der Bereitstellung der Ressourcen angemessen berücksichtigt.

6.8.4.3 Vorhandenes Qualitätsmanagement

Hygiene sollte ein Teil des QM sein

Ist ein Qualitätsmanagement vorhanden, ist von den Hygienebeauftragten zu prüfen, inwieweit die Hygiene integriert ist. Die Hygienebeauftragten werden zum innerbetrieblichen Dienstleister in Sachen Hygiene.
Hygiene ist derzeit z. B. im Qualitätsmanagement nach ISO 9001:2008 noch kein eigenständig genannter Punkt. So liegt es an den Hygienebeauftragten, die Verzahnung der Hygiene mit den anderen Qualitätsbereichen vorzunehmen. Es ist zu prüfen, ob die in Abschnitt 6.8.4.2 genannten Punkte schon umgesetzt oder noch zu realisieren sind.

Merke: Ein funktionierendes QM-System arbeitet mit Audits. Von den Hygienebeauftragten ist darauf hinzuwirken, dass Hygiene entsprechende Berücksichtigung findet. Es kann auch mit eigenständigen Hygiene-Audits gearbeitet werden. Entscheidend ist die Integration der Hygiene in den gesamten Qualitätssicherungsprozess.

6.8.5 Hygiene und Wirtschaftlichkeit

Es gibt noch immer Defizite bei der Umsetzung der Hygiene, obwohl die Bedeutung der Hygiene für das Gesundheitsrisiko und das Wohlbefinden sowohl für Pflegende als auch für Pflegebedürftige allgemein bekannt ist. So führen die neuen hygienischen Erfordernisse in der Pflege und der damit verbundene Mehraufwand zu Fragen wie „Ist das denn nötig? Entstehen nicht wieder zusätzliche Kosten?"
Es handelt sich dabei um grundsätzlich berechtigte Fragen, zumindest aus wirtschaftlicher Sicht. Jedes Unternehmen ist gehalten, effizient und wirtschaftlich zu arbeiten. Das bedeutet, mit einem bestimmten Mitteleinsatz den größten Nutzen für das Unternehmen zu erzielen. Dabei ist der **geringste Einsatz** meist **nicht der günstigste oder sparsamste.** Bei Einsatz günstiger Mittel müssen Mehrkosten durch evtl. höheren Zeit- und Personalaufwand berücksichtigt werden. Wird eine **ausreichende Leistung** in Kauf genommen, weil sie besser ist als eine **mangelhafte,** kann das **Ergebnis** dennoch **nicht** als **gut** bezeichnet werden.

Merke: Auch in der Pflege gilt, das Unternehmensziel ist entscheidend.

Bedeutung der Pflegequalität

Um festzustellen, welche **Unternehmensziele Pflegeeinrichtungen** haben können, sind Überlegungen bzgl. der **Pflegequalität** wichtig. Wird optimale Versorgung honoriert, ist sie lohnenswert und findet sie gebührende Anerkennung?
In der Diskussion um Pflegequalität kann man sich auf zwei konsensfähige Ziele verständigen:

- Pflege zu gewährleisten, die dem Pflegebedürftigen hilft,
- Pflegebedingungen zu schaffen, die den Pflegenden nicht gefährden.

Was darunter zu verstehen ist, mag sich im Laufe der Zeit ändern. Je größer aber das Wissen um die Zusammenhänge von Hygiene und Gesundheit sowie Hygiene und Lebensqualität ist, umso größer ist die Bereitschaft, Hygiene in die Unternehmensziele einzubinden.

Wichtig – Personalhygiene

Zu den **Pflegebedingungen** gehört auch die **Personalhygiene.** Es ist leicht nachvollziehbar, dass mangelnde Hygiene für die Pflegenden ein erhöhtes Gesundheitsrisiko (z. B. Infektionsgefahr) bedeutet. Jede Einrichtung sollte ihren Krankenstand diesbezüglich analysieren. Gerade Infektionskrankheiten sind für den Betriebsablauf belastend, weil sie in der Regel gehäuft auftreten. Und in Zeiten des Personalmangels, wie er aufgrund der Ausbildungssituation noch einige Zeit in der Altenpflege vorherrschen wird, ist Stress eine weitverbreitete Erscheinungsform. Und da Stress durch Personalmangel negativer Stress ist, wird die Infektionsgefahr nicht verringert. Berufsverbände sprechen aktuell im Jahr 2010 teilweise von Krankenständen bis 20 %.

Merke: Umfassende und richtige Hygienemaßnahmen senken den Krankenstand des Personals.

Ein gut geführtes Hygienemanagement senkt den Arbeitsaufwand des Personals. Es ist wie in jedem eingespielten Team: nur gut organisiert mit einem gemeinsamen, von allen akzeptierten Ziel hat das Team Erfolgschancen. Wird Hygiene als notwendiges Übel empfunden, bleibt sie im Randbereich der zu leistenden Qualität, es kommt zu Verzögerungen im Arbeitsablauf und zu Fehlern.

Merke: Ist Hygiene für Führungskräfte und Mitarbeiter ein anerkanntes, wichtiges Segment der Qualitätssicherung, werden Hygienemaßnahmen sehr schnell verinnerlicht und damit selbstverständlich. Fehler werden vermieden, wertvolle Zeit wird gewonnen.

Hygiene – Schutz vor Krankheit

Für den Pflegebedürftigen bedeutet das einen besseren Schutz vor Krankheit oder – positiv formuliert – mehr Wohlbefinden und damit mehr Lebensqualität. Für die Praxis bedeutet das im betriebswirtschaftlichen Sinne, dass vermeidbare Mehraufwendungen für die pflegerische Versorgung (z. B. bei Infektionen) i. d. R. nicht erstattet werden.

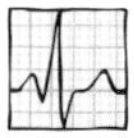

Beispiel: Ein Pflegebedürftiger, der an einer Grippe erkrankt ist, ist nur mit erhöhtem Pflegeaufwand zu versorgen. Entweder leidet die Pflegequalität, z. B. bei der Körperpflege, oder der Zeitaufwand für die Pflege steigt. Der höhere Kostenfaktor wird i. d. R. nicht erstattet.

Soweit die Betrachtung zweier sicher überall in der Altenpflege identischer Unternehmensziele.

Pflege als Markt

Pflege ist im Wandel begriffen. Sie ist ein Markt geworden, auf dem sich die Einrichtungen zu behaupten haben, weil sie in einer Konkurrenzsituation stehen. Der Pflegebedürftige wird zum umworbenen Kunden. Keine Pflegeeinrichtung kommt heute ohne Marketingmaßnahmen aus. Die Attraktivität einer Einrichtung gewinnt immer mehr an Bedeutung, die zu Pflegenden und ihre Angehörigen werden kritischer, wählen immer genauer aus.
Warum sollte in dieser Situation nicht ein wesentliches Element der Qualität, die Hygiene, in die betrieblichen Strategien einbezogen werden?

6.8.6 Beispiel für Qualitätserfassung – der PDCA-Zyklus nach Deming

Qualität erfassen

Das Ergebnis des Qualitätsmanagements ist Qualität. Diese muss erfasst, geprüft und dokumentiert werden. Hierzu gibt es verschiedene, aus der industriellen Qualitätserfassung abgeleitete Modelle wie z. B. das **EFQM-System** (European Foundation for Quality Management). Qualitätserfassungssysteme funktionieren stets nach dem gleichen Prinzip. Verschiedene Sparten einer Einrichtung werden geprüft; i. Abh. v. vorgefundenen Standards und deren praktischer Umsetzung werden Punkte vergeben. Für den medizinischen Bereich ist – zunächst ausschließlich für Krankenhäuser – das **KTQ®-System** von den Krankenkassen, der Bundesärztekammer und der Deutschen Krankenhausgesellschaft entwickelt worden. KTQ® steht für „Kooperation für Transparenz und Qualität (im Gesundheitswesen)" und steht jetzt auch für Pflegeeinrichtungen zur Verfügung. So ist es interessant, in diesem Zusammenhang den im Sinne des KTQ® angewendeten **PDCA-Zyklus nach Deming** vorzustellen.
Der PDCA-Zyklus hat sich als Qualitätsinstrument in der Pflege durchgesetzt und wird von den Medizinischen Diensten als Quali-

tätsmarkmal bei den Qualitätsprüfungen der Einrichtungen als gegeben vorausgesetzt.

PDCA-Zyklus

PDCA kommt aus dem Englischen, ist eine Abkürzung und steht für

- plan
- do
- check
- act

Frei übersetzt bedeutet das:

Plan – Planen

Plan

Hier wird bewertet, ob die exakte Ausgestaltung eines Prozesses geplant wurde, also detaillierte Planungen – auch Zeitplanungen – vorliegen.

Do – Taten (Was wurde umgesetzt?)

Do

Hier wird beurteilt, wie viel von den Plänen bereits umgesetzt wurde. Bewertet wird sowohl der Durchdringungsgrad als auch der Erreichungsgrad. Unter **Durchdringung** versteht man, dass z. B. verabschiedete Hygienepläne in allen Bereichen der Einrichtungen bekannt sind. Die **Erreichung** prüft darüber hinaus, ob sie von den Mitarbeitern auch korrekt angewendet bzw. umgesetzt werden.

Check – Überprüfung des Erreichten

Check

Hier wird die Etablierung geeigneter Prüfverfahren sowie die regelmäßige Durchführung geeigneter Prüfungen bewertet. Die Prüfergebnisse sollten nachvollziehbar dokumentiert werden. Im Falle der Hygiene wären das z. B. die Laboruntersuchungen zur Kontrolle des Hygienestandards. Hierzu gehören auch Begehungsprotokolle.
Der „Check" beinhaltet auch externe Prüfungen, z. B. durch die Heimaufsicht, das Gesundheitsamt oder den MDK.

Act – Ergebnisse auswerten – und handeln!

Act

Im letzten Punkt des PDCA-Zyklus wird bewertet, welche Maßnahmen aufgrund von Prüfungsergebnissen getroffen und wie diese umgesetzt wurden. Ziel des PDCA-Zyklus im Gesamten ist es, einen sog. kontinuierlichen Verbesserungsprozess zu ermöglichen. Das bedeutet auch, dass Maßnahmen, die sich als unzulänglich erwiesen haben, durch brauchbare Verfahren ersetzt werden. Zuvor wird dies im Qualitätszirkel Hygiene bzw. mit dem Hygieneteam diskutiert, evtl. im Rahmen eines Audits (siehe oben). Als praktische Konsequenz für den Hygienebeauftragten ergibt sich, dass auch die Folgerungen aus solchen Audits dokumentiert werden.

6.9 Etablieren und Überwachen des Hygieneplans

Hygieneplan und Rückmeldung

Gleichgültig, auf welche Weise er erarbeitet wurde – der Hygieneplan ist fertiggestellt. Der Qualitätszirkel Hygiene bzw. das Hygieneteam haben ihn abgesegnet. Nun muss er allen Mitarbeitern zugänglich gemacht werden. Dies geschieht am besten durch mehrere **Mitarbeiterzusammenkünfte,** wobei die Mitarbeiter ihre Teilnahme durch Unterschrift quittieren.
Da die Schulungsdauer meist begrenzt ist (☞ Kapitel 8), werden besonders diejenigen Kapitel des Hygieneplans vorgestellt, die Abweichungen von der bisher üblichen Handlungsweise enthalten. Auf Neuerungen wird explizit hingewiesen. Abschließend werden alle Mitarbeiter dazu aufgefordert, mit dem **Hygieneplan drei Monate auf Probe** zu arbeiten. Drei Monate haben sich bewährt, da die meisten Menschen in diesem Zeitraum mögliche Vorbehalte gegen ungeliebtes „Neues" aufgegeben und sich an die neuen Arbeitsabläufe gewöhnt haben.
Nach dieser Frist sollen sie **Stellungnahmen** abgeben, welche **Schwierigkeiten** es mit den Anweisungen gegeben hat, oder ob sie **Verbesserungsvorschläge** machen können.
Hygienebeauftragte sollten die gemachten Vorschläge bzw. Anmerkungen oder Kritikpunkte prüfen, im Hygieneteam bzw. Qualitätszirkel Hygiene vorstellen und den **Hygieneplan** ggf. **umformulieren.** Um diese Punkte zu sammeln, ist es meistens ausreichend, die Wohnbereichs- bzw. Stationsleiter sowie die Hauswirtschaftsleitung, Pflegedienstleitung, Haustechnik und ggf. Küchenleitung an einen Tisch zu holen. **Änderungen** werden besprochen und nach **Einarbeitung** in den jeweiligen Bereichen bzw. Stationen den Mitarbeitern zur Kenntnis gebracht. Auch diese stations- oder bereichsinternen Mitteilungen sollten dokumentiert werden.
Abschließend muss der Hygieneplan der **Einrichtungsleitung** und ggf. dem **Qualitätsbeauftragten** zur Unterschrift vorgelegt werden. Mit diesen Unterschriften werden der Hygieneplan bzw. die entsprechenden Dokumente zur Arbeitsanweisung auch im arbeitsrechtlichen Sinne. Der Hygieneplan dokumentiert darüber hinaus den korrekten **Vollzug** der **Ziffer 4.1.2.3 der TRBA 250** und des **§ 36 IfSG. Verstöße** einzelner Mitarbeiter gegen den Hygieneplan können jetzt z. B. durch **Abmahnung** geahndet werden. Daneben ergeben sich im Falle negativer Folgen für andere Mitarbeiter und Bewohner **haftungsrechtliche Konsequenzen,** die unter Umständen nicht versichert sind (grobe Fahrlässigkeit).

Durchdringungs- und Erreichungsgrad

Nachdem der Hygieneplan in seiner endgültigen Version einige Wochen in Kraft ist, sollten der **Durchdringungsgrad** (Hygieneplan ist den Mitarbeitern bekannt) und der **Erreichungsgrad** (praktische Durchführung der Hygieneanweisung durch die Mitarbeiter) in Form einer **Begehung** kontrolliert werden. Sie kann unangekündigt erfolgen, um möglichst alltägliche Abläufe beobachten zu können (☞ Kapitel 7).

7 Begehung der Einrichtung durch Hygienebeauftragte

7.1 Vorbereitung

Dem Hygieneaudit (☞ Kapitel 6.8) sollte eine Begehung vorausgehen. Diese kann **angekündigt** im Sinne einer **internen Qualitätskontrolle** erfolgen. Die Mitarbeiter erhalten also Zeit, sich und den Bereich vorzubereiten.

> **Merke:** Im Falle der angekündigten Begehung findet man die **Situation** vor, die Mitarbeiter für den **optimalen Hygienestandard** halten.

Begehung vorbereiten

Der Hygienebeauftragte sollte sich auf eine angekündigte Begehung sorgfältig vorbereiten. Folgende Punkte sind zu klären bzw. zu planen:

- Welche Bereiche sollen begangen werden?
- Welcher Termin ist am günstigsten, um die vorgesehenen Arbeitsabläufe beobachten zu können?
- Stehen die gewünschten Begleitpersonen am vorgesehenen Termin zur Verfügung?
- Steht eine passende Checkliste zur Verfügung (☞ Kapitel 7.2)?
- Rechtzeitige Information der Heimleitung, Pflegedienstleitung und Hauswirtschaftsleitung.
- Ggf. Nachlesen von Berichten der Heimaufsicht, des MDK, der Gewerbeaufsicht oder von Auditoren der zertifizierenden Stelle.
- Zusammentragen von evtl. vorhandenen Laborbefunden (Details ☞ Kapitel 7.5).
- Kurz gefasste Berichte über Erfahrungen mit infektiösen oder infektionsverdächtigen Bewohnern.

Nun wird der Begehungsumfang festgelegt und die Checkliste entsprechend ergänzt.
Andererseits kann eine **Begehung** auch **unangekündigt** erfolgen, d. h., der Hygienebeauftragte geht, andere Tätigkeiten vorschützend, durch das Haus. Hierbei können **alltägliche Verhaltensweisen bzgl. der Hygiene** beobachtet werden. Bei unangekündigten Begehungen kann man keine Checkliste mitnehmen, wenn man unauffällig agieren will. Daher ist der Umfang der Begehung und die Beobachtung bzgl. der Arbeitsweisen eingeschränkt.

> **Merke:** Die unangekündigte Begehung dient vor allem der **gezielten Beobachtung** von **Abläufen,** bei denen die **Effektivität fraglich** ist. Auch **Beschwerden von Mitarbeitern** über einzelne Personen können hierbei überprüft werden.

7.2 Die Begehung

Folgende Kriterien sind zu beachten, Punktevergabe kann Trends zwischen Begehungen zeigen.

7.2.1 Organisation

Kenntnis und Einsichtnahme in den Hygieneplan durch die Mitarbeiter

Theorie

- Kennen alle angetroffenen Mitarbeiter den Hygieneplan?
- Weiß jeder, wo der Hygieneplan zu finden ist?
- Ist der Hygieneplan am vorgesehenen Ort?
- Ist der Hygieneplanordner vollständig und auf dem neuesten Stand?
- Stimmen Pflegestandards und Hygieneplan überein?
- Können einschlägige Regeln korrekt wiedergegeben werden?

Kenntnis des Desinfektionsplans

- Hängen die Desinfektionspläne aus?
- Sind die Desinfektionspläne aktuell?
- Sind die Sicherheitsdatenblätter der Konzentrate zugänglich?
- Sind die Sicherheitsdatenblätter aktuell?
- Ist bekannt, wann gereinigt und wann desinfiziert wird?
- Hängen Betriebsanweisungen gemäß GefahrstoffV aus?

Internes Meldewesen

- Erfährt der Hygienebeauftragte, wenn Infektionen auftreten?
- Wer veranlasst Erstmaßnahmen (am Wochenende, in der Nacht)?
- Ist eine Ausbruchsdokumentation (gemäß IfSG) möglich?
- Funktioniert die festgelegte Meldekette?

Mitarbeiterschulungen

- regelmäßig durchgeführt,
- korrekt dokumentiert?

7.2.2 Personalhygiene

Berufskleidung im Sinne der Hygiene und der BGR

Personal

- Farbe, Material, Waschbarkeit (40–60 °C),

- Schmuck (Ohrringe, Unterarmschmuck, lange Ketten, künstliche Fingernägel),
- Haartracht,
  Zu Hause waschen – Vollzug der Ziffer 4.1.3.1 TRBA/BGR 250 (Kontaminierte Arbeitskleidung muss durch Arbeitgeber aufbereitet werden).

Schutzkleidung

- Bereitstellung, Verfügbarkeit.
- Wann wird welche Kleidung angelegt?

Händehygiene

- Händedesinfektion technisch korrekt?
- Handschuhe
  - Einmalhandschuhe unsteril,
  - sterile Handschuhe.
- Hängt der Hautschutzplan aus?
- Spender sauber (Reinigungsintervall im Hygieneplan) und befüllt?
- Bei Nachfüllen: Beschriftung korrekt?

7.2.3 Praktische Durchführung der Hygienemaßnahmen in der Pflege

Pflegepraxis

Umgang mit Arbeitsmitteln
Verbandwagen

- sauber, aufgeräumt,
- Bestückung,
- abgedeckt, wenn nicht in Gebrauch.

Lagerungshilfen (Lagerung, Aufbereitung)

Pflegeutensilien (Lagerung, Aufbereitung)

- Sind alle Pflegeutensilien erfasst?
- Sind individuelle Pflegeutensilien für infektionsverdächtige Bewohner/Patienten vorhanden?
- Aufbereitungsanweisungen für
  - Thermometer,
  - Blutdruckmessgeräte,
  - Blutzuckermessgeräte,
  - Hebehilfen,
  - sonstige stationäre Geräte,
  - mobile Geräte: Aufbereitung eindeutig geregelt und durchgeführt?
- Dokumentation bei nicht täglicher Aufbereitung.
- Dokumentation bei Aufbereitung nach Gebrauch.

Betten, Inventar

- nach Verlegung des Bewohners,
- Regelablauf.

Wäsche

- Einsortieren von Frischwäsche.
- Lagerung.
- Sortieren gebrauchter Wäsche
  - infektionsverdächtig,
  - Sonstige.
- Zustand der gewaschenen Wäsche
  - Schäden, Faltung,
  - Sauberkeit,
  - Waschmittelrückstände.

Arzneimittel

- Lagerung,
- Behälter, z. B. für Tropfen,
- Mörser,
- Wasser für Tropfen,
- Temperatur,
- Durchstichflaschen,
- Infusionen und Injektionen (Vorbereitung, Applikation),
- Verabreichung von Injektionen
  - Desinfektion ausreichend,
  - Versorgung nach Injektion.

Sterilgut

- Lagerung
  - sauber und trocken,
  - Lagerzeiten eingehalten?
- Entsorgung
  - Einlegen in Desinfektionsmittel,
  - Einlegen in trockene und geschlossene Behälter,
  - Abgabe an die Aufbereitung.
- Aufbereitung
  - Desinfektionsverfahren,
  - Reinigung, Inspektion,
  - Sterilisationsprozess, Dokumentation.
- Arbeitsanweisungen aktuell?
- Dokumentation fortlaufend?

Pflegemaßnahmen

- Ablauf beim Baden und Waschen der Bewohner
  - Gebisspflege,
  - Bad: Zwischendesinfektion und Reinigung,
  - Waschutensilien: Wechselintervall/Aufbereitung.
- Venenkatheterpflege.
- Harnwegskatheterisierung
  - Vorbereitung,
  - Durchführung,
  - Pflege des Harnwegskatheters.
- Absaugen, Beatmung.

7.2.4 Bewohnerzimmer und gemeinsam genutzte Einrichtungen

Räume allgemein

- Optische Sauberkeit der Flächen,
- Sauberkeit unter Möbeln,
- Sauberkeit von Textilien, Büchern, Zeitungen etc.

Nasszellen und Bäder

- Armaturen
  - glänzend, sauber,
  - Kalkgehalt/Kalkflecken,
  - Strahlregler, Perlator, Brausekopf.
- Becken
- Flächen
- Gelagerte Utensilien.

7.2.5 Lebensmittellogistik

Reichen von Speisen

- Kleidung (ggf. Schutzkleidung),
- Vorbereitung (Portionieren, Zuschneiden),
- Zwischenlagerung von Speisen,
- Wiedererwärmen von Speisen.

7.2.6 Wäscherei

Externer Dienstleister

- Zertifikat?
- Zufriedenheit der Anwender.
- Zufriedenheit der externen Dienstleisters mit Wäschevorsortierung.

Eigene Wäscherei

- Trennung in reine und unreine Seite?
- Waschverfahren ausreichend?
- Mangeln, Bügeln, Falten.
- Ausgabe hygienisch einwandfrei?
- Sozialraum.
- Kleidung Personal.

7.2.7 Abfallkonzept

- Mülltrennung?
- Logistik, Zwischenlagerung.

7.2.8 Tierhaltung

- Unterbringung?
- Sauberkeit des Lagers.
- Dokumentation Entwurmung, Tierarztbesuche, Impfzeugnis.

7.2.9 Dokumentation

- Ausreichend, angemessen?
- Fortlaufend geführt?
- Sofort griffbereit?
- Übersichtlich?

7.2.10 Laboruntersuchungen zur Dokumentation des Hygienestandards

Regelmäßig durchgeführt?

- Abklatschuntersuchungen zur Flächendesinfektion (Kann-Option),
- Abklatschuntersuchung zur Händedesinfektion (Kann-Option),
- Wasserproben,
- Prozessprüfung von Desinfektionsapparaten,
- Produktprüfung, Desinfektion.

Befunde übersichtlich abgeheftet? Chronologisch nach Daten geordnet?

7.3 Der Bericht des Hygienebeauftragten

7.3.1 Auditbericht

Umfang, Ziel, Datum

Bericht als Handlungsgrundlage

Eingeleitet wird der Bericht mit der Mitteilung, welche Bereiche der Einrichtung begangen wurden und wann das geschah. Hier kann auch mitgeteilt werden, ob die Begehung anlassbezogen (Mitteilungen von Betreuten, Angehörigen, Mitarbeitern, Aufsichtsbehörden) oder routinemäßig erfolgte. Der Hinweis „angekündigt“ oder „unangekündigt“ hilft den Lesern bei der Bewertung.

Verteilerplan

I. d. R. müssen nicht alle Abteilungen bzw. Bereiche einer Einrichtung über die Begehung informiert werden. Im Verteilerplan sollten in jedem Fall **Einrichtungsleitung, Pflegedienstleitung** und **Hauswirtschaftsleitung** stehen. Die **Stations- und Bereichsleitungen** der be-

gangenen Bereiche sollten hinzugefügt werden. Ansonsten werden **Betroffene** (Fachkraft für Arbeitssicherheit, Sicherheitsbeauftragte, Betriebsarzt etc.) **bei Bedarf** informiert.

Rechtsgrundlagen

Gesetze, Verordnungen, Normen oder Richtlinien bzw. Empfehlungen sollten kurz benannt werden. Interessierte können somit nachlesen, die anderen erkennen die Autorität hinter den Ausführungen des Hygienebeauftragten. Eine Würdigung der Vorgabe (muss, soll, kann befolgt werden) kann später im Berichtstext erfolgen.

Auflistung ggf. festgestellter Hygienemängel

Der Begriff **„Auffälligkeit"** beinhaltet alles, was Hygienebeauftragten bei der Begehung auffällt. Nicht immer handelt es sich dabei um echte Mängel. Es können auch **Abweichungen von** gewohnten und im Hygienehandbuch **vorgegebenen Vorgehensweisen** sein, die trotzdem zu einem brauchbaren Ergebnis führen. Werden **Mängel** festgestellt, so wird der **„Ist-Status"** beschrieben, dem **„Soll-Status"** (Zitat der Rechtsgrundlage) gegenübergestellt und abschließend ein Vorschlag zur praktischen Umsetzung der erforderlichen Änderung dokumentiert.

Beurteilung

Die Beurteilung ermöglicht eine **zusammenfassende Darstellung des Hygienestatus.** Auch erzielte **Fortschritte** werden hier mitgeteilt. Dazu werden Vergleiche zu früheren Begehungen oder Berichten von Aufsichtsbehörden gezogen.

Prioritätenliste

Die Prioritätenlisten gibt Auskunft, welche Maßnahmen nach Ansicht des Hygienebeauftragten in welchem Zeitraum getroffen werden sollen. Naturgemäß spielt dabei auch der erforderliche Aufwand eine Rolle. Änderungen von Arbeitsweisen ohne die Notwendigkeit von Neuanschaffungen lassen sich schneller umsetzen als solche mit Neuanschaffungen oder gar kleinen Baumaßnahmen. Ansonsten gilt z. B.:

Übersicht 10: Priorität bei Änderungen von Hygienemaßnahmen

Prioritätsstufen
Priorität A: Maßnahmen, die anfällige Betreute besser und sicherer vor Infektionen schützen oder Vollzug von Auflagen der Aufsichtsbehörden.
Priorität B: Vollzug von Richtlinien und Empfehlungen sowie berufsgenossenschaftlichen Unfallverhütungsvorschriften ohne bisher vorliegende Beanstandung durch die Aufsichtsbehörden.
Priorität C: Vollzug von Empfehlungen und Normen ohne bisher vorliegende Beanstandungen und von geringerer Priorität oder Baumaßnahmen, die erst geplant werden müssen.

Verbesserungsvorschläge

Hygienebeauftragten können bei ihren Begehungen durchaus Ideen kommen, wie man bestimmte Maßnahmen besser machen könnte, ohne dass das bisherige Vorgehen falsch wäre. Dies ist ganz im Sinne des vom Qualitätsmanagement geforderten „kontinuierlichen Verbesserungsprozesses". Solche Ideen gehören daher auch in den Bericht.

Empfohlene Maßnahmen

Hier fassen Hygienebeauftragte die aus ihrer Sicht ratsamen Maßnahmen noch einmal knapp zusammen. Dies kann unter Einbeziehung der beiden letzten Aspekte (Priorität, Verbesserungsvorschläge) tabellarisch erfolgen (☞ Übersicht 10).

Übersicht 11: Beispiel für einen tabellarischen Begehungsbericht

Mustereinrichtung	**Bericht des Hygienebeauftragten** **Begehung** vom XX.XX.20XX	**Hygienemanagement**
Feststellung	**Priorität**	**Maßnahmen/Vorschlag**
Bewohnerbezogen genutzte Waschschüsseln werden einmal in der Woche desinfiziert.	A	Desinfektion nicht erforderlich, spart Kosten, Hygieneplan ändern.
Wäscherei ist nicht in reine und unreine Seite getrennt.	B	Räumliche Trennung anstreben. BGR beachten!
Händehygiene wird inkonsequent durchgeführt.	A	Personalschulung – Termin beschließen, ggf. Referenten einladen.
Handtuchspender im Stützpunkt Wohnbereich 3 defekt.	A	Gleich reparieren oder austauschen. Verstoß gegen BGR/TRBA 250.

7.4 Mitwirkung des Hygienebeauftragten bei anderen Audits

Hygienebeauftragte als Teammitglieder

Auch bei Audits in Bereichen, die nicht primär Hygienefragen klären sollen, aber hygienerelevante Tätigkeiten beleuchten, ist die Mitarbeit von Hygienebeauftragten von Nutzen. Sie liefern in diesem Fall nur ergänzende Informationen. Damit untermauern sie ihren Status als interne Berater und können natürlich wie alle anderen Beteiligten durch Einbringen konstruktiver Vorschläge die Prozesse verbessern. Im Folgenden werden mögliche Beiträge von Hygienebeauftragten in Stichworten skizziert.

7.4.1 Küchenaudit

Eine kleine Checkliste findet sich in Kapitel 5.9.

7.4.2 Pflegeprozessaudit

- Hygienerelevante Schnittstellen zu den Pflegestandards.
- Kooperation Hauswirtschaft – Pflege.
- Internes Meldewesen.
- Infektionsschutz für Bewohner und Personal (hausärztlicher Bereich, Betriebsarzt).
- Einplanung von Hygienemaßnahmen für Pflegesatzverhandlungen (Zuarbeit).

7.4.3 Betriebssicherheitsaudit

- Vollzug der Gefahrstoff-V/Biostoff-V
  - Desinfektionsmittelkonzentrate,
  - Händedesinfektionsmittel und demente Bewohner,
  - Abfallkonzept.
- Zuarbeit zu Gefahrstoffkataster
- Umsetzung des/r Medizinprodukterechts, Medizinproduktegesetzes, Medizinproduktebetreiberverordnung
  - Dokumentation.

7.4.4 Audit hauswirtschaftlicher Bereich

- Reinigungsplan.
- Desinfektionsplan.
- Verhalten hauswirtschaftlichen Personals bei Infektionsverdacht bzw. Besiedlung.
- Aufbereitung der Reinigungsutensilien.

7.5 Laborkontrollen des Hygienestandards

Als Maßnahme zur Überwachung des Hygienestandards werden in der Anlage zu Ziffer 5.6 der Richtlinie für Krankenhaushygiene und Infektionsprävention des Robert Koch-Institutes (RL-RKI) eine Reihe von Untersuchungen empfohlen.

„Zuviel" verursacht unnötige Kosten

Diese Anlage ist leider nicht die Neueste (1996). Einige Hygieniker verdammen öffentlich „Abklatschorgien", und sie haben recht. Dennoch gibt es keine besseren Verfahren als Abklatschuntersuchungen, um die geforderten Prüfungen preisgünstig und für alle nachvollziehbar durchzuführen. Es handelt sich dabei um Kontrollen gemäß

TRBA 250 (Durchführung der Reinigung und Desinfektion überprüfen) und Prüfungen, die in jedem Qualitätsmanagement (kontinuierlicher Verbesserungsprozess aufgrund erhobener Prüfergebnisse) gefordert werden.
Daneben ist auch die pädagogische Wirkung sehr gut. Auch Mitarbeiter ohne fachliche Qualifikation können sich Keimzahlen vorstellen und handeln entsprechend. Allerdings müssen die Beprobungsorte sinnvoll ausgewählt werden und der Zeitpunkt der Abnahme günstig sein.
Auch die Nährböden müssen geeignet sein. Sie sollten ggf. **Enthemmer** (s. u.) enthalten. Bei der Auswahl sollte man sich von einem Fachmann beraten lassen. Bei der Überprüfung z. B. desinfizierter Flächen ist der Zusatz von Substanzen, die das **Desinfektionsmittel inaktivieren,** in Nährböden erforderlich. Diese werden als „Enthemmer" bezeichnet.

7.5.1 Produktkontrolle und Prozesskontrolle

Ergebnis kontrollieren

Mikrobiologische Proben können am **Endprodukt** eines Aufbereitungsganges gewonnen werden. Der aufbereitete Gegenstand wird dabei abgeklatscht und auf anhaftende Restkeime untersucht. Diese Produktkontrolle ist nur **nach Reinigung oder Desinfektion** relevanter **Flächen** und **Gegenstände** sinnvoll. Abklatsche als Produktkontrolle (☞ Abb. 19) können bspw. gewonnen werden

- von aufbereiteten Hilfsmitteln (z. B. Toilettenstühle nach Reinigung),
- von gereinigten Flächen, z. B. in der Wohnbereichsküche oder bewohnernah im Zimmer,
- von Geschirr (nach DIN),
- von gewaschener Wäsche (nach RAL-GZ 992/2),
- von Wischmopps, die feucht gelagert wurden.

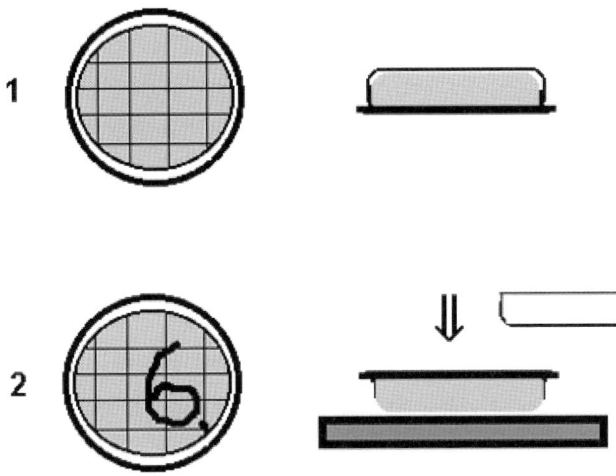

Abb. 19: Schema Abklatschuntersuchung
1. Abklatschplatte mit über den Rand stehendem Nährboden.
2. Nährboden vollständig auf Testfläche drücken, beschriften.

Bei Abklatschuntersuchungen werden bevorzugt sog. RODAC-Platten (RODAC = Replicate organism detection and counting) verwendet. Der Nährboden ist bei diesen Platten so gegossen, dass er über den Kunststoffrand der Trägerplatte hinausragt (1). Nach der Beschriftung wird der Deckel zur Untersuchung abgenommen und der Nährboden in möglichst vollständigen Kontakt zur Untersuchungsfläche gebracht (2). Anschließend werden die Platten wieder verschlossen und ins Labor gegeben, wo sie 24 bis 48 Stunden bebrütet werden. Vom Labor wird mitgeteilt: die Keimzahl in KBE (koloniebildende Einheit) zusammen mit der Bezugsgröße (z. B. Quadratzentimeter, 25 cm^2 = gesamter Nährboden) und ggf. eine detaillierte Differenzierung der vorgefundenen Keime.

Nicht sinnvoll sind Abklatsche von Toilettenbrillen, Fußböden und Flächen **vor** Reinigung oder Desinfektion, es sei denn, eine „Vorprobe" wird zu Lehrzwecken gewünscht.

Ablauf kontrollieren

Die **Prozesskontrolle** wird mit einem geeigneten **kontaminierten Prüfkörper,** der einem v. a. **maschinellen Desinfektionsvorgang** unterworfen wird, durchgeführt. Die verwendeten Prüfkörper werden in der Regel mit einer klebenden Anschmutzung (z. B. Grießbrei, Blut) mit speziellen Stämmen von Staphylococcus aureus und Enterococcus faecium in definierter Konzentration beschichtet (☞ Abb. 20). Vom Labor geliefert werden sie dem zu prüfenden Verfahren unterzogen und danach im Labor untersucht.

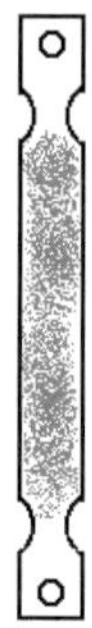

Abb. 20: Schema Prüfkörper für Prozesskontrolle (Beispiel Spülmaschinen-Teststreifen)

Solche Prozesskontrollen werden durchgeführt zur Überprüfung von

- Steckbeckenspülapparaten,
- Waschmaschinen (Wäscherei),
- Spülmaschinen.

Sie sind nicht sinnvoll zur Überprüfung manueller Reinigungsprozesse.

7.5.2 Vorschläge des RKI

Expertenempfehlungen

Zur Erfüllung der Auflagen in der Anlage zu Ziffer 5.6 RL-RKI werden derzeit folgende Untersuchungen empfohlen:

Unangemeldete Kontrollen der Händedesinfektion

Diese Art von Kontrolle ist erst nach Etablieren eines Hygieneplans und der Durchführung von Schulungen sinnvoll. Kontrolliert werden sollten Mitarbeiter während der Arbeit, wobei besonderes Augenmerk auf Fingerspitzen und Daumen der Arbeitshand liegt.

Kontrolle der Flächenreinigung und Desinfektion

Diese Kontrolle dient nicht dazu, die Wirkung des Desinfektionsmittels zu prüfen, sondern ob dasselbe korrekt angewendet wird.
Zur Kontrolle der Flächenreinigung und/oder -desinfektion werden **wichtige Arbeitsflächen,** die maximal 2 bis 3 Stunden zuvor gereinigt oder desinfiziert und seitdem nicht mehr benutzt wurden, ausgewählt. Sinnvoll ist dies im Küchenbereich und bei Arbeitsflächen zur **Vorbereitung von Medikamenten.** Nach Bedarf können bewohnernahe Flächen überprüft werden. Die Kontrolle erfolgt durch Abklatschproben mit Nährböden, deren Zusammensetzung eine Aufhebung der Wirkung des Desinfektionsmittels auf der Nährbodenoberfläche erlaubt.

Kontrolle der Sterilisation

Diese Kontrolle ist auch in DIN-EN Normen vorgegeben und sollte halbjährlich oder (bei thermischen Verfahren) nach 400 Chargen durchgeführt werden.
Art der Kontrolle: Bioindikatoren, die in **„Briefchen"** kommen und **mitsterilisiert** werden. Dabei können sie in die Sterilisationsbehälter zum Instrumentarium gelegt werden. Die Anzahl richtet sich nach der Größe des Gerätes. Ein Briefchen wird als **Transportkontrolle** nicht sterilisiert. Alle Briefchen werden an das **Labor** zurückgeschickt und dort **ausgewertet.** Bei jeder Charge sind auch Chemoindikatoren zur Kontrolle mitzuführen. Dampfsterilisatoren können mit Datenloggern die Temperatur und Druck gegen die Zeit aufzeichnen. Die Auswertung der Kurve zeigt die einwandfreie Funktion an verschiedenen Stellen der Kammer des „Steris". Auf die Sporenpäckchen sollte aber aus forensischen Gründen nicht verzichtet werden.

Kontrolle der Steckbeckendesinfektion

Diese Kontrolle muss jährlich durchgeführt werden. Die **Prozesskontrolle** erfolgt mit **kontaminierten Schrauben** (Enterococcus faecium in Prüfanschmutzung) bzw. nach neuesten Vorgaben mit entsprechend kontaminierten Metallstreifen.
Orientierend kann eine **Produktkontrolle** durch **Abklatsch** der desinfizierten Steckbecken erfolgen. Auch hier können Datenlogger erfolgreich eingesetzt werden.

Küche

Die Kontrolle der **Geschirrspülmaschine** erfolgt mit Probestreifen aus Metall (☞ Abb. 20) mit Enterococcus faecium, die in den Besteckkorb gegeben werden. Dazu werden Abklatschuntersuchungen von gespültem Geschirr genommen. Die Untersuchung nach DIN wird ergänzt durch eine Spülwasserprobe aus der Maschine. **Arbeitsflächen und Geräte:** Nach Reinigung oder Desinfektion Abklatsch mit Platten, die Enthemmer (zur Inaktivierung eines Desinfektionsmittels) enthalten. Ein Datenlogger, der auf dem Band oder im Besteckkorb „mitfährt", liefert noch genauere Daten zur Temperatur gegen die Zeit.

Kontrolle der Desinfektionsdosierautomaten

Diese Kontrolle sollte jährlich durchgeführt werden. Die gemischte Desinfektionsmittellösung wird in Bouillon mit Enthemmer gegeben und bebrütet.

7.6 Dokumentation

Wichtig – Dokumentation

Das Labor sendet einen Befund, der die Keimzahl in KBE (koloniebildende Einheit = ein vermehrungfähiges Bakterium) zusammen mit der Differenzierung der wichtigsten Keime und eine Bewertung enthält. Abb. 21 zeigt einen Musterbefund. Die Bewertung kann als Text wie in der Abbildung erfolgen. Alternativ können durch Symbole wie * oder + einzelne Proben bewertet werden, wobei die Anzahl der Symbole Auskunft über die Bewertung gibt.

Ähnlich wie in diesem Beispiel könnte ein Befund aussehen. Es sind aber auch andere Formen möglich.

Merke: Die Laborbefunde werden von den Hygienebeauftragten aufbewahrt, in der Hygieneteamsitzung diskutiert und bei Anforderung dem Gesundheitsamt vorgelegt.

Privatdozent Dr. med. Andreas Schwarzkopf

Facharzt für Mikrobiologie und Infektionsepidemiologie, Hygieniker
Hygieneuntersuchungen

Muster Pflegeeinrichtung
Musterstraße

00000 Musterstadt

DATUM: 2003-01-31

Mikrobiologische Kontrollen zur Überprüfung des Hygienestandards

in Anlehnung an Anlage zu Ziffer 5.6 Richtlinie für Krankenhaushygiene und Infektionsprävention des Robert-Koch-Institutes

Am 26.01.03 wurde die Einrichtung begangen und folgende Proben zur Dokumentation des Hygienestandards gewonnen:

Datum	**Probe**	**Ergebnis in KBE* / 25 cm²**
26.01.03	Arbeitsfläche – Wohnbereich 2 nach Desinfektion	2 KBE
	Ablage Bad nach Desinfektion	0 KBE
	Tisch im Speisesaal nach Reinigung	**250 KBE, darunter 200 Pseudomonas aeruginosa**
	Arbeitsplatte Teeküche Wohnbereich 1	4 KBE
	Öffentliche Toilette, Spültaste nach Desinfektion	1 KBE

*) KBE = Kolonie bildende Einheit, also ein lebendes Bakterium. Soweit nicht anders angegeben, handelt es sich um Hautflora sowie aerobe Sporenbildner (Staubkeime).

Kontrolle der Händehygiene

Datum	**Probe**	**Ergebnis in KBE* / 25 cm²**
26.01.03	Pflegekraft Wohnbereich 1	2 KBE
	Zivildienstleistender	30 KBE
	Hilfskraft in der Verteilerküche	**75 KBE, darunter 20 Escherichia coli**

*) KBE = Kolonie bildende Einheit, also ein lebendes Bakterium. Soweit nicht anders angegeben, handelt es sich um Hautflora sowie aerobe Sporenbildner (Staubkeime).

Bewertung:
Bei prinzipiell gutem Hygienestandard fällt eine Verkeimung auf dem Tisch des Speisesaals auf. Sie wurde vermutlich durch einen feucht gelagerten Lappen verursacht. Die Hilfskräfte sollten noch einmal zur Händehygiene geschult werden.
Empfohlene Fälligkeit für die nächste Untersuchung: 01/2004

Mit freundlichen Grüßen

Abb. 21: Musterbogen mikrobiologischer Befunde

8 Kenntnisse weitergeben – Mitarbeiterschulung

„Versicherte, die Tätigkeiten mit biologischen Arbeitsstoffen ausführen, müssen anhand der Betriebsanweisung und des Hygieneplans über die auftretenden Gefahren und über die Schutzmaßnahmen unterwiesen werden. Dies gilt auch für Wartungs- und Instandhaltungspersonal einschließlich Reinigungspersonal.

Die Unterweisung ist mündlich, arbeitsplatz- und tätigkeitsbezogen mindestens jährlich durchzuführen sowie

- vor Aufnahme der Tätigkeiten,
- bei Änderungen der Arbeitsbedingungen, die zu einer erhöhten Gefährdung der Versicherten führen können,
- bei der Feststellung einer Kontamination des Arbeitsplatzes,
- bei bekannt gewordenen Erkrankungen oder Infektionen, die auf Tätigkeiten mit biologischen Arbeitsstoffen zurückzuführen sein können und
- wenn bei der arbeitsmedizinischen Vorsorge gesundheitliche Bedenken vom untersuchenden Arzt geäußert werden und dieser damit einhergehend eine Überprüfung des Arbeitsplatzes empfiehlt.

Zeitpunkt und Gegenstand der Unterweisungen sind im Anschluss an die Unterweisung zu dokumentieren und vom Unterwiesenen durch Unterschrift zu bestätigen“ (Ziffer 5.2 der TRBA/BGR 250).

8.1 Wie oft müssen welche Inhalte geschult werden?

Personalschulungen

Eine Schulung für das Pflegepersonal zu Hygienethemen sollte mindestens einmal jährlich durchgeführt werden. Personalschulungen sind außerdem erforderlich:

- für Pflege- und eigenes Reinigungspersonal nach § 12 Biostoff-Verordnung (z. B. Betriebsarzt),
- für Anwender von Gefahrstoffen auf die Betriebsanweisungen der betreffenden Produkte (Fachkraft für Arbeitssicherheit),
- Einweisungen auf Medizingeräte bzw. -produkte (Einweisung erfolgt durch Hersteller),

- bei Umgang mit Lebensmitteln nach § 43 IfSG für Küchenpersonal (Wiederbelehrung durch Arbeitgeber) und, falls erforderlich, Pflege- oder Hauswirtschaftspersonal,
- Schulung gemäß der Lebensmittelhygieneverordnung (EG 852/2004) für Küchenpersonal.

Die Hygieneschulungen müssen also terminlich abgestimmt werden. Darüber hinaus gibt es häufiger ein Programm hausinterner Fortbildungen, das bei der Terminplanung zu berücksichtigen ist.

8.2 Vorbereitung

8.2.1 Psychologische Vorbereitung

Eigenes Ich vorbereiten

Die Mitarbeiterschulung ist eine der wichtigsten Aufgaben des Hygienebeauftragten. Da Hygienebeauftragte i. d. R. wie andere Mitarbeiter im Pflegedienst tätig sind, mag es für manche schwierig sein, die Kollegen plötzlich zu belehren. Aber muss es denn immer eine Belehrung sein? Schließlich kann man als Hygienebeauftragter eine Menge nützlicher Informationen liefern, die das Arbeiten sicherer machen und die Versorgung der Betreuten erleichtern. Also sollte man sich selbst in erster Linie als Berater sehen.

Nicht nur Paragraphen

Am besten und gründlichsten gelingt die Arbeit, wenn man von der Tätigkeit **überzeugt** ist. Das gilt in ganz ausgeprägtem Maße für die Hygiene. Die Drohung mit möglichen **arbeitsrechtlichen Folgen** wegen Verstoßes gegen den Hygieneplan oder Folgen für die Einrichtung wegen Verstoßes gegen Verordnungen und Gesetze soll zwar nicht unerwähnt bleiben, im Vordergrund sollten aber **fachliche Begründungen** stehen, die es den Mitarbeitern leichter machen, die **Notwendigkeit der vorgetragenen Maßnahmen** einzusehen.
Verzichten Sie als Hygienebeauftragte(r) auch darauf, Krankheitsbilder zu dramatisieren, die evtl. durch Erreger ausgelöst werden oder das Gefährdungspotenzial der Erreger zu übertreiben. Sicherlich ist das motivierend, aber nur eine sachliche, ausgewogene Information versetzt Mitarbeiter in die Lage, das eigene Risiko und das für die Betreuten richtig einzuschätzen. Umgekehrt dürfen Risiken auch nicht als gering dargestellt werden, wenn sie relevant sind.

Auf die Körpersprache achten

Das Wichtigste ist: Sie müssen **selbst** von dem **überzeugt** sein, was Sie vertreten wollen. Die Körpersprache, die viele Menschen unbewusst zu deuten wissen, zeigt, was Sie wirklich denken. Wenn Sie also zu der Überzeugung gelangt sind, dass eine vorgegebene Maßnahme für die eigene Einrichtung nicht sinnvoll ist, räumen Sie dies ein. Handelt es sich um eine Auflage, müssen Sie dies verdeutlichen. Stellen Sie klar, dass der **Hygieneplan** und ihre eigenen Vorgaben den **Regelfall** in der Einrichtung beschreiben. **Ausnahmen** sind also **zulässig,** sollten aber bewusst als solche empfunden werden und seltene Ereignisse sein.

Eine weitere wichtige Regel beim Vortrag: Seien Sie Sie selbst! Versuchen Sie nicht, irgendeinen Stil zu kopieren oder etwas zu präsentieren, von dem Sie annehmen, dass es allgemeine Zustimmung findet. Bedenken Sie stets Folgendes: Auch Redner mit großer Erfahrung sind vor ihren Referaten etwas aufgeregt. Das ist sogar notwendig, um eine Aufgabe optimal lösen zu können.

> **Hinweis:** Gute Vorbereitung ist das Wichtigste. Wenn Sie bzgl. eines Sachverhaltes nicht sicher sind, recherchieren Sie noch einmal gründlich. Zuhörer spüren Unsicherheiten im Vortrag.

Unaufmerksamkeit – nicht persönlich nehmen

Bedenken Sie, dass sich Unmutsäußerungen während des Vortrages i.d.R auf die Sache beziehen, nicht auf Ihre Person. Nehmen Sie solche Äußerungen nicht persönlich, lassen Sie sich nicht aus der Ruhe bringen.
Nicht alle Menschen interessieren sich für das vorgetragene Thema. Sie müssen also damit rechnen, dass sich Leute langweilen, wie interessant Sie ihre Präsentation auch gestalten. Stören Sie sich nicht daran, wenn jemand einschläft. Schließen Sie nicht daraus, dass Sie generell langweilig gewesen wären. Bedenken Sie, dass der oder die Betreffende evtl. in der Nacht zuvor unter Schlafstörungen gelitten und nun schon eine Arbeitsschicht hinter sich gebracht hat. Mit Müdigkeit ist daher zu rechnen, auch bei interessanten Themen. Millionen Menschen schlafen jeden Abend vor dem Fernseher ein. Sehen Sie also gnädig darüber hinweg, aber reden Sie!

Karteikarten mit „Rotem Faden"

Wer frei **sprechen** kann, wirkt natürlich souverän und überzeugend. Dies erfordert jedoch einige Übung. Die schlechteste Lösung ist zweifelsohne, alles von einem Blatt abzulesen. Es ist besser, **Karteikarten** zu verwenden, auf denen alle wichtigen Sachverhalte stichpunktartig zusammengefasst sind. Dabei ist es besonders wichtig, die Karten deutlich sichtbar durchzunummerieren. Sollten sie durcheinander geraten oder hinunterfallen, kann man sie schnell wieder in die **richtige Reihenfolge** bringen. Die jeweiligen Stichworte sollten in großer Schrift und gut lesbar auf den Karten notiert werden. Außerdem können **Regieanweisungen,** wie z. B. „Folie auflegen", auf den Karteikarten vermerkt werden. Später kann man die **Gliederungspunkte** seines Referates auf **Folien** schreiben und den restlichen Vortrag frei halten, was, wie gesagt, einige Übung und sorgfältige Vorbereitung erfordert. Fehlt die Zeit zur Vorbereitung, ist die Verwendung von Karteikarten die beste Möglichkeit zur Vortragsgestaltung.

Verschiedene Vortragsformen

Wer den zuhörenden Mitarbeitern etwas **Zeit zum Verinnerlichen und Nachdenken** geben will oder erwartet, dass sie mitschreiben, kann auch wichtige Punkte seines Referates während des Vortrags auf eine Folie, ein Flipchart oder eine Tafel schreiben. Die Zeit, die man selbst benötigt, um den Text zu schreiben, gibt auch den Mitarbeitern Zeit. Werden mehrere Themen in einem Referat abgehandelt, ist es sinnvoll, **Pausen zu machen** und **Zwischenfragen zu er-**

möglichen. Den Mitarbeitern wird so auch die Möglichkeit gegeben, das Gehörte entsprechend abzuspeichern.

8.2.2 Technische Vorbereitung

Terminplanung

Zunächst gilt es, mit der **Einrichtungsleitung**, der **Pflegedienstleitung** und evtl. auch der **Hauswirtschaftsleitung** einen **geeigneten Termin** zu finden. Aus pragmatischen Gründen wird man die Mitarbeiter **zweier Dienstschichten gemeinsam** fortbilden, was i. d. R. bedeutet, dass die Veranstaltung zwischen 13.00 und 14.00 Uhr stattfindet. Ein Nachteil besteht darin, dass die Mitarbeiter nach Dienstende aufgrund der Müdigkeit in ihrer Aufmerksamkeit eingeschränkt sind. Mitarbeiter, die vor Dienstbeginn an der Fortbildung teilnehmen, sind gelegentlich abgelenkt. Aber auch bei jedem anderen Termin wird es ähnliche Probleme geben.
Für bereichsbezogene Hygienebeauftrage bietet sich die Übergabe zwischen Früh- und Spätschicht an, um in kurzer, prägnanter Form neue Informationen und nicht zufriedenstellende durchgeführte Maßnahmen zu vermitteln.

> **Beachte:** Bei der Planung von Einweisungen und Fortbildungen ist es wichtig, einen Alternativtermin für die Mitarbeiter festzulegen, die den ersten Termin aus dienstlichen Gründen nicht wahrnehmen konnten bzw. urlaubs- oder krankheitsbedingt verhindert waren. Inhalt und Termin der Veranstaltung sollten rechtzeitig, d. h. möglichst zwei Wochen zuvor am schwarzen Brett angekündigt werden.

Festlegung und Ankündigung des Themas

Aktuelle Ereignisse als Thema

Vorgeschrieben sind die **Schulungsinhalte** i. d. R. nur bei der **Wiederbelehrung gemäß § 42, 43 Infektionsschutzgesetz** (Umgang mit Lebensmitteln) sowie bei der **Belehrung** der Mitarbeiter gemäß der **Biostoffverordnung.** Sowohl bei der Schulung gemäß der Lebensmittelhygieneverordnung wie auch bei der jährlichen Hygieneschulung können die Themen frei gewählt werden. Am besten ist, wenn man auf ein **aktuelles Ereignis** oder vorhandene **mikrobiologische Befunde** zur Dokumentation des Hygienestandards Bezug nehmen kann. Hygienebeauftragte sollten sich daher während ihrer Tätigkeit Notizen machen, in welchem Fall sie eine Nachschulung für empfehlenswert halten. Auf diese Sammlung kann zurückgegriffen und ein geeignetes Thema ausgesucht werden.
Bereits bei der **Ankündigung** kann die **Erwartung** der Mitarbeiter beeinflusst werden. An folgendem Beispiel soll erläutert werden, wie ein Thema positiv angekündigt wird:

Beispiel: Der Hygienebeauftragte möchte wiederholt über die korrekte Vorgehensweise bei der Händehygiene informieren. Es klingt nicht besonders spannend, die Veranstaltung mit dem einfachen Titel „Händehygiene“ anzukündigen. Die meisten Mitarbeiter werden den Eindruck haben: „Das können wir sowieso schon“. Entsprechend kommen sie mindermotiviert und mit dem Gefühl, eine langweilige halbe Stunde vor sich zu haben, ins Fortbildungszimmer. Die gleichen Inhalte können aber auch unter dem Titel „Hände schützen – allen nützen!“ angekündigt werden. Die Motivation wird dadurch erhöht, dass der Begriff „schützen“ die Mitarbeiter quasi mit ins Boot holt. Die Assoziation des eigenen Schutzes hat positive Wirkung. Die etwas saloppere Form der Ankündigung erlaubt zumindest die Vorstellung, dass es vielleicht doch interessant werden könnte, und sich der Besuch lohnt. Die Anwendung von mit fluoreszierendem Farbstoff markiertem Händedesinfektionsmittel und anschließender Untersuchung des Erfolgs mit der „Schwarzlicht“-Lampe steigert den Effekt noch! Natürlich kann man auch etwas provozieren, etwa so: „Händehygiene kann doch jeder – oder?“. Hier kann mit einer Quizfrage eingeleitet werden, etwa: „Wann funktioniert die Händehygiene nicht wie gewohnt?“

Auf diese Weise können zahlreiche Themen, die aus Sicherheitsgründen wiederholt werden, etwas aufgepeppt werden.

Natürlich sollte man sich darüber hinaus bemühen, die Fortbildung durch Anführen praktischer Beispiele, durch Anekdoten, evtl. selbst erlebte Ereignisse und Berichte aus Fachzeitschriften entsprechend interessant und auch neu zu gestalten.

Niemanden anprangern

Werden hausinterne Begebenheiten beispielhaft angeführt, ist es sehr wichtig, niemanden bloßzustellen. Der oder die Betreffende wird natürlich Bescheid wissen, die anderen wissen es jedoch nicht. Daher werden solche Erlebnisse in allgemeiner Form wiedergegeben, ohne beteiligte Personen zu nennen.

Merke: Stets sollte bedacht werden: Was Hygienebeauftragte aufbauen möchten, ist in erster Linie Vertrauen und erst in zweiter Linie Autorität.

8.3 Materialsammlung und Präsentation

8.3.1 Sammeln und Auswerten von Material

Fallbeispiele geben Praxisbezug

Durch die tägliche Arbeitsbelastung bleibt Hygienebeauftragten meist nur wenig Zeit, interessante **Fallbeispiele** aus Fachzeitschriften

oder dem Internet, **Abbildungen** außergewöhnlicher Erreger oder ähnlich abwechslungsreiches Material aufzuspüren und zu sammeln. Eine gute Möglichkeit, an **interessantes Schulungsmaterial** zu gelangen, ist, bei **Herstellerfirmen** anzufragen. Die Industrie bietet eine große Auswahl unterschiedlicher Medien an, von **Videofilmen** über **Broschüren** bis hin zu **Lehrbüchern.** Man sollte diese Möglichkeit nutzen und das angebotene Material in Fortbildungen verwenden. Natürlich nutzen die Firmen diesen „Support", um für ihre Produkte zu werben, was aber legitim ist.
Das Studium dieser Materialien, die oft sehr schön aufgemacht, darüber hinaus lehrreich sind und Informationen kompakt und gut verständlich transportieren, kann den Hygienebeauftragten zu weiteren Ideen inspirieren.
Zur Materialvorbereitung gehört außerdem das Sichten von **Begehungsberichten** der **Aufsichtsbehörden,** das Studium der **mikrobiologischen Befunde** zur Kontrolle des Hygienestandards und die Analyse der **Ergebnisse des internen Meldewesens** der Einrichtung, um auf aktuelle Infektionsfälle oder Infektionsverdachtsfälle Bezug nehmen zu können.

Materialsammlung ist zeitaufwändig

An dieser Stelle sei darauf hingewiesen, dass die Materialsammlung und -auswertung Zeit in Anspruch nimmt. Man sollte diesbezüglich zur **Vorbereitung eines Referates** neben aller üblichen Arbeit **3 bis 6 Monate** veranschlagen. In diesem Zeitraum kann bereits ein **Konzept** erstellt werden, das entsprechend ausgearbeitet und ergänzt wird. Die Fortbildungsvorbereitung gelingt auf diese Weise leichter, als den Vortrag kurz vor dem Veranstaltungstermin im Gesamten zu Papier zu bringen.

8.3.2 Erstellen von Medien

Folien für Tageslichtprojektoren

Zur Veranschaulichung bei der Präsentation tragen Tageslichtprojektoren und die entsprechenden Folien bei. Wenn die Möglichkeit besteht, werden die Entwürfe für Folien zunächst in den Rechner eingegeben, nach und nach ergänzt und fertiggestellt. Hierzu bietet sich das Powerpoint® Programm bei Windows®-betriebenen Rechnern an. Selbstverständlich können Folien auch in jedem anderen Textverarbeitungssystem gestaltet werden. Das Internet erweist sich als Fundgrube für Bilder, die mit Quellenangabe für die hausinternen Vorträge ohne schriftliche Abgabe genutzt werden können.

Präsentationsfolien sind sinnvoll

Wer diese Möglichkeit nicht hat, kann seine Folienentwürfe auch auf Papier machen. Bei den einzelnen Gliederungspunkten lässt er dabei einen weiten Abstand, um noch weitere Aspekte einfügen zu können. Sind die entsprechenden Inhalte auf Papier erstellt, werden sie sauber abgeschrieben bzw. in den Rechner eingegeben auf Folie ausgedruckt (z. B. auch farbig mit einem Tintenstrahldrucker).

Beachte: Bei der Gestaltung von Folien ist darauf zu achten, dass nicht zu viel Information untergebracht wird. Gliederungs- und Gestaltungsvorschläge sind in Abb. 22 dargestellt.

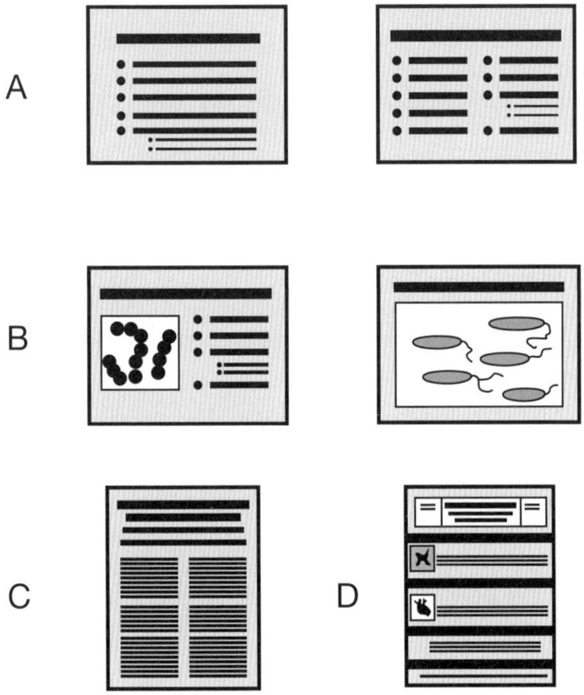

Abb. 22: Schematische Gliederung einer Folie

Darstellung der verschiedenen Möglichkeiten, Folien aufzubauen:

a) reine Textfolien mit übersichtlicher Aufzählung
b) Folien mit integrierten Abbildungen
c) kopierte Textseite, z. B. von einem Gesetz
d) Kopie einer Betriebsanweisung

Werden so gestaltete Folien (c) gezeigt, ist es erforderlich, interessante Abschnitte farbig hervorzuheben und ggf. laut vorzulesen. Auch Betriebsanweisungen, z. B. nach Gefahrstoffverordnung oder Biostoffverordnung (d) können im Ganzen gezeigt werden. Sie haben dann einen Wiedererkennungswert für die Mitarbeiter. Sie müssen allerdings vorgelesen und erläutert werden.
Natürlich kann man die unter a und b gezeigten Folien auch in DIN A4-Hochformat gestalten.
Da heute oft Beamer zur Verfügung stehen, kann der Ausdruck auf Folien unterbleiben. „Handzettel“ oder rtf-Gliederungsfiles bieten sich als „Handout“ an.

Bevor die Einladung zur Fortbildung geschrieben wird, sollte man sich jedoch noch einige grundlegende Gedanken machen.

8.3.3 Grundsätzliche Überlegungen

Zielgruppe des Referates

Handelt es sich um Pflegepersonal, Hauswirtschafts- oder Küchenpersonal? Gibt es „fachfremde“ Gäste, wie z. B. Mitarbeiter der Haustechnik, Physiotherapie, Fußpflege oder andere Teilnehmer?

Umsetzbarkeit

Können die aktuellen Empfehlungen respektive Richtlinien derzeit in der Einrichtung überhaupt umgesetzt werden? Es ist nicht sinnvoll, Maßnahmen vorzutragen, die unrealistisch sind bzw. derzeit noch nicht umsetzbar sind. Auf konkret geplante Änderungen im Arbeitsablauf sollte hingewiesen werden, auch wenn das entsprechende Arbeitsanweisungsdokument noch nicht ganz fertig ist. Dies sollte natürlich stets in Absprache mit der Einrichtungsleitung bzw. den betroffenen Abteilungsleitern (PDL, HWL) erfolgen.

Dauer des Vortrags

Oft steht nur eine begrenzte Zeit für den Vortrag zur Verfügung. In diesem Fall sollte die reine Redezeit kürzer geplant und dafür Zeit für eine Diskussion gelassen werden. Der Vortrag sollte nicht zu lang sein, um zu verhindern, dass er hektisch beendet oder gar abgebrochen werden muss.

Medieneinsatz

Medien sinnvoll einsetzen

Der Vortrag sollte durch den Einsatz von Medien unterstützt bzw. aufgelockert werden. Der Ablauf muss entsprechend den verwendeten Medien, z. B. **Tageslicht-**, **Diaprojektor**, **Beamer** etc. geplant werden. Um den Vortrag grob zu gliedern und den Zuhörern Anhaltspunkte zu liefern, ist mindestens eine Tafel oder ein Flip-Chart erforderlich, auf der/m man die Gliederungspunkte festhält. Um Unterbrechungen zu verhindern, ist es sinnvoll, die **Gliederung** vor dem Referat an der **Tafel** oder auf dem **Flip-Chart** anzuschreiben. Alternativ können **Folien** für den **Tageslichtprojektor** (s. o.) angefertigt werden.
Die Gliederungspunkte können während des Vortrags durch **Stichpunkte**, **Anmerkungen** oder kleine **Skizzen** ergänzt werden.
Wer viel fachfremdes Personal (Küchenhilfen, Reinigungskräfte) unterrichten muss, kann mit Plüscherregern (www.riesenmikroben.de) Sympathiepunkte für sein Anliegen sammeln.

Hinweis: Bei Ergänzungen sollte darauf geachtet werden, dass der Anschrieb (Tafel, Flip-Chart, Folie) übersichtlich bleibt. Daher im Vorfeld Raum für Ergänzungen lassen.

Gestaltung

Bilder verwenden

Anschaulichkeit: Ein Bild sagt mehr als tausend Worte ... Die meisten Menschen empfinden reine Textvorträge (ohne Bilder o. ä. Anschauungsmaterial) als ermüdend. Dies ist umso ausgeprägter, je intensiver sich die Personen dem Fernsehkonsum hingeben. Das Gehirn reagiert auf diese Bilder- und Informationsflut durch die Errichtung schützender Filtermechanismen. Das Problem bei Schulungen und Vorträgen ist, diese Aufnahmebarriere zu durchdringen. **Visuelle Eindrücke**, wie z. B. interessante Bilder, tragen nicht nur zur **Auflockerung des Referates** bei, sie untermauern auch das Gesagte und tragen zur **Verknüpfung des Gehörten mit visuellen Impressionen** bei.

Merke: Assoziation stärkt die Erinnerung.

Hilfreiches Internet

Zu diesem Zweck kann man **Bilder aus Firmenprospekten** einscannen und auf Folien bringen oder aber, wenn genügend Prospekte zur Verfügung stehen, jedem **Teilnehmer** ein **Exemplar** zukommen lassen. In aller Regel sind die betroffenen Firmen mit diesem Vorgehen einverstanden, schließlich dient der Vortrag nur der Einrichtung selbst, und Sie nehmen weder Eintrittsgeld noch gehen Sie an eine breite Öffentlichkeit. Zudem spielt der Werbeaspekt hier eine Rolle. Auch die meisten Lehrbuchautoren haben nichts dagegen, wenn Bilder aus ihren **Büchern** im Rahmen einer solchen Veranstaltung gezeigt werden. U. U. kann auch das Internet hilfreich sein. Zu beachten ist, dass Bildmaterial aus genannten Quellen aufgrund der Copyright-Bestimmungen und der Autorenrechte nicht vervielfältigt und nicht verkauft werden dürfen, sondern tatsächlich nur innerhalb der Fortbildung zur Illustrierung des Themas gezeigt werden sollen. Die Angabe der Quelle ist hierbei wichtig.

8.4 Der Schulungstag

8.4.1 Letzte Vorbereitungen

Raum gut vorbereiten

Am Schulungstag sollte sich der Hygienebeauftragte etwa eine halbe Stunde vor Veranstaltungsbeginn Zeit nehmen, den Schulungsraum zu inspizieren und die Funktion der Geräte (Projektoren u. ä.) zu überprüfen. Eventuell kann er an verschiedenen Stellen des Raumes „probesitzen“, um zu prüfen, ob die Projektionsfläche überall gut zu sehen ist.

Dann kann er in Ruhe seinen Vortrag durchgehen und ggf. ergänzende Literatur, die nicht gezeigt, aber erwähnt werden soll, noch einmal kurz anschauen. Die Reihenfolge der Karteikarten wird überprüft, wichtige Punkte wie das Auflegen von Folien und das Zeigen von Bildern werden noch einmal verinnerlicht. Wird, was sehr sinnvoll ist, eine Fallgeschichte aus der Einrichtung gewählt, sollte geprüft werden, ob die Daten komplett sind. Vom psychologischen Standpunkt aus ist es relativ sinnlos, gegen die eigene Nervosität anzukämpfen. Besser ist es, sie zuzulassen und sich klar zu machen, dass zur Erfüllung der Aufgabe „Vortrag" ein gewisses Maß an Aufregung nötig ist, um lebhaft und engagiert zu wirken.

8.4.2 Durchführung der Schulung

Tricks zur Stärkung der Selbstsicherheit

Beim Referat selbst kann es sinnvoll sein, sich einen Mitarbeiter als Fokus in der Menge zu suchen, man sollte sich jedoch bemühen, jeden einmal anzusehen. Angenehm sind Zuhörer, die ihre Zustimmung nonverbal (z. B. durch Nicken) zum Ausdruck bringen. Diese Personen eignen sich zur Aufnahme des Blickkontaktes, da sie zur Stärkung der Selbstsicherheit beitragen.
Wie bereits erwähnt sollte man sich von Schlafenden oder offensichtlich Geistesabwesenden nicht beeinflussen lassen. Es ist ohnehin schwierig, einem Vortrag länger als 30 bis 45 Minuten völlig konzentriert zu folgen. Durch Zwischenrufe sollte man sich nicht irritieren lassen. Man sollte sie gelassen überspielen oder, wenn es möglich ist, ruhig darauf eingehen. Entsprechend der Situation kann man Zwischenfragen zulassen oder darum bitten, dass alle Fragen am Ende des Vortrags gestellt werden. Kann die Frage eines Einzelnen nicht beantwortet werden, sollte man sich informieren und sich mit dem Einzelnen zu einem späteren Zeitpunkt in Verbindung setzen.

8.5 Der bequeme Weg: „Rent-a-Referent"

Fremdreferenten unterstützen Kompetenz

Als Hygienebeauftragter ist man für die Organisation von Hygieneschulungen verantwortlich, d. h., dass man sie selbst durchführt oder **Referenten** für die Schulung gewinnt. Viele **Zulieferfirmen** bieten Fortbildungen durch **eigene Mitarbeiter** oder **externe Referenten** an. Besonders beliebt sind **Schulungen mit praktischen Demonstrationen,** z. B. im Bereich der Händehygiene, die inzwischen nahezu alle Anbieter von Desinfektionsmitteln durchführen.

Beispiel: Besonders eindrucksvoll ist dabei die Demonstration der Effektivität einer Händedesinfektion mittels (mit fluoreszierendem Farbstoff) markierten Desinfektionsmitteln und einer Schwarzlichtlampe. Diese Schulung ist schon deshalb sehr eindrucksvoll, weil jeder seinen persönlichen Stil der Händehygiene auf Wirksamkeit überprüfen kann. Die Schwarzlichtlampe bringt an den Tag, wo Benetzungslücken zu finden sind.

Ausgearbeitete Referate sparen Zeit

Es sind auch ausgearbeitete Referate zu fast allen anderen Themen, insbesondere bzgl. multiresistenter Keime, erhältlich. Die Vorteile für den Hygienebeauftragten liegen dabei auf der Hand. Zum einen muss er nicht viel vorbereiten, die Vorträge sind gut recherchiert und immer auf dem neuesten Stand, zum anderen erfährt er Bestätigung durch einen externen Experten. Man kennt es ja, das Sprichwort: „Der Prophet gilt nichts im eigenen Lande.“ Große Trägerorganisationen wie z. B. Caritas oder Diakonie verfügen möglicherweise sogar über eigene Referenten, die auf Anfrage in einer Einrichtung einen Fortbildungsnachmittag organisieren und durchführen. Tun sich mehrere Einrichtungen zusammen, kann man evtl. umfangreiche und vielseitige Fortbildungsreihen veranstalten.

8.6 Checkliste zur Gestaltung der Personalschulung

Übersicht 12: Gestalten einer Personalschulung

1. Planung und Vorbereitung
Zeitdauer kalkulieren (45 bis 60 Minuten).
Termin so wählen, dass möglichst viele Mitarbeiter teilnehmen können, z. B. zwischen zwei Dienstschichten.
Teilnehmerliste für die Dokumentation vorbereiten.
Zulieferer nach Schulungsmaterial fragen.
Ggf. externe Referenten ansprechen.

2. Eigene Präsentation vorbereiten
2 a) Thema ausarbeiten.
2 b) Medien erstellen
- bei Folien Zeilenzahl pro Seite beschränken, ggf. farbige Darstellung.

2 c) Fallbeispiele aus der eigenen Einrichtung suchen.

3. Präsentation aufbauen
3 a) Einleitung
- Thema vorstellen.

3 b) Hauptteil
- Fallgeschichte aus eigener Einrichtung vortragen, um Bezug herzustellen.
- Inhalte präsentieren, möglichst an Bekanntes (z. B. Pflegestandards) anknüpfen.
- Analogien herstellen.

3 c) Schluss
- Mit Zusammenfassung schließen.
- Ggf. auf neue Arbeitsanweisungen o. ä. hinweisen.

4. Dokumentation
Jeder Teilnehmer muss selbst unterschreiben.
Folgendes muss aus der Dokumentation hervorgehen:

- Termin der Veranstaltung (Datum).
- Thema der Fortbildung (auch bei Pflichtschulungen).
- Personen, die für die Veranstaltung verantwortlich sind.
- Referent.
- Dauer der Schulung.
- Liste mit Teilnehmern (Name, Vorname, Unterschrift).

Übersicht 12: Gestalten einer Personalschulung (Fortsetzung)

9 Tiere in Einrichtungen der Pflege

9.1 Besuchsdienst

Tiere und Halter als Besucher

Derzeit gibt es in Einrichtungen der Pflege zum Kontakt von Bewohnern und Tieren drei unterschiedliche Modelle. Das erste, relativ leicht zu verwirklichende und daher häufig praktizierte Modell ist der sog. „Besuchsdienst". Hierbei werden meist Hunde, seltener Kaninchen oder Meerschweinchen von den Haltern in die Einrichtung gebracht. Die Tiere leben also normalerweise in Haushalten, besuchen aber zu bestimmten Terminen stundenweise die Heimbewohner zum Streicheln und Spielen. Diese Art des Tierkontaktes gehört zu den **tiergestützten Aktivitäten (AAA = Animal assisted activities)** und soll Abwechslung in das Leben der Bewohner bringen, ohne dass die Einrichtung Aufwand und Verantwortung für die Haltung übernehmen muss. Über den Tierkontakt hinaus entsteht eine zwischenmenschliche Beziehung zum Tierhalter.
Besondere Hygienemaßnahmen sind für diese Art des Tierkontaktes im Allgemeinen nicht zu treffen. Zu berücksichtigen ist:
Zu Besuchen ausgewählte Tiere sollten von gutmütigem Wesen sein und auf ungeschickte Handbewegungen nicht mit einem Biss reagieren. Sie sollten gepflegt, umfassend geimpft sein und, falls erforderlich, regelmäßig entwurmt werden.
Beim Besuch sollte für jeden Wohnbereich bzw. jede Station ein Ansprechpartner für Tierhalter anwesend sein, um Auskunft über Bewohner zu geben, die nicht am Tierbesuch teilnehmen können oder wollen.
Dringend zu beachten ist, dass multiresistente Erreger wie MRSA und ESBL auf Tiere übertragen werden können. Diese erkranken nicht, werden aber durch Besiedlung zu Überträgern. Daher ist zu prüfen, ob Betroffene am Tierkontakt teilhaben können (möglich bei isolierter Wundbesiedlung und geschlossenem, trockenem Verband und Besiedlung von Harnwegskathetern ohne Beteiligung von Haut und Nase) oder nicht.

9.2 Tierhaltung

Es spricht auch nichts dagegen, Tiere in der Einrichtung zu halten. Hier sind jedoch die Vorbereitung und die erforderlichen Maßnahmen etwas aufwändiger. Zunächst sind folgende Fragen zu klären.

9.2.1 Geeignete Tierarten

Tierart sorgfältig auswählen

Es stellt sich grundsätzlich die Frage, welche Tiere gehalten werden können. Praktisch immer können Aquarien angeschafft oder eine Vogelvoliere eingerichtet werden. Die Bewohner können die Vögel bzw. Fische füttern und betrachten. Für die Käfig- bzw. Aquariumsreinigung, die Sicherstellung der Fütterung und v. a. zur Überwachung der korrekten Futtermittel und -mengen muss jedoch Personal eingeteilt werden. Der Mitarbeiter muss auch einen Stellvertreter haben, um Urlaubstage, Feiertage etc. abdecken zu können. Nagetiere als kleine Streicheltiere, wie z. B. Meerschweinchen oder Zwerghasen, freuen sich über ein kleines Außengehege, das bei trockenem und warmem Wetter genutzt werden kann. Die Haltung von Katzen, z. B. als Wohnbereichskatze, ist auch meist relativ problemlos möglich.

Empfehlung: Die Tiere sollten möglichst schon als Jungtiere angeschafft werden, um sie an die spezielle Situation in der Pflegeeinrichtung gewöhnen zu können.

9.2.2 Das Wohl des Tieres

Tierbedürfnisse beachten

Was muss zum Wohle des Tieres beachtet werden? Tierkontakt ist nur dann erfolgreich, wenn sich das Tier wohlfühlt. Bevor also ein Haustier angeschafft wird, gilt es, die Bedingungen der artgerechten Haltung genau in Erfahrung zu bringen. Ob sich die Situation in der Einrichtung eignet, kann folgende kleine Checkliste zeigen:

Übersicht 13: Checkliste „Pflegeeinrichtung und Tiere"

1. Zustand der Bewohner/Patienten
   a) Immunkompetent, rüstig, reaktionsfähig.
   b) Im Wesentlichen immunkompetent, beherrschbare chronische Erkrankungen, Mobilität erhalten bis eingeschränkt.
   c) Abwehr geschwächt, Mobilität stark eingeschränkt oder bettlägerig.
   d) Immunsupprimierte, Beatmete, Tracheostomierte, Allergiker.
2. Bauliche Situation
   a) Platz für Tier(e) kann abseits der Hauptverkehrsflächen und Gemeinschaftsräume eingerichtet werden, Flächen sind im Wesentlichen gut zu reinigen und ggf. zu desinfizieren.
   b) Keine Ruhezonen für Tiere möglich, Altbau, Inventar kann leicht beschädigt werden, Reinigung und Desinfektion erschwert.

Übersicht 13: Checkliste „Pflegeeinrichtung und Tiere" (Fortsetzung)

3. Personal
   a) Kooperativ, im Umgang mit Tieren geschult, Freistellung für Tierversorgung möglich.
   b) Kooperativ, keine Freistellung möglich.
   c) Überwiegend nicht kooperativ.

Bewertung:

- Tierhaltung kann eingeleitet werden bei der Kombination 1a, b, 2a, 3a.
- „Besuchsdienst" ist anzustreben bei der Kombination 1a–c, 2b, 3b.
- Tiere sollten nicht oder nur nach sorgfältiger Einzelfallprüfung (eventuell in Außenanlagen) eingesetzt werden bei der Kombination 1d, 2b, 3c.

9.2.3 Die Gesundheit des Tieres

Vorsorgemaßnahmen

Auch in Pflegeeinrichtungen lebende Tiere benötigen eine fortlaufende und artgemäße Gesundheitsvorsorge. Hierzu kann gehören:

- vollständige Impfung gemäß aktuellem, ortsbezogenem Impfkalender,
- zeitnahes Entfernen von Ektoparasiten wie Flöhe, Zecken, Läuse und Milben,
- Tierarztbesuch bei Krankheitsanzeichen,
- regelmäßige Entwurmung,
- artgerechte Haltung mit ausreichend Auslauf und Frischluft,
- regelmäßige Reinigung des Aufenthaltsbereiches.

9.2.4 Dokumente

Bei der Haltung in der Pflegeeinrichtung sind für jedes Tier Impfzeugnisse, ggf. der Versicherungsnachweis und die Dokumentation von Tierarztbesuchen und Entwurmungen vorzuhalten. Im Hygieneplan der Einrichtung sind die Reinigungsintervalle von Körbchen, Käfigen und Aquarien festzuhalten, außerdem der tägliche Wechsel der Futter- und Wasserschüsseln. Die Aufbereitung erfolgt durch normales Spülen, besondere Desinfektionsmaßnahmen sind nicht erforderlich.

9.3 Tiergestützte Therapie

Die dritte Möglichkeit ist die sog. Therapie mit Tieren, die auch tiergestützte Therapie genannt wird. Dazu suchen die Heimbewohner Tiere in Therapiestätten auf.

> Ein typisches **Beispiel** hierfür ist die sog. **Hippotherapie,** bei der Menschen mit Einschränkungen auf speziell ausgebildeten Pferden Gleichgewichtssinn, Bewegungsmuster und Selbstvertrauen erlernen oder stärken können.

Tiergestützte Therapie (**AAT = animal assisted therapy**) wird von Ärzten, Psychotherapeuten oder Ergotherapeuten durchgeführt. Ein klares Konzept zum Einsatz von Tieren bei bestimmten Personengruppen mit klarer Zielsetzung liegt vor, desgleichen eine Vorgabe für die Dauer der Therapie. I. Abh. v. Verlauf, der sorgfältig dokumentiert wird, wird über eine weiterführende Therapie bzw. deren Beendigung entschieden.
Eine Sonderform stellt die **tiergestützte Pädagogik** (**animal assisted education, AAE**) dar, bei der entsprechend ausgebildete Pädagogen oder Sonderpädagogen Tiere zur Motivation und Unterstützung von Lernprozessen einsetzen.

9.4 Allgemeine Risikoabschätzung beim Umgang mit Tieren

Risikofaktoren

Der Umgang mit Tieren birgt drei wesentliche Risikofaktoren in sich:

- Infektionen durch von Tieren eingeschleppte Erreger,
- Verletzungsgefahr durch Sturz, Kratzen und Biss,
- Auftreten oder Verstärkung allergischer Symptome.

9.4.1 Infektionsgefahr

Hygiene minimiert Infektionsrisiken

Zur Infektionsgefahr ist anzumerken, dass bei der Einhaltung üblicher **Hygienemaßnahmen** wie **Händewaschen nach** dem **Tierkontakt,** insbesondere vor dem Essen, wichtige Infektionswege unterbrochen werden. Der **artgerechte Umgang** mit dem Tier, also kein „Küssen auf die Schnauze" sowie die – durch entsprechend aufmerksame Behandlung – **Vermeidung von Bissen und Kratzverletzungen** minimieren das Infektionsrisiko weiter. In diesem Zusammenhang werden v. a. Infektionen mit pathogenen Darmbakterien, wie z. B. Salmonellen und Infektionen mit Pasteurellen nach Bissen, beschrieben. Durch ein entsprechend vorsichtiges Heranführen der Bewohner können derartige Ereignisse weitgehend vermieden werden.

Keine besonderen Hygienemaßnahmen

Wenn die Tiere bei immobilen Bewohnern auf dem Bett sitzen sollen, ist es sinnvoll, einen sauberen Kissenbezug oder ein Bettlaken unterzulegen, das unmittelbar nach dem Tierbesuch vom Bett genommen und wie üblich gewaschen wird. Ansonsten sind besondere Reinigungs- oder Desinfektionsmaßnahmen nach Tierbesuch und bei Tierhaltung nicht erforderlich. **Exkremente** werden entfernt und

die betroffenen Flächen gezielt desinfiziert. Die **Unterlagen** und **Kissen** der Tiere werden bei Bedarf, mindestens aber halbjährlich gewaschen. Bei Befall mit **Ektoparasiten** wie Flöhen, Läusen oder Milben muss eine „Thermodesinfektion" mit kochendem Wasser und ggf. eine chemische Nachbehandlung mit geeigneten Präparaten erfolgen (Tierarzt fragen), wenn die Unterlage/das Polster aufgrund seiner Größe nicht in die Waschmaschine passt.
Generell sind folgende Maßnahmen zum Schutz vor Infektionen zu treffen:

- Das Tier erhält eine Rückzugsmöglichkeit bzw. Ruhezeiten.
- Futter- und Wasserschüsseln werden täglich gereinigt.
- Im Hygieneplan werden Intervalle zur Reinigung von Käfig, Aquarium bzw. Lager festgelegt.
- Tiere dürfen sich nie dort aufhalten, wo Lebensmittel zubereitet werden.
- Bei auffälligem Verhalten wie Fressunlust bzw. Krankheitszeichen ist das Tier dem Tierarzt vorzustellen.
- Bewohner mit akuten Erkrankungen oder solche, die mit multiresistenten Erregern besiedelt oder infiziert sind, werden zeitweise vom Tierkontakt ausgeschlossen. Bei Abwehrgeschwächten kann im Einzelfall in Abstimmung mit den behandelnden Ärzten ein Tierkontakt zugelassen werden.

Eigene Haustiere

Bewohner braucht Unterstützung

Eine Sonderform der Tierhaltung ist gegeben, wenn die Bewohner ihre eigenen Haustiere mit in die Pflegeeinrichtung bringen. In diesem Fall muss der **Bewohner bei der Tierhaltung unterstützt** werden, wenn er die Aufgaben alleine nicht mehr bewältigt. Da sich das Tier in der Obhut des Bewohners befindet, sind zweckmäßigerweise schon vor Einzug **Regelungen** über regelmäßige Impfungen, ggf. Entwurmungen, Tierarztbesuche und die Unterstützung bei der Pflege zu treffen. Zu beachten ist außerdem, dass das Tier nicht so sehr auf die Einzelperson fixiert sein sollte.

9.4.2 Unfallgefahr

Beim Umgang mit Tieren sind auch bei größter Sorgfalt Unfälle nicht immer auszuschließen. Die Inzidenz ist einschlägigen Studien zufolge jedoch nicht sehr hoch. So ermittelte bspw. die Delta Society (www.delta-society.org) bei Tierbesuchen in den USA eine Quote von 1,9 Promille (Besuchsdienst: bei 10.000 Besuchen 19 Zwischenfälle, von denen zwei zu einer Knochenfraktur führten). Für den Zeitraum von 2001–2006 wurden vom CDC (Centers for Disease Control, Atlanta, USA) 0,3 Promille Verletzungen durch Hunde und Katzen erhoben. Trotzdem sollte bei der Planung eines Tierbesuchs

Vorsicht! Sturzgefahr

und erst recht bei der Tierhaltung immer bedacht werden, dass Stürze (durch Stolpern über oder Anspringen durch das Tier) verursacht werden könnten. In ungünstigen Situationen können ansonsten friedfertige Tiere u. U. kratzen oder beißen.

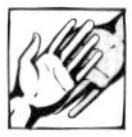

Spezieller Pflegehinweis: Bei Bissverletzungen sind entsprechende Erste-Hilfe-Maßnahmen zu treffen, wozu z. B. die Wunddesinfektion mit einem Wund- bzw. Schleimhautdesinfektionsmittel gehört. Bisse von Katzen sind weitaus häufiger infiziert als Bisse von Hunden! Kratzverletzungen werden gleichfalls desinfiziert und verbunden, ggf. vorhandene Blutung anregen.

9.4.3 Allergien

Sog. Tierhaarallergien richten sich meist gegen Speichel und/oder Urinbestandteile der Tiere. Diese können über Kleidungsstücke und auch Kissen, Polster etc. weiter getragen werden. Wenn sich Allergiker in der Einrichtung befinden, müssen spezielle Besuchsräume für Bewohner und Tiere ausgewiesen werden. Diese müssen von allergischen Personen gemieden werden.

Fazit: Zusammenfassend kann gesagt werden, dass Tierhaltung in der Einrichtung meist zu ermöglichen ist. Bei guter Planung ist der Aufwand überschaubar und die Freude der Bewohner größer als das mögliche Risiko.

Empfehlung: Weitere Hinweise gibt das GBE-Heft 19 „Heimtierhaltung – Chancen und Risiken für die Gesundheit“. Zu erhalten als pdf-File über www.rki.de – Gesundheitsberichterstattung.

10 „Worst case" im Leben der Hygienebeauftragten: Ausbruchsmanagement

Plötzlich viele Infektionen

Ausbrüche stellen die schwierigste Situation für Hygienebeauftragte dar. Hier gilt: Vorbereitet sein ist alles! Wurde vorgeplant, muss man im Ernstfall über grundlegende Handlungen und Aufgabenverteilungen nicht mehr lange nachdenken.

10.1 Erste Überlegungen zum Ausbruchsmanagement

Welche Erreger kommen als Ausbruchserreger in der Pflege in Frage? Am häufigsten sind die sicher die Erreger viraler Gastroenteritiden, also Noroviren und etwas seltener Rotaviren.
Lebensmittelinfektionen und Lebensmittelintoxikationen (☞ hierzu Kapitel 4.7.9.3) können gleichfalls in kürzester Zeit zu einer hohen Zahl von Betroffenen führen. Seltener auftretende Erkrankungen, z. B. die Keratokonjunktivitis epidemica durch Adenoviren, Infektionen mit Pneumokokken und Lungenentzündung als Folge bei erkälteten Bewohnern und Krätze durch die Milbe Sarcoptes scabiei scabiei können Ausbrüche auslösen. Eine Krankheit, deren Auftreten auch im Einzelfall Untersuchungen erfordert, ist die Legionärskrankheit. Das Wasserleitungsnetz muss unverzüglich untersucht und ggf. saniert werden.

Auch schon im Einzelfall handeln

Merke: Gemäß § 6 Infektionsschutzgesetz ist ein Ausbruch definiert als zwei oder mehr Fälle mit dem gleichen Erreger (Spezies, ggf. Antibiogramm oder Resistogramm) und einem zumindest vermuteten epidemiologischen Zusammenhang (siehe unten). In diesem Fall wird eine nicht namentliche Meldung an das Gesundheitsamt abgegeben.

Dies unterstreicht die Bedeutung des internen Meldewesens (☞ Kapitel 4.7.4.2).

In der RKI-Empfehlung „Infektionsprävention in Heimen" werden ein paar Erreger genannt, die für Ausbrüche in Pflegeeinrichtungen in Frage kommen. Tabelle 14 nennt Beispiele für Infektionskrankheiten und spricht Empfehlungen für Schutzmaßnahmen aus.

Infektion	E	TS	SK	MNS	H
Virale Gastroenteritis (Noro-Viren)	X	X	X	X	X
Bakterielle Gastroenteritis (z. B. Salmonellen)		X	X		
Grippe (Influenzavirus)	X		X	X	
Antibiotika-assoziierte Colitis (Clostridium difficile)	X	X	X		X
Krätze, Scabies	X		X		X
Keratokonjunktivitis epidemica	X		X		
Pneumonie (z. B. Pneumokokken, Haemophilus)			X		

Tab. 14: Schutzmaßnahmen bei verschiedenen Infektionskrankheiten

Legende:
E = Einzelunterbringung nach Risikobewertung für Mitarbeiter und Absprache mit behandelndem Arzt/behandelnder Ärztin,
TS = Eigene Toilette oder Toilettenstuhl,
SK = Schutzkittel,
MNS = Mund-Nase-Schutz bzw. Handschuhe werden vorausgesetzt, ergänzend wird bei Gefahr der Durchfeuchtung eine flüssigkeitsdichte Einmalschürze empfohlen. Zusätzlich ist der Autor der Auffassung, dass bei starker Aerosolbildung auch eine Haube zum Selbstschutz sinnvoll ist, da die Haare ja beim Verlassen der Einrichtung meist nicht gewaschen werden und keine Händedesinfektion mehr erfolgt. Weitere Hinweise: www.rki.de/Infektionskrankheiten A–Z,
H = Händehygiene nicht wie üblich.

Ausbreitung der Erreger

Mögliche Ursachen für einen Ausbruch sind:

- Persönlicher Kontakt, Aerosole (Husten, Niesen),
- gemeinsam genutzte Medizinprodukte,
- gemeinsam verzehrte Lebensmittel,
- gemeinsam genutzte Flächen oder Gegenstände.

Gesucht wird eine gemeinsame Exposition der Betroffenen zu den betreffenden Krankheitserregern. Gelegentlich gestalten sich hierbei die Ermittlungen schwierig, wegen der Meldepflicht wird das Gesundheitsamt unterstützend tätig. Rechtsnachteile sind durch die Meldung nicht zu befürchten.
Bei aerogen übertragbaren Erregern (z. B. Noro-/Rotaviren) wird auch versucht zu ermitteln, wer mit den ersten Betroffenen Kontakt hatte.

10.2 Ausnahmesituation vorbereiten

In Ruhe Situation „durchspielen"

Der Ausbruch stellt eine Ausnahmesituation in der Einrichtung dar, je mehr Betroffene es gibt, desto dramatischer. Mitarbeiter können Angst bekommen, wenn, wie beispielsweise 2007 geschehen, während der vielen Norovirus-Ausbrüche die Massenmedien von „Killerviren" sprechen.

Während eines Ausbruchs besteht also erhöhter Schulungsbedarf für das Personal und Aufklärungsbedarf für Bewohner, Angehörige bzw. Betreuer. Zur Vorbereitung kann man schon im Vorfeld Informationen über mögliche Ausbruchserreger zusammentragen. Sollte es dann zu einem Ausbruch mit dem entsprechenden Erreger kommen, können über die Webseite des Robert Koch-Institutes (www.rki.de/Infektionskrankheiten A–Z) und über die behandelnden Ärzte aktuelle Informationen eingeholt werden.

10.3 Aufgaben klar verteilen

Klare Verteilung erspart Diskussionen

Eine eindeutige Verteilung der Aufgaben ist im Ausbruchsmanagement sehr wichtig. Schließlich muss vermehrter Aufwand unter Umständen mit vermindertem Personal (Ausfall durch Erkrankungen) bewältigt werden. Doppeltes Arbeiten und „Kompetenzgerangel" muss vermieden werden!
Die Aufgabenverteilung soll natürlich Fähigkeiten, Qualifikation und Interesse der Mitarbeiter berücksichtigen. Beispielsweise könnte sie so aussehen:

10.3.1 Aufgaben der Heimleitung

Verwaltung und Organisation

Hygienebeauftragte und Heimleitung beurteilen bei einem vermuteten Ausbruch zusammen die Lage und setzen das Ausbruchsmanagement in Kraft.
Das Robert Koch-Institut empfiehlt die Benennung eines Ausbruchsmanagementteams, dies kann in Pflegeeinrichtungen mit der Hygienekommission identisch sein.
Die Heimleitung muss ihre Autorität nutzen, die notwendigen Maßnahmen zu koordinieren und einen reibungslosen Ablauf sicherzustellen. Dazu gehört auch die Beschaffung einer ausreichenden Menge von Schutzmitteln und Schutzkleidung.
Wichtige Aufgaben sind

- Zusammenarbeit mit Ärzten und Behörden (Gesundheitsamt, ggf. Heimaufsicht),
- Medienumgang (Presse),
- Dokumentation (lückenlose Dokumentation des Ausbruchs) und Protokolle der Besprechungen der Hygienekommission/des Ausbruchmanagementteams. Die Dokumentation hat zwei wichtige Aufgaben: Zum einen Festlegung, welche Maßnahmen bereits veranlasst wurden, zum anderen Nachweis im Streitfall, dass alles unternommen wurde, um die Folgen des Ausbruchs zu minimieren.

10.3.2 Aufgaben der Pflegedienstleitung

Bereitstellung von Personal

- Organisation einer Bereichspflege,
- Sicherstellen der Personalversorgung,
- Unterstützung der Hygienebeauftragten,
- Unterstützung der Leitung,
- Zusammenarbeit mit behandelnden Ärzten,
- Bezüglich therapeutischer Maßnahmen wird mit den behandelnden Ärzten und den Bereichsleitungen zusammengearbeitet.

10.3.3 Aufgaben der Hauswirtschaftsleitung

Logistik und Desinfektion

- Logistik (Bereitstellen von ausreichend Schutzkleidung, Schutzmitteln, Frischwäsche und die Entsorgung von Abfällen, ggf. infektiöser Wäsche, Lebensmittel),
- Koordination der Gebäudereinigung,
- Schutz des eigenen Personals,
- Erfassung der Lagerbestände von Schutzmitteln.

10.3.4 Aufgaben der Hygienebeauftragten

Erfassen und schulen

Hygienebeauftragten arbeiten mit dem Gesundheitsamt zusammen, werten mikrobiologische Befunde aus und versuchen, die Ursache des Ausbruchs bzw. für dessen Verbreitung zu ermitteln. Außerdem führen sie für das Personal aller Bereiche Schulungen durch, die das Ziel haben, überflüssige Ängste zu nehmen und effizientes Handeln zu ermöglichen.
Die Ergebnisse ihrer Handlungen gehen an die Heimleitung, wo sie dokumentiert werden.

10.3.5 Aufgaben der Küchenleitung

Spezialkost und Lebensmittellogistik

Die Küchenleitung muss flexibel auf die Anforderungen reagieren. Dazu gehört neben logistischen Aufgaben (z. B. Verbringen von Lebensmitteln in Wohnbereiche oder stationäre Bereiche) auch die vermehrte Erstellung von Diätkost (z. B. bei infektiöser Gastroenteritis). In dem Hygieneplan-Dokument „Ausbruchsmanagement“ werden Blätter mit den entsprechenden Aufgaben hinterlegt und können im Falle eines Ausbruchs sofort verteilt und umgesetzt werden.

10.4 Maßnahmen bei Erkrankungen mit Ausbruchsrisiko

10.4.1 Influenza

Die „echte Grippe"

Influenzaviren gehören zu den behüllten Orthomyxoviren. Dennoch können sie auf Flächen mehrere Stunden, in kaltem Wasser auch Monate infektiös bleiben.
In Deutschland treten im Bereich der Altenpflege vor allem Fälle von Influenza A auf, wobei die Häufigkeit der jährlich gemeldeten Todesfälle zwischen 3.000 und ca. 29.000 schwankt.
Durch die neue Influenza A H1N1 (Schweinegrippe) wurde die Pandemiesituation praktisch geübt und ergab erhebliche Defizite vor allem in der Kommunikation (Impfdesaster). Daraus war zumindest zu lernen, dass das Ausrufen einer Pandemie durch die WHO nicht nur nach Häufigkeit, sondern auch nach Schweregrad der Erkrankung erfolgen sollte.
Influenza A-Viren werden nach ihren Pathogenitätsfaktoren Hämagglutinin (H1-H14), das eine Rezeptorfunktion hat, und Neuraminidase (N1-N9), die die Viren zum Verlassen der Zelle nach der Vermehrung brauchen, weiter eingeteilt. Daher stammen die Bezeichnungen wie H5N1 („Vogelgrippe") oder H1N1.
Aufgrund ihrer hohen genetischen Variabilität müssen die Schutzimpfungen jedes Jahr neu zusammengesetzt werden. Die Übertragung findet über Speicheltröpfchen, Aerosol (Husten, Niesen) und natürlich die virusbeladenen Hände statt.

Falldefinition

Das RKI hat, um Verwechslungen mit schweren „Erkältungen" zu vermeiden, eine Falldefinition herausgegeben. Wegweisend für die Grippe sind danach die folgenden Symptome:

- Plötzlich Fieber > 38,5 Grad,
- „Grippale" Symptome:
- Halsschmerzen,
- trockener Husten,
- Kopf- und Gliederschmerzen,
- allgemeine Schwäche,
- Schweißausbrüche.

Die Inkubationszeit beträgt 1–3 Tage, die Dauer der Ansteckungsfähigkeit: 24 Stunden vor und 3–5 Tage nach Auftreten der Symptome.
Neben Bettruhe und symptomatischer Therapie können Neuraminidasehemmer eingesetzt werden, dies möglichst frühzeitig. Ergänzend werden bei Bedarf Schmerzmittel und kreislaufunterstützende Medikamente verabreicht. Bei geschwächten Bewohnern kann eine Antibiotikaprophylaxe wegen hoher Letalität durch „trittbrettfahrende" Bakterien (z. B. Staphyloccocus aureus, Haemophilus influenzae, Pneumokokken), die eine Pneumonie auslösen, sinnvoll sein.

Die jährliche Grippeschutzimpfung wird sowohl für Bewohner wie für Personal empfohlen. Im Falle der befürchteten Pandemie sollten alle Menschenansammlungen vermieden und Versammlungen in Gemeinschaftseinrichtungen minimiert werden.
Für Betroffene wird eine Einzelunterbringung empfohlen und das Personal mit folgendem Konzept geschützt:

- Möglichst geimpfte Mitarbeiter, Bereichspflege,
- Schutzkittel, Handschuhe„
- Mund-Nase-Schutz: FFP 1 oder gleichwertig bei Verdacht, bei Hustenexposition FFP 2, bei Intubation oder Bronchoskopie FFP 3 (TRBA 250),
- Schutzbrille,
- Desinfektion: begrenzt viruzid (im Allgemeinen reichen die vorhandenen Desinfektionsmittel aus),
- Müll: B-Müll (EAK/AS 18 01 04), geschlossene Behälter,
- Wäsche: infektiöse Wäsche nach TRBA 250 und Kapitel 2.6 BGR 500,
- Geschirr: bei > 60 °C maschinell spülen.

Die Bundesrepublik Deutschland hat in Zusammenarbeit mit der Welt-Gesundheitsorganisation WHO einen nationalen Pandemieplan erstellt. Demnach würden mobile Teams von Experten regionale Kräfte unterstützen. Die Bundesländer stellen Rahmenpandemiepläne zur Verfügung, Landkreise entwickeln eigene Konzepte. Stets stehen Informationen des RKI zur Verfügung (www.rki. de – Infektionskrankheiten A–Z – Influenza).

10.4.2 Keratokonjunktivitis epidemica

Hochinfektiöse Augenentzündung

Erreger dieser schweren Bindehautentzündung sind Adenoviren, die als unbehüllte Viren recht umweltstabil sind. Adenoviren gibt es in einer großen Anzahl unterschiedlicher Typen, die auch verschiedene Infektionen auslösen, das Spektrum reicht von Durchfall bis zur Lungenentzündung. Die Typen 8, 19 und 37 haben sich auf die Augen spezialisiert. Übertragen werden sie durch Hände, die an kontaminierten Gegenständen beladen wurden, Kontakt mit kontaminierten Gegenständen (Handtücher z. B.!) oder seltener durch Augentropfen und Salben, die nicht personengebunden genutzt wurden. Die Dauer der Ansteckungsfähigkeit beträgt 2–3 Wochen!

Leitsymptome sind Fremdkörpergefühl, Augenbrennen und schließlich Augentränen, Schwellung der Lieder ohne Eiter und eine Rötung um das Auge herum. Wird auch die Hornhaut mit einbezogen, können Sehstörungen auftreten. Nach etwa 2–4 Wochen heilt das Auge in aller Regel folgenlos ab, häufiger wird zeitversetzt auch das andere Auge infiziert.

Neben einer strikt personengebundenen Nutzung der Medikamente (Augentropfen, Augensalbe) muss auf sorgfältigste Hände- und Flächendesinfektion geachtet werden. Herstellerangaben bezüglich Einwirkzeit und Konzentration beachten! Betroffene Bewohner, die nicht im Einzelzimmer leben, sollten möglichst Einmalhandtücher und Waschlappen verwenden, wenn nicht anders sichergestellt werden kann, dass eine Verwechslung mit denen der Mitbewohner vermieden wird. Kooperative Bewohner sollten bewegt werden, Hand-Augen-Kontakt zu vermeiden.

10.4.3 Skabies (Krätze)

Unerwünschte „Haustierchen"

Bei diesem unter Kapitel 2.2.4.2 und 4.7.9.6 beschriebenen Krankheitsbild sollte bereits im Einzelfall Alarm ausgelöst und Kontaktpersonen zu erhöhter Aufmerksamkeit für Symptome am eigenen Körper aufgefordert werden.

10.4.4 Infektiöse Gastroenteritis

Durchfall und Erbrechen

Die infektiöse Gastroenteritis und die erforderlichen Gegenmaßnahmen wurden in Kapitel 4.7.9.3 ausführlich besprochen. Tabelle 15 fasst zusammen:

Tab. 15: Verschiedene Gastroenteritiden

	Lebensmittel-intoxikation	Lebenmittel-infektion	Virale Gastro-enteritis	Cl. difficile
IKZ	1–6 h	12–72 h	8–72h (Noroviren) 12h–6d (Rotaviren)	48 – > 240 h
Lebensmittel	Ja	Ja	Nein	Nein
Erbrechen	Ja	möglich	Meist	Nein
Stuhl	Wässrig	schleimig	Wässrig	Wässrig/ schleimig
Temperatur	Nein	Ja	Oft	Bei PMC
Dauer	ca. 24 h	Mehrere d	24–48 h	Mehrere Tage
Ausscheidung nach Symptomfreiheit	Keine	Bis zu 2 Monaten, selten Dauerausscheider	Noro: Ca. 2 Wochen Rota: Ca. 4 Wochen	Nicht mehr relevant, wenn Stühle geformt
Übertragung	Nein	Selten	Oft	selten

Legende:
IKZ = Inkubationszeit,
h = Stunden,
d = Tage,
PMC = Pseudomembranöse Colitis

10.5 Wenn der Ernstfall kommt

Im Alarmfall

Zunächst steht die Ermittlung von räumlichen und zeitlichen Zusammenhängen (epidemiologischer Zusammenhang) im Vordergrund. Der Erreger muss so schnell wie möglich identifiziert werden, um gezielte Maßnahmen ergreifen zu können. Hilfreich ist dabei die Aufzeichnung folgender Daten:

- Zeitraum des Auftretens der Infektionen (wann eingeschleppt?),
- Zeit zwischen vermuteter Exposition und Auftreten der ersten Symptome (vermutete Inkubationszeit),
- Symptome und Dauer der Erkrankungen,
- Infektionsort (Darm, Atemwege...).

Das interne Meldewesen ermöglicht den Hygienebeauftragten, die Häufung auch in verschiedenen Bereichen festzustellen und damit das Auslöseereignis für das Ausbruchsmanagement zu definieren. Dem folgt die Information aller Beteiligten („Schneeball“) und die Ausgabe der Aufgabenzettel. Diese werden nun systematisch abgearbeitet. Erste Schritte sind:

- Feststellen der Schutzmittelmengen in den Bereichen (Leitungen) und im Lager (Hauswirtschaftsleitung),
- Ggf. Anordnung und Kontrolle Isolierungen (Hygienebeauftragte),
- Bereichspflege (Pflegedienstleitung),
- Reinigungszyklus ändern, ggf. Desinfektion (Hauswirtschaftsleitung),
- Analyse aller verfügbaren klinischen Daten (Hygienebeauftragte, behandelnde Ärzte),
- Meldung an das Gesundheitsamt (Ärzte, Heimleitung),
- Mikrobiologische Untersuchungen veranlassen (z. B. Gastroenteritis, Screening..., Hygienebeauftragte),
- Erste Ermittlungen (Befragen von Personal und Bewohnern, mikrobiologische Daten..., Hygienebeauftragte),
- Ablaufprotokoll (Einrichtungsleitung),
- Infektionszeittafel (Auftreten der Fälle, Hygienebeauftragte).

Wenn der Erreger identifiziert ist, führt das Hygieneteam eine erneute Lageanalyse unter Berücksichtigung der Daten über den Erreger durch. Die Maßnahmen werden angepasst, falls erforderlich und immer wieder kontrolliert und hinterfragt. Ggf. werden – zusammen mit den behandelnden Ärzten – weitergehende Interventionsmaßnahmen veranlasst (weitere Desinfektionsmaßnahmen, Kohortenisolierung, Verlegung von Bewohnern ins Krankenhaus).
Nach Verstreichen von 2–4 (Noroviren, Rotaviren) Inkubationszeiten ist der Ausbruch unter Kontrolle. Die Isolierungen können, wann erregerabhängig möglich, aufgehoben werden.
Zu beachten ist, dass es noch Ausscheider, asymptomatische Träger und so genannte „abortive Verläufe“ (nur sehr schwache Symptome) geben könnte, dies wird mit den behandelnden Ärzten und den Vertretern des Gesundheitsamtes besprochen.

11 Hinweise für Physio- und Ergotherapie

Physio- und Ergotherapie sind in Rehabilitationseinrichtungen obligate Bestandteile des Therapiekonzeptes und bringen in Altenpflegeeinrichtungen zumindest Abwechslung in das Leben der Bewohner. In den Altenpflegeeinrichtungen ist es meist so, dass der Physiotherapeut nicht zum Haus gehört, sondern selbständig ist und bei Bedarf zu einzelnen Bewohnern kommt. Hier ist in erster Linie die RKI-Empfehlung „Infektionsprävention in Heimen" umzusetzen, die eine Einbindung externer Dienstleister in das Hygienekonzept der Einrichtung fordert. Im Allgemeinen reichen hier die Maßnahmen der sogenannten Basishygiene, also im Regelfall Händehygiene. Problematischer und deshalb in diesem Kapitel besonders thematisiert ist der Umgang mit infizierten und mit multiresistenten Erregern besiedelten Patienten/Bewohner.

11.1 Allgemeine Anforderungen der Hygiene an die Physiotherapie

In physiotherapeutischen Abteilungen sollen alle Flächen gut zu reinigen und zu desinfizieren sein. Dies gilt auch für die Handgriffe und Sitzgelegenheiten von Trainingsgeräten. Bestehen die Griffe aus Schaummaterial, ist zu prüfen, ob ein alkoholisches Flächendesinfektionsmittel eingesetzt werden kann. Ist das nicht der Fall, stehen mittlerweile verschiedene Reinigungstücher mit desinfizierender Wirkung für alkoholsensible Oberflächen zur Verfügung.

Flüssigkeiten wie Massageöle, Aromaöle etc. sollen, falls sie umgefüllt werden, in frisch gereinigte Behälter gegeben werden. Hierzu muss sich dann auch eine Reinigungsanweisung im Hygieneplan finden, es empfiehlt sich eine Fettlösung mit Brennspiritus und anschließend ausgiebiges Nachspülen mit klarem Wasser. Nach vollständigem Trocknen kann die neue ölige Substanz eingefüllt werden. Für einige Öle ist es sinnvoll, Haltbarkeitsdaten zu vergeben, da mit zunehmender Alterung und den damit verbundenen chemischen Prozessen das Allergiepotenzial steigt (z. B. bei Teebaumöl). Von daher ist es sinnvoll, die Haltbarkeit der umgefüllten Öle auf zwei Monate zu beschränken.

Bei der Entnahme der Öle während der Massage ist möglichst ein direkter Kontakt der Öffnung des Gebindes zur Haut zu vermeiden. Allerdings wirken ätherische Öle oft keimreduzierend.
Wieder verwendbare **Fangomasse** ist nach einer Lagerungszeit im Fangoofen bei 134 °C nach einer Stunde als voll ausreichend desinfiziert zu betrachten. Mattenförmige Wärmeträger werden möglichst außen mit Hautdesinfektionsmittel desinfiziert, was ausreichend ist und keine allergisierenden Rückstände hinterlässt.
Im Reinigungs- und Desinfektionsplan der Physiotherapie-Abteilung sind mindestens tägliche Desinfektionen von Barfuß-Strecken (Dermatophyten) und die Desinfektion von Hand-Haut-Kontakt-Stellen nach jedem Patienten – dies nur bei überwiegend abwehrgeschwächten Patienten – vorzusehen.
Daneben ist es sinnvoll, an die Patienten eigene Wolldecken und Handtücher für Übungen auf dem Boden bzw. auf Matten auszugeben und diese wöchentlich zu waschen. Die Matten selber können im Allgemeinen schlecht desinfiziert werden und entsprechen dann dem bevölkerungsüblichen Risiko wie beispielsweise Sitzmöbel in der Vorhalle.
Allerdings ist darauf zu achten, dass Patienten mit multiresistenten Erregern oder Infektionen möglichst die Matten bei der Benutzung mit ihrem Handtuch oder ihrer Decke abdecken. Organisatorisch ist es sinnvoll zu prüfen, ob solche Matten farblich markiert werden könnten (z. B. mit einem Stück farbigen Klebestreifen) und solange personenbezogen verwendet werden, wie der betreffende Patient da ist. Anschließend braucht dann nur diese Matte desinfiziert zu werden. Alle übrigen Matten werden routinemäßig zweiwöchentlich gereinigt, bei Bedarf auch eher.
Anmerkungen zum Bewegungsbecken/Therapiebecken ☞ Kapitel 5.11.

11.2 Hinweise für die Ergotherapie

Normalerweise unterliegen alle Maßnahmen der Ergotherapie dem bevölkerungsüblichen Risiko. Von Interesse sind hier Patienten mit Infektionen oder Besiedlung mit multiresistenten Erregern. Im Allgemeinen reicht es völlig aus, wenn diese Patienten unmittelbar vor der therapeutischen Einheit die Hände unter Aufsicht ausgiebig desinfizieren. Dann können auch gemeinsam genutzte Materialien, wie z. B. das „Streichelbrett" für taktile Übungen, ebenso die „Linsenschale" und gemeinsam genutzte Knetmaterialien genutzt werden. Soll gemeinsam gebastelt werden, kommen die Patienten mit den Infektionen an einen Tisch etwas abseits von gefährdeten Mitpatienten und erhalten ihr eigenes Bastelmaterial. Dieses kann nach Desinfektion mit alkoholischen Flächendesinfektionsmittel (Leimtuben außen, Scheren, Pinsel etc. außen) wieder dem allgemeinen Pool zugefügt werden.

Teil 5: Zum Nachschlagen und Finden

Abkürzungsverzeichnis

AIDS	Acquired immune deficiency syndrome (erworbenes Immunmangelsyndrom)
AMG	Arzneimittelgesetz
ART	Antiinfektiva, Resistenzlage und Therapie (Kommission am RKI lt. Änderung IfSG Sommer 2011)
AS	Abfallschlüssel
ASR	Arbeitsstätten-Richtlinien
BAM	Bundesanstalt für Materialprüfung
BfArM	Bundesinstitut für Arzneimittel und Medizinprodukte
BfR	Bundesinstitut für Risikoabschätzung (Nachfolge BgVV)
BG	Berufsgenossenschaft
BGA	Bundesgesundheitsamt, 1994 aufgelöst
BGR	Berufsgenossenschaftliche Regeln
BGV	Berufsgenossenschaftliche Vorschrift
BGV C8	Bezeichnung für die Unfallverhütungsvorschrift im Gesundheitsdienst. Die alte Bezeichnung lautete VBG 103. Seit 2004 ersetzt durch TRBA/BGR 250
BgVV	Bundesinstitut für gesundheitlichen Verbraucherschutz und Veterinärmedinzin (2002 aufgelöst und durch BVL ersetzt)
BioStoffV	Biostoffverordnung
BMGS	Bundesministerium für Gesundheit und soziale Sicherheit
BMG	Bundesministerium für Gesundheit
BVL	Bundesamt für Verbraucherschutz und Lebensmittelsicherheit (Nachfolge BgVV)
CE	Europäische Gemeinschaft (frz.), Zeichen für Medizinprodukte in Verbindung mit einer Prüfnummer
CEN	Comité Européen de Normalisation (europäisches Komitee für Normung)

DGHM	Deutsche Gesellschaft für Hygiene und Mikrobiologie e. V. Diese medizinische Fachgesellschaft gibt gelegentlich Empfehlungen zur Hygiene heraus.
DGKH	Deutsche Gesellschaft für Krankenhaushygiene e. V. Medizinische Fachgesellschaft, die Empfehlungen zur Hygiene herausgibt, verfügt auch über eine Sektion Altenpflege.
DIN	Deutsches Institut für Normung
DVG	Deutsche Veterinärmedizinische Gesellschaft
DVO	Durchführungsverordnung
EAK	Europäischer Abfallkatalog
EG 852/2004	Europäische Lebensmittelhygieneverordnung seit 01.01.06 auch in Deutschland gültig
EN	Europäische Norm
ESBL	Extended Spectrum Beta Lactamases, ein resistenzvermittelndes Enzym besonders bei Darmbakterien und Pseudomonas
GefStoffV	Gefahrstoffverordnung
GISA	Glykopeptid-intermediate Staphylococcus aureus, Bezeichnung für MRSA, die zusätzlich verminderte Sensibilität gegen Glycopeptid-Antibiotika (Vancomycin, Teicoplanin) zeigen.
GRE	Glycopeptidresistente Enterokokken
HIV	Human immunodeficiency virus (humanes Immundefektvirus, „AIDS-Virus")
HVBG	Hauptverband der gewerblichen Berufsgenossenschaften
HWI	Harnwegsinfekt
IfSG	Infektionsschutzgesetz
IHO-Liste	Von Herstellern entwickelte Liste für viruzide Desinfektionsmittel bzw. Aussagen zur Viruzidie verschiedener Produkte
ISO	International Standards Organisation (engl.), weltweit gültige Normen
KBE	Koloniebildende Einheit Diese in mikrobiologischen Befunden häufig auftauchende Bezeichnung beschreibt lebende Bakterien, die mit einem bestimmten Nachweisverfahren gefunden wurden. Der Begriff „KBE" wird gewählt, da kein kulturelles Nachweisverfahren alle potenziellen Mikroorganismen in der Probe nachzuweisen vermag.
KRINKO	Kommission für Krankenhaushygiene und Infektionsprävention am Robert Koch-Institut, erarbeitet Empfehlungen für Hygiene.

LAGA	Länderarbeitsgemeinschaft Abfall (aus Einrichtungen des Gesundheitsdienstes), regelt die Abfallentsorgung in Pflegeeinrichtungen und Krankenhäusern mittels Merkblatt
LFGB	Lebensmittel-, Bedarfsgegenstände- und Futtermittelgesetzbuch, seit 01.01.06 in Kraft
LMBG	Lebensmittel- und Bedarfsgegenständegesetz, seit 01.01.06 außer Kraft
LMHV	Lebensmitittelhygiene-Verordnung (2007 neu gefasst)
MAK	Max. Arbeitsplatzkonzentration (für chemische Substanzen am Arbeitsplatz)
MPBetreibV	Medizinproduktebetreiberverordnung
MPG	Medizinproduktegesetz
MRE	Multiresistente Erreger
MRSA	Methicillinresistente Staphylococcus aureus
NI	Nosokomiale (im Krankenhhaus/in der Pflegeeinrichtung erworbene) Infektion
n. n.	nicht nachweisbar
ORSA	Oxacillinresistente Staphylococcus aureus (Synonym für MRSA)
pH-Wert	Potentia hydrogenii, Maß der Wasserstoffionenkonzentration zur Angabe der Alkalität oder des Säuregrades einer Lösung
prEN	Entwurf einer Europäischen Norm
RAL	Reichsausschuss für Lieferbedingungen
RKI	Robert Koch-Institut Dieses Bundesinstitut ist für die Infektionsverhütung in der Bundesrepublik Deutschland zuständig. Das Institut verfügt über mehrere Expertengruppen.
RL-RKI	Richtlinie für Krankenhaushygiene und Infektionsprävention des Robert Koch-Institutes (inoffizielle Abkürzung)
RLT	Raumlufttechnische Anlage
SGB	Sozialgesetzbuch
STIKO	Ständige Impfkommission, gibt Empfehlungen zur Impfung von Kindern und Erwachsenen heraus.
Tb oder Tbc	Tuberkulose
TRBA	Technische Regeln für biologische Arbeitsstoffe
TRGS	Technische Regeln für Gefahrstoffe
TrinkwV	Trinkwasserverordnung
TVO	Trinkwasserverordnung
UV	Ultraviolette Strahlung
UVV	Unfallverhütungsvorschrift

VAH	Verbund für angewandte Hygiene e. V., prüft und listet Desinfektionsmittel für verschiedene Anwendungsbereiche
VBG	Verband gewerblicher Berufsgenossenschaften (siehe HVBG)
VDI	Verein Deutscher Ingenieure (Prüfzeichen)
VHD	Vereinigung der Hygienefachkräfte Deutschlands
VRE	Vancomycin-resistente Enterokokken

Glossar – Begriffe aus Hygiene und Mikrobiologie

Abklatsch

Nährbodenoberflächen auf Trägern, die auf zu prüfende Flächen (Arbeitsflächen, Haut, ...) gedrückt werden. Die wachsenden Keime (koloniebildende Einheiten = KBE, Einheit im Befund) werden gezählt und ggf. bestimmt.

Aerobier

Obligate Aerobier: Bakterien, die zur Vermehrung immer Sauerstoff benötigen.
Fakultative Aerobier: Bakterien, die sich mit und ohne Sauerstoff vermehren können.

aerogen

Bezeichnung für Infektionen, die über die (Atem-)Luft übertragen werden, auch durch Staubkeime.

Aerosol

Winzige Flüssigkeitströpfchen, die unsichtbar wie ein Nebel von einer Quelle (z. B. einem verkalkten Duschkopf oder beim Absaugvorgang) erzeugt werden.

Anaerobier

Bakterien, die sich nur vermehren können, wenn kein Sauerstoff vorhanden ist. Der größte Teil der Darmflora gehört dazu.

antibakteriell

Bezeichnung für Substanzen und/oder Verfahren, die Bakterien an der Vermehrung hindern oder sie abtöten. Dieser Begriff unterliegt keiner Norm, er darf nicht mit dem Begriff „Desinfektion" verwechselt werden. Die Wirksamkeit der so bezeichneten Verfahren kann sehr schwach sein.

Antibiotikum

Natürliche oder synthetische Substanz, die nach oraler oder parenteraler Applikation empfindliche (sensible) Bakterien an der Vermehrung hindert (bakteriostatische Wirkung) oder sie abtötet (bakterizide Wirkung).

Antigen

Substanzen oder Erregerteile, die eine zelluläre Reaktion des Organismus und ggf. eine Antikörperbildung auslösen.

Antikörper

Eiweißmoleküle, die vom Organismus als Immunantwort auf das Einwirken von Antigenen gebildet werden. Sie sind Teil der spezifischen Erregerabwehr.

antimikrobiell

Bezeichnung für Substanzen und/oder Verfahren, die Bakterien, Pilze, Parasiten an der Vermehrung hindern, sie abtöten bzw. inaktivieren. Dieser Begriff unterliegt keiner Norm, die Wirksamkeit der so bezeichneten Verfahren kann relativ schwach sein.

antimykotisch

Bezeichnung für Substanzen und/oder Verfahren, die Pilze an der Vermehrung hindern oder sie abtöten. Mittel gegen Pilze werden als Antimykotika bezeichnet.

Antisepsis

Vernichtung von Krankheitserregern am Ort der Infektion oder der Besiedelung mittels Antiseptika.

Antiseptika

Substanzen, die Bakterien und Pilze z. B. durch Depolarisierung der Zellwände abzutöten vermögen. Klassische Antiseptika sind Alkohol und PVP-Jod, moderne Präparate sind Octenidin und Polyhexanid.

Asepsis

Sehr geringe Keimzahlen oder Sterilität von Gegenständen.

Ausbruch

Bezeichnung für zwei oder mehr räumlich und zeitlich (epidemiologisch) zusammenhängender Infektionen.

Autoklav

Alte Bezeichnung für Dampfsterilisator.

Bakteriostase, bakteriostatisch

Vermehrungshemmung bei Bakterien. Vorhandene Erreger werden nicht abgetötet (☞ „Antibiotikum“).

Bakterizidie, bakterizid

Abtötung von Bakterien (☞ „Antibiotikum“).

BGA-Richtlinie

Richtlinie des Bundesgesundheitsamtes, Vorläufer der RKI-Richtlinie bzw. Empfehlungen

Bioindikator

Mit bestimmten Keimen in definierter Konzentration kontaminierter Prüfkörper zur Kontrolle von Desinfektions- und Sterilisationsverfahren.

Biozidgesetz, Biozidverordnung

Dieses normative Regelwerk gilt u. a. für Desinfektionsmittel (Produktart 1), Desinfektionsmittel im Lebensmittelbereich (Produktart 4) sowie für Schädlingsbekämpfungsmittel gegen Nager und Vögel. Der Vollzug betrifft v. a. Hersteller, die dem Anwender Sicherheitshinweise zukommen lassen müssen. Anwender müssen die Gefahrstoffverordnung und/oder Biostoffverordnung anwenden (☞ Kapitel 3).

Bowie-Dick-Test

Verfahren zur Kontrolle der Vollständigkeit eines Vakuums in Sterilgut. Nur sinnvoll bei Dampfsterilisation mit fraktioniertem Vakuum.

Chemische Desinfektion

Keimreduktion durch chemische Mittel mit Mindestreduktionsfaktor 5 (99,999 %) unter Laborbedingungen.

Chemothermische Desinfektion

Meist maschinelle Desinfektionsverfahren, bei denen chemische Mittel in Verbindung mit Wärme (i. d. R. 60 °C) zur Desinfektion angewendet werden.

Creutzfeld-Jakob-Krankheit (CJK, CJD)

Erkrankung des menschlichen Zentralnervensystems durch Prione (infektiöse Eiweißmoleküle).

Dekontamination

Entseuchung. Dekontaminationsverfahren sind weniger wirksam als die Desinfektion, aber deutlich wirksamer als die bloße Reinigung.

Desinfektionsmittelliste

Liste geprüfter Desinfektionsmittelpräparate, die für verschiedene Zwecke von unterschiedlichen Organisationen (VAH, RKI, DVG, IHO u. a.) zur Verfügung gestellt werden.

Desinfektor

Beruf mit staatlicher Anerkennung. Nach erfolgreich absolvierter, 2- bis 3-wöchiger Ausbildung in Verfahren der Desinfektion, Sterilisation und der technischen Hygiene.

Enthemmer

Zusatz zu Nährböden mit dem Ziel, Desinfektionsmittelreste schnell zu inaktivieren und damit Keimwachstum zu ermöglichen. Wichtig zur Kontrolle von Flächen, die frisch desinfiziert wurden.

Epidemiologie

Lehre von der Ausbreitung von Infektionserkrankungen.

Fungizide

Substanzen und Verfahren, die ausschließlich oder nahezu ausschließlich Pilze abtöten.

Gesundheitsamt

Mit einem Amtsarzt besetzte Behörde (IfSG § 2 Satz 14). Partner und Aufsichtsbehörde für Pflegeeinrichtungen, derzeit noch den Landratsämtern bzw. Stadtverwaltungen angegliedert. Die detaillierte Organisation obliegt den einzelnen Bundesländern.

Heißluftsterilisation

Thermisches Verfahren zur Sterilisation von Gegenständen unter Verwendung trockener Hitze (z. B. 180 °C bei 30 Min. reiner Einwirkzeit).

Hospitalismus

Alte Bezeichnung für „nosokomiale Infektion", die heute z. B. auch für die psychischen Folgen einer Klinikunterbringung verwendet wird.

Indikatorkeime

Mikroorganismen, die z. B. auf eine fäkale Kontamination hinweisen. Escherichia coli und coliforme Bakterien dienen bspw. als Indikatorkeime für fäkale Verunreinigungen von Wasser und Lebensmitteln.

Inkubationszeit

Zeitraum zwischen der Aufnahme eines Erregers und dem Auftreten der ersten Krankheitssymptome.

Kolonisierung

Besiedlung von Haut, Schleimhäuten oder Wunden durch Bakterien ohne Auftreten von Krankheitssymptomen und Infektionszeichen.

Kontamination

Aufbringen von Keimen auf Hände oder Gegenstände.

Latenzzeit

Gleiche Bedeutung wie Inkubationszeit, wird gelegentlich für Viren verwendet oder auch Toxinwirkungen (dann Zeitpunkt der Aufnahme bis Zeitpunkt der Symptome).

MRSA

Methicillinresistenter Staphylococcus aureus. Synonym ORSA (oxacillinresistenter Staphylococcus aureus).

nosokomial

„Im Haus erworben". Bezeichnung für in der Pflegeeinrichtung/im Krankenhaus verursachte Infektionen.

Pathogenität, pathogen

Eigenschaften, die Erregern eine erhöhte Infektiosität verleihen. „Obligat pathogen" bedeutet dabei: immer krankheitserregend, „fakultativ pathogen": nur außerhalb des normalen Siedlungsorts krankheitserregend.

Prävention

Vorbeugung.

Raumdesinfektion

Vernebelung von Formaldehyd durch den Desinfektor, angeordnet durch das Gesundheitsamt. Wird heute nur noch sehr selten angewendet. Dafür gibt es aber andere Verfahren, siehe Verneblungsdesinfektion.

RKI-Richtlinien, Empfehlungen

Richtlinien und Empfehlungen zur Krankenhaushygiene und Infektionsprävention, entwickelt von der Kommission für Krankenhaushygiene und Infektionsprävention (KRINKO) und herausgegeben vom Robert Koch-Institut.

Sanitation

Reinigung. Keime werden auf Oberflächen teilweise reduziert, jedoch nicht abgetötet.

Sentinel – Erhebung

Erfassung vorgegebener Krankheitsbilder innerhalb einer gewissen Zeit in klinischen Einrichtungen, Fälle werden anonym an das RKI gemeldet.

Sicherheitsdatenblatt

Muss dem Anwender nach Gefahrstoffverordnung vom Hersteller (z. B. von Desinfektionsmittelkonzentraten) zur Verfügung gestellt und durch eine Betriebsanweisung gemäß § 14 GefStoffV ergänzt werden.

Sterilisation

Abtöten von Mikroorganismen einschließlich ihrer Dauerformen (Sporen); zu erreichender Reduktionsfaktor 6 (1.000.000:1).

Tenside

Oberflächenaktive Substanzen (Seifenbestandteile).

Thermische Desinfektion

Desinfektion alleine durch Hitze mit entsprechender Einwirkzeit (z. B. 93 °C über einen Zeitraum von 3 Minuten).

Verneblungsdesinfektion

Verfahren zur Desinfektion von Räumen durch feine Verneblung von z. B. Wasserstoffperoxid.

Zoonosen

Erkrankungen, die von Tieren auf Menschen übertragen werden können, eigentlich Zooanthroponosen.

Checklistenverzeichnis

Dieses Buch enthält einige Checklisten und Übersichten, um Hygienebeauftragten die Arbeit zu erleichtern. Zum schnellen und leichten Wiederfinden sind sie in der folgenden Tabelle noch einmal alphabetisch aufgelistet.

Thema der Checkliste	Kapitel	Seitenzahl
Abfallgruppen LAGA (Landesgemeinschaft Abfall)	5.10	203 f.
Arbeitsanweisung erstellen	4.5	109
Audits	7.3 und 7.4	243 f., 245 f.
Aufgaben der Hygienebeauftragten	1.2	22 ff.
Ausbildung, Anforderungen	1.6	31 ff.
Ausbruchsmanagement, Aufgaben	10.3	272–273
Bakteriennamen	2.3.2	62–64
Begehung	7.2	239 ff.
Desinfektionsmittel auswählen	5.5	186 f.
Harnableitungssysteme, geschlossen	4.7.6.2	132
Hygieneplan	4.6	111 ff.
Hygieneplan ambulante Pflege	4.8	166 f.
Hygieneplanvorlagen beurteilen	4.2	103 ff.
Infektionserfassung	6.5.1	218
Ist-Erfassung	6.3.5	215–217
Küchenbegehung	5.9.2	196 ff.
Laborkontrollen	7.5	246 f.
Meldepflicht Infektionskrankheiten	2.3.1	59 ff.
Personalschulung gestalten	8.6	262–263
Rechtsgrundlagen	3.1	77 ff.
Stellenbeschreibung	1.5	29 ff.
Tiere und Einrichtung	9.2.2	265 f.
Trinkwasser, Anforderungen	5.11	205 f.
Viren, behüllt und unbehüllt	2.2.2	46 ff.

Linkverzeichnis

Arbeitschutz, BiostoffV, TRBA etc.:
www.baua.de

DGKH-Empfehlungen:
www.dgkh.de

Erreger:
www.rki.de – Infektionskrankheiten A–Z

Gesetze und Verordnungen:
www.juris.de oder bei einzelnen Ministerien

IHO-Viruzidie-Liste:
www.iho-viruzidie-liste.de

Kleine Broschüren mit speziellen Hygienethemen und Schulungsangebote vom Autor:
www.institutschwarzkopf.de

KRINKO-Empfehlungen:
www.rki.de – Infektionsschutz – Krankenhaushygiene-Empfehlungen der Kommission für Krankenhaushygiene

Wunden und Hygiene:
www.icwunden.de – Bestellungen

Literaturverzeichnis

Aktuelle Desinfektionsmittelliste der des Verbundes für Angewandte Hygiene (VAH), mhp-Verlag, Wiesbaden

Aktuelle Liste der vom Robert Koch-Institut geprüften und anerkannten Desinfektionsmittel und -verfahren, www.rki.de

Anforderungen der Krankenhaushygiene an Wundverband und Verbandwechsel, Bundesgesundhbl. 28 (1985): 278–279

Arbeitsschutzgesetz (ArbSchG) vom 07.08.96 (BGBl. I, S. 1246) geändert durch Artikel 9 des Gesetzes vom 27.09.96 (BGBl. I S. 1461)

Axmann, S./Hauer, T. (2010): Validierung von Sterilisatoren – Haben die Sporenpäckchen ausgedient? Krankenhaushygiene up2date 5: 21–30

Ayliffe, G.A.J./Babb, J.R./Taylor, L.J. (1999): The hospital environment. In: „Hospital-acquired Infection. Principles and prevention". 3rd Ed. Butterworth-Heinemann, Oxford: 109–121

Ayliffe, G.A.J./Collins, B.J./Lowbury, E.J.L. (1967): Ward floors and other surfaces as reservoirs of hospital infection. J Hyg Camb 65: 515–535

Beckmann, G./Rüffer, A. (2000): Mikroökologie des Darmes. Schlütersche GmbH & Co. KG Verlag Hannover

BGR 206 „Desinfektionsarbeiten"

BGR 208 „Reinigungsarbeiten bei Infektionsgefahr in medizinischen Bereichen" (Oktober 2001)

BGR 500, Kapitel 2.6 Wäscherei

Boyce, J.M./Potter-Bynoe, G./Chenevert, C./King, T. (1997): Environmental contamination due to methicillin-resistant Staphylococcus aureus: possible infection control implications. Infect Control Hosp Epidemiol 18: 662–627

Bundesgesundheitsblatt-Gesundheitsforschung-Gesundheitsschutz 51 (2008): 1220–1238

Cassel, M. (2002): Qualitätsmanagement nach ISO 9001:2000. Abschnitt 2.5 Forderungen der ISO 9001:2000. München

Deutsche Gesellschaft für Krankenhaushygiene (DGKH), Sektion Altenpflege: Hyg + Med 26 (2000): 110–114

Dharan S. et al. (1999): Routine disinfection of patients' environmental surfaces. Myth or reality? J Hosp Infect 42: 113–117

DIN 1946 Raumlufttechnik – Gesundheitstechnische Anforderungen. Beuth Verlag Berlin

DIN 5034 Tageslicht in Innenräumen. Beuth Verlag Berlin

DIN 5035 Innenraumbeleuchtung mit künstlichem Licht. Beuth Verlag Berlin

DIN 18024 Bauliche Maßnahmen für Behinderte und alte Menschen im öffentlichen Bereich, Planungsgrundsätze. Beuth Verlag Berlin

DIN 18025 Wohnungen für Schwerbehinderte, Planungsgrundlagen. Beuth Verlag Berlin

DIN 58946, 58947 Sterilisation. Beuth Verlag Berlin

Dippert, B. (2003): Belehrung für den Lebensmittelbereich nach dem Infektionsschutzgesetz (IfSG). Zeitschrift Praxis der Naturwissenschaften Biologie in der Schule. Aulis Verlag Deubner & Co. KG, Köln, Leipzig 1/52: 19–21

Distler, R./Wille, B. (1998): Untersuchungen zur Keimverbreitung bei offenen endotrachealen Absaugen. Krh.-Hyg. + Inf. verh. 20 Heft 6 (1998): 180–185

Empfehlung zur Prävention und Kontrolle Katheter-assoziierter Harnwegsinfektionen, Bundesgesundhbl. 42 (1999): 806–809

Exner, M. et al. (1982): Zur Flächendesinfektion auf einer medizinischen Intensivstation. Intensivmed 19: 26–29

Favero, M.S./Bolyard, E.A. (Eds.) (1995): Microbiologic Considerations in the surgical clinics of North America, Prevention of transmission of bloodborne pathogenes

Gesetz zur Qualitätssicherung und zur Stärkung des Verbraucherschutzes in der Pflege (Pflege-Qualitätssicherungsgesetz – PQsG) vom 09.09.2001 (BGBl. I Nr. 47, 2001)

Gesetz zur Verhütung und Bekämpfung von Infektionskrankheiten beim Menschen (Infektionsschutzgesetz – IfSG) vom 25.07.2000 (BGBl. I Nr. 33)

Guggisberg, D./Siegrist, H. (1998): Scabies und Pedikulosen: Epidemiologie, Management und Prävention, Swiss – Noso, Band 4

Heimgesetz (HeimG) vom 07.08.1974 (BGBl. I, S. 1873) in der Fassung der Bekanntmachung vom 23.04.1990, zuletzt geändert durch das dritte Gesetz zur Änderung des Heimgesetzes (Stand 01.01.2002)

Impfempfehlungen der Ständigen Impfkommission (STIKO); www.rki.de

Infektionprävention in Heimen, Bundesgesundhbl. 48 (2005): 1061–1080
u. a.

ISO-Norm 8402 (Audit)

Jassoy, C., Schwarzkopf, A. (Hrsg.) (2004): Hygiene, Mikrobiologie und Ernährungslehre für Pflegeberufe. Georg Thieme Verlag, Stuttgart

Kampf, G. (Hrsg.) (2003): Hände-Hygiene im Gesundheitswesen. Springer Verlag Berlin, Heidelberg

Klaffke, J./Schwarzkopf, A. (2002): Hygienehandbuch für den ambulanten Pflegedienst. atb-Selbstverlag Stuttgart, Schwerin

Kramer A./Daeschlein G./Kammerlander G./Andriessen A./Aspöck C./Bergemann R./Eberlein T. et al. (2004): Konsensusempfehlung zur Auswahl von Wirkstoffen für die Wundantiseptik. ZfW 9: 110–120

KTQ-Manual, Deutsche Krankenhaus Verlagsgesellschaft mbH, 2008

LAGA-Richtlinie (Länderarbeitsgemeinschaft Abfall) über die ordnungsgemäße Entsorgung von Abfällen aus Einrichtungen des Gesundheitsdienstes, Januar 2002, im Internet als pdf abrufbar, www.rki.de Infektionsschutz – Krankenhaushygiene – Empfehlungen der Kommission für Krankenhaushygiene

Landesgesetze und Vorschriften: z. B. Bauliche Richtlinien für Heime, Bestattungsgesetze

Landesempfehlungen zur Hygiene in Alten- und Altenpflegeheimen (z. B. Hygienegrundsätze in Alten- und Pflegeheimen – herausgegeben vom Landeshygieneinstitut Mecklenburg-Vorpommern)

Lebensmittel- und Bedarfsgegenständegesetz (LMBG) vom 09.09. 1997 (BGBl. I, Nr. 63, S. 2296–2319)

Liste der nach den Richtlinien der Deutschen Veterinärmedizinischen Gesellschaft (DVG) geprüften und als wirksam befundenen Desinfektionsmittel für den Lebensmittelbereich (Handelspräparate), Stand 01.02.1999

Merkblatt über die Vermeidung und die Entsorgung von Abfällen aus öffentlichen und privaten Einrichtungen des Gesundheitsdienstes der Länder-Arbeitsgemeinschaft Abfall (LAGA-AG)

Prävention der nosokomialen Pneumonie, Bundesgesundhbl. 43 (2000): 302–309

Prävention Gefäßkatheterasoziierter Infektionen, Bundesgesundhbl. 45 (2002): 907–924

Prävention Gefäßkatheter-assoziierter Infektionen, Bundesgesundhbl.-Gesundheitsforsch.-Gesundheitsschutz 45 (2002): 907–924

Robert Koch-Institut (Hrsg.) (1998): Richtlinie für Krankenhaushygiene und Infektionsprävention. Urban & Fischer-Verlag Stuttgart, München

Robert Koch-Institut, Empfehlungen
Empfehlung zur Prävention und Kontrolle von Methicillin-resistenten Staphylococcus aureus (MRSA)-Stämmen in Krankenhäusern und anderen medizinischen Einrichtungen E 6, Bundesgesundhbl. 42 (1999): 954–958
Händehygiene, Bundesgesundhbl. 43 (2000): 230–233

Schwarzkopf, A. (2001): Hygienerecht – Anforderung und Umsetzung. Zeitschrift Heilberufe 4/2001. 54–56

Schwarzkopf, A. (2002): Dekontamination und Wunde – der Versuch einer Definition. Zeitschrift medical spezial 5/2002: 37–39

Schwarzkopf, A. (2002): EHIP, Empfehlungen für Hygiene und Infektionsprävention in Pflegeeinrichtungen für Freistaat Bayern, Staatsministerium für Gesundheit, Ernährung und Verbraucherschutz, München

Schwarzkopf, A. (2002): Zur rechten Zeit am rechten Ort; Zur Notwendigkeit von Hygienebeauftragten in Alten- und Pflegeheimen. doppel:punkt Hygiene Oktober 2002, Vincentz Verlag Hannover

Schwarzkopf, A. (2003): Die Tuberkulose – leider nicht nur Stoff für den Deutschunterricht. Zeitschrift Praxis der Naturwissenschaften Biologie in der Schule. Aulis Verlag Deubner & Co. KG Köln, Leipzig 1/52: 9–10

Schwarzkopf, A. (2003): Faszinierende Viren. Zeitschrift Praxis der Naturwissenschaften Biologie in der Schule. Aulis Verlag Deubner & Co. KG Köln, Leipzig 1/52: 11–15

Schwarzkopf, A. (2003): Hygiene- und Infektionsschutz – Aktuelle Rechtslage durch Hinweise für Schulen. Zeitschrift Praxis der Naturwissenschaften Biologie in der Schule. Aulis Verlag Deubner & Co. KG Köln, Leipzig 1/52: 15–18

Schwarzkopf, A. (2003): Körpereigene Abwehr und Erreger – Ein labiles Gleichgewicht. Zeitschrift Praxis der Naturwissenschaften Biologie in der Schule. Aulis Verlag Deubner & Co. KG Köln, Leipzig 1/52: 2–4

Schwarzkopf, A. (2003): Multiresistenz – Wenn Therapie zum Problem wird. Zeitschrift Praxis der Naturwissenschaften Biologie in der Schule. Aulis Verlag Deubner & Co. KG Köln, Leipzig 1/52: 25–27

Schwarzkopf, A. (2003): Tunnel in der Haut: Vom Leben und Sterben der Krätzmilbe Skabies. Zeitschrift Praxis der Naturwissenschaften Biologie in der Schule. Aulis Verlag Deubner & Co. KG Köln, Leipzig 1/52: 28–29

Schwarzkopf, A. (2004): Die Abwehr verstärken – Was Naturheilkunde in der Infektionsprävention leisten kann. Zeitschrift doppel:punkt Hygiene Vincentz Network 3. Jahrgang Oktober 2004: 3–5

Schwarzkopf, A. (2004): Flächendesinfektion – Risikobewertung nach TRBA 250 und aktueller RKI-Empfehlung. Zeitschrift aseptica 10. Jahrgang Heft 2: 20–21

Schwarzkopf, A. (2005): MRSA + Co. Multiresistente Bakterien auf dem Vormarsch. Der Allgemeinarzt 1/2005: 24–27

Schwarzkopf, A. (2006): Arbeitsschutz in Heimen – Gestaltung von Hygieneplänen. Heilberufe Das Pflegemagazin 4: 34–37

Schwarzkopf, A. (2006): Vom Hygieneplan zum Hygienemanagement. Heilberufe 6: 38–40

Schwarzkopf, A. (2006): MRSA in der Altenpflege. Von siedelnden Keimen und der aktuellen RKI-Empfehlung. Krk.-Hyg.+Inf.verh. 28: 99-101

Schwarzkopf, A. (2006): Hygienemaßnahmen. In: Wild T., J. Auböck (Hrsg.): Manual der Wundheilung. Springer, Wien/NewYork, S. 151–157

Schwarzkopf, A. (2007): Welchen Autoklaven wählen? Der Allgemeinarzt 2/2007: 44

Schwarzkopf, A. (2007): MRSA im Wundabstrich – Zwei Fälle und das Management aus hygienischer Sicht. Wund Management 1. Jahrgang Februar 2007: 11–14

Schwarzkopf, A. (2007): Vom Gesetz zur Empfehlung – Was Wundbehandler hygienisch beachten müssen. Wund Management 1. Jahrgang, Juni 2007 3: 111–113

Schwarzkopf, A. (2010): Hygiene. In: Panfil E.M./Schröder G. (Hrsg.): Pflege von Menschen mit chronischen Wunden, 2. Auflage. Hans Huber-Verlag, Bern, S. 359–376

Schwarzkopf, C. (2003): Keime reduzieren – Desinfektion und Sterilisation. Zeitschrift Praxis der Naturwissenschaften Biologie in der Schule. Aulis Verlag Deubner & Co. KG Köln, Leipzig 1/52: 5–8

Sozialgesetzbuch Fünftes Buch (SGB V) – Gesetzliche Krankenversicherung vom 20.12.1988 (BGBl. I S. 3853) §§ 21 und 26

Sozialgesetzbuch Siebtes Buch (SGB VII) – Gesetzliche Unfallversicherung vom 07.08.1996 (BGBl. I S. 1254), zuletzt geändert durch Gesetz vom 16. Juni 1998 (BGBl. I S. 1311) § 21

Steuer, W./Ertelt, G./Stahlhacke, M. (2005): Hygiene in der Pflege. 2. Auflage. Kohlhammer Verlag, Stuttgart, Berlin, Köln

Steuer, W. (Hrsg.) (1995): Hygiene und Infektionsverhütung. Gustav Fischer Verlag, Stuttgart, Jena, New York

Technische Regel für Biologische Arbeitsstoffe (TRBA) 250: Biologische Arbeitsstoffe im Gesundheitswesen und in der Wohlfahrtspflege, entspricht der Berufsgenossenschaftliche Regel (BGR) 250

Technische Regel für Biologische Arbeitsstoffe (TRBA) 300: Arbeitsmedizinische Vorsorge

Technische Regel für Biologische Arbeitsstoffe (TRBA) 400: Handlungsanleitung zur Gefährdungsbeurteilung bei Tätigkeiten mit biologischen Arbeitsstoffen

Trinkwasserverordnung TrinkwV 2001 vom 05.12.1990 (BGBl. I, S. 2612), zuletzt geändert am 21.05.2001 (BGBl. I S. 959 ff.)

Verordnung zur Novellierung der Trinkwasserverordnung vom 21.05.2001 (BGBl. I, Nr. 24, 2001, S. 959–980)

Verordnung über Arbeitsstätten (Arbeitsstättenverordnung – ArbstättV) vom 20.03.1975, zuletzt geändert durch Artikel 4 der Verordnung zur Umsetzung von EG-Einzelrichtlinien zur EG-Rahmenrichtlinie Arbeitsschutz vom 04.12.1996 (BGBl. I S. 1841)

Verordnung über bauliche Mindestanforderungen für Altenheime, Altenwohnheime und Pflegeheime für Volljährige (Heimmindestbauverordnung – HeimMindBauV; BGBl. I, 1983)

Verordnung über Sicherheit und Gesundheitsschutz bei Tätigkeiten mit biologischen Arbeitsstoffen (Biostoffverordnung – BioStoffV) vom 27. Januar 1999 (BGBl. I, Nr. 3)

Von Rheinbaben, F./Wolff, M. H. (2002): Handbuch der viruswirksamen Desinfektionen. Springer Verlag, Berlin, Heidelberg

Von Rheinbaben F./Schwarzkopf, A. (2003): Legionellen und Legionelleninfektionen – ein Update. aseptica 9. Jahrgang 2003 Heft 4, S. 16–17

Wallhäußer, K.-H. (1995): Praxis der Sterilisation Desinfektion – Konservierung. Georg Thieme Verlag Stuttgart, New York

Weber, A./Schwarzkopf, A. (2003): Heimtierhaltung – Chancen und Risiken für die Gesundheit. Gesundheitsberichtserstattung der Bundesrepublik Deutschland, Robert Koch-Institut und statistisches Bundesamt (Hrsg.), Heft 19 (12/2003)

Stichwortverzeichnis

A

Abszess 69
Abfallschlüssel 203
Abfälle, infektiöse 203
Absaugen 130
Absonderung 108
Abwehr, spezifische 66
Abwehrstörung 67
Abwehrsystem, schleimhaut-assoziiertes 65
Acinetobacter 43
Adenoviren 52
Aflatoxine 55
Aktivitäten, tiergestützte 264
Amöben 57
Anaerobier
– fakultative 37
– obligate 37
Anhang 110
Antibiogramm 75
Antiseptika 128
Anweisungen 109
Armbanduhr 118
Arbeitsmittel, stichsichere 122
Arbeitskleidung 114
Arbeitsplatzgestaltung 209
Aspergillus 55
Atemwege, Flora 35
Aufbereitung
– maschinelle 136
– validierte 94
Aufsichtsbehörden 21
Ausbildungsinhalte 32
Ausbrüche 270
Ausbruchsrisiko, Erkrankungen mit 274
Auswahlkriterien 187
Audit 230
– hauswirtschaftlicher Bereich 246
Augenpflege 163
Augenprothesen 163

B

Bakterien 36
– aerobe 37
Barrierefunktion 65
Baden 162
Badewasser 206
Beinbeutel 133
Bettwäschewechsel 119
Beatmungszubehör 129
Begehung 238
Belehrung 88
Bereichsküchen 141
Berufsgenossenschaftliche Regel 89
Bestandsverzeichnis 94
Bestücken 177
Besuchsdienst 264
Betreuung
– pflegerische 28
– überwiegend soziale 27
Betriebsanweisungen gemäß § 14 Gefahrstoffverordnung 96
Betriebshandbuch 199
Betriebssicherheitsaudit 246
Beweislastumkehr 79
Bewohner 74
Biofilm 68
BiostoffV 88
Bioindikatoren 139
Blasenverweilkatheter, suprapubischer 131
Blutdruckmanschetten 165
Bundesinstitut für Arzneimittel und Medizinprodukte 93

C

Campylobacter 43
Candida 54
CE-Zeichen 92
Chargenprotokoll 138
Chemotaxis 66
Chlamydien 44
Clostridien 43
Colitis
- Antibiotika-assoziierte 155
- Pseudomembranöse 155
Creutzfeld-Jakob-Erkrankung 156

D

Dampfdesinfektion 121
Dampfsterilisation 137
Darmkeime 40
Desinfektion 107
Desinfektionsmittel 187
- Umgang 191
Desinfektionsmittellisten 186
Dienstleister, externe 218
dimdi 140
Dokumentation 182
Dokumentationsbogen Risikobewertung 152
Dornwarzen 53
Dosierung 183

E

Echinokokken 57
Einmalschürzen 148
Eitererreger 40
Empyem 69
Enterostomapflege 164
Enzephalitis, bovine spongiforme (BSE) 156
Enzyme 38
Erysipel 69
ESBL 146
Escherichia coli 42
Evidenzkategorien 97

F

Fahrlässigkeit 80
- grobe 80
Feuchtwischen 175
Fieberthermometer 165
Fingerabdruck 38
- genetischer 76
Fingernägel 118
Fistel 128
Flora
- Atemwege 35
- Genitalbereich 36
- Hände 35
- Harnwege 36
- Haut 35
- Verdauungstrakt 35
Folien für Tageslichtprojektoren 257
Fraßgift 207
Freigabe 138
Fremdreferent 261
Funktionsprüfung 136
Fußpflege 166
Fußpilz 55

G

Gastroenteritiden 276
Gastroenteritis, virale 155
Gebäudereinigung 173
Gebrauchsanleitung 92
Gesamtsituation, epidemiologische 149
Gesetze 77
Giardia lamblia 57
Glasreinigung 178
GRE 146
Gürtelrose 52

H

Haare 118
HACCP 196
Haemophilus 41
Handschuhe 116
Händedesinfektion 115
Händewaschen 115
Harnableitungssysteme, geschlossene 132
Harnleiter-Haut-Fistel 133
Harnprobe 133

Harnwegskatheter 131
Haushaltsreinigung 172
Häuslicher Bereich 99
Hausstaubmilbe 119
Haustiere, eigene 268
Hautschuppen 119
HAV (Hepatitis A-Virus) 50
HBV (Hepatitis B-Virus) 50
HCV (Hepatitis C-Virus) 51
HDV (Hepatitis Delta-Virus) 51
Heißluftsterilisation 138
Heimgesetz 21, 83
Herpesviren 52
HEV (Hepatitis E-Virus) 51
Hilfsmittel 164
HIV 51
Hygiene und Wirtschaftlichkeit 233
Hygienebeauftragter, Aufgaben des 22
Hygienekommission 24, 223
Hygieneplan, Checkliste 111
Hygieneplanpflicht 87
Hygieneteam 223
Hygieneverordnung 98
Hygienezertifikat 218

I

Impfung 71
Infektionen
- chronisch aggressive 71
- chronisch persistierende 71
- chronisch rezidivierende 71
- noskomiale 23
Infektionsablauf 68
Infektionserfassung, Laufzettel 219
Infektionsprävention 23
Infusionssysteme, Standzeiten von 125
Injektion
- intramuskuläre 121
- intravenöse 121
- subkutane 121
Inkrustationsprophylaxe 132
Instrumentenaufbereitung 135
Isolierung 108
Ist-Erfassung 105
Ist-Erfassung
- Checkliste 215

K

Kapillarblutentnahme 124
Katheter, periphere 125
Kaverne 46
KBE 248
Kehren 175
Kerntemperatur 140
Klebestreifentest 58
Kondomurinal 133
Kontaminationsgrad 126
Kontrollen, messtechnische 95
Kopfläuse 59
Körperpflege 161
Kochen, therapeutisches 141
Köderfallen 207
Kolonisationsresistenz 65
Konidien 55
Krätzmilbenbefall 58
Kreislaufwirtschafts- und Abfallgesetz 202
KRINKO 21, 219, 290, 293
Küche, Begehung der 201
Küchenaudit 246
Küchenhygiene, Zwölf Gebote der 200

L

Labor 75
LAGA-Vorgaben 202
Lagerverpackung 139
Läuse 59
Leibwäsche 193
Leistungsverzeichnisse 217
Leitlinien 78
Lebensmittel 88
Lebensmittelinfektion 154
Lebensmittelintoxikation 154
Lebensmittellogistik 95
Legionella 44

M

Matratzenreinigung 120
Mehrdosisbehälter 122

Meldeformular 85
Meldepflicht 84
Meldepflichtige Erkrankungen 59-62
Meldewesen, einrichtungsinternes 160
Membran-Attacke-Komplex 66
Medieneinsatz 259
Medizinprodukte 92
– kritische 134
– semikritische 134
– unkritisch 134
Mikrobiologie, Proben für die 74
Mikrowelle 140
MOTT 45
Mobiliar der Heimbewohner 214
MP-SicherheitsplanV 93
MRE 143
MRSA 41, 143
Multiresistenz 39
Mundpflege 130, 163
Musterdesinfektionsplan 104
Musterdokumente 105
Mucor 55
MVOC 55
Mycobacterium tuberculosis 45

N

Nagelpflege 162
Nasenbrillen 131
Nasenpflege 163
Nassscheuern 176
Nasswischen 175
– einstufig 175
Normen 78
Noroviren 53

O

Objektleitung 218
Organisationsverschulden 80
ORSA 41
Oxyuren 58

P

Packordnung 138
Pandemieplan 275
Pathogenitätsfaktoren 39
PDCA-Zyklus 235
Perlator 179
Personalschulung 252
Pflegefilm 175
Pflegehilfsmittel 171
Pflegepersonal 72
Pflegeprozessaudit 246
pH-Wert 37
Pheromonfalle 207
Phlegmone 69
Piercing 118
Pneumonie 70
Port 126
Postfach, für Hygienebeauftragte 209
Polieren 176
Praktikabilität 108
Präsentation 256
Prione 49
Prioritätenliste 244
Produktkontrolle 247
Protozoen (Einzeller) 56
Prozesskontrolle 247
Pseudomonas 44
Psychoneuroimmunologie 66
Punktion 121

Q

Qualitätsmanagement 225
Qualitätssicherung 226

R

Rahmenhygieneplan 98
Rahmenpandemieplan 275
RAL – GZ 992/2 192
Rasur 162
Reinigung 107
Reinigungsplan 174
Reduktionsfaktoren 189
Remanenz 185
Resistogramm 75
Richtlinien 78
Ringe 118

Risikobewertung 106
Risikogruppen 88
Risikokeime, wasserassoziierte 205
Routinereinigung 176
RODAC-Platten 248
Rotaviren 53

S

Salmonellen 42
Sauerstoffbefeuchtung 131
Sanierung 150
Sanitärreiniger 180
Scabies norvegica 159
Schädlinge 206
Schleimkapsel 38
Schlussdesinfektion 183, 186
Schmuck 117
Schutzausrüstungen 90
Schutzbezug 120
Schutzimpfungen 72, 74
Schutzkittel 148
Schutzkleidung 114
Schutzstufe 89
Selbstverständnis 25
Sepsis 70
Shampoonierung 176
Skabies 157
Sondennahrung 142
Soor 130
Sozialgesetzbücher 83
Sozialstationen 99
Spore 38
Spritzenabszess 124
Sprühdesinfektion 185
Sprühextraktion 177
Spüllösungen 128
Staphylococcus aureus 41
Stellenbeschreibung 29
Stenotrophomonas 44
Sterilisation 108, 137
Strahlregler 179
Streptokokken 41

T

Tablettenmörser 165
Tätigkeitsverbot 87
Teppiche 180
Thermologger 139
Therapie, tiergestützte 266
Tierart 265
Tierbedürfnisse 265
Toilettenbereich 180
Toilettenstühle 165
Toxoide 72
Toxoplasma gondii 56
Transparentverbände 126
Transureteroureterostomie 133
Trachealsekret 129
TRBA 88
TRBA 250 89
TRBA 400 89
Trichomonas vaginalis 57
Trinkbrunnen 204
Trinkwasser 204
Tropfenbecher 165
Tuberkulose 157
Tupfer 121

U

Überleitungssysteme 142
Umgang, artgerechter 267
Umweltkeime 40
Unfallverhütungsvorschriften 78
Urostomata 133

V

Verbesserungsvorschläge 237
Verlauf, abortive 277
Vermehrung 46
Verneblertopf 131
Verordnungen 77
Verstorbene 166
Verteilerplan 243
Venenkatheter, zentrale 126
Viren
– behüllte 49
– unbehüllte 49
Virusgrippe 53
Vollsilikonkatheter 131
VRE 146

W

Wasserkeime 40
Wäsche
- 30 °C 195
- 60 °C 195
- 90 °C 195
- Fremdvergabe der 192
Wäschelogistik 195
Windpocken 52
Wirtsdisposition 106
Wundtaschen 128
Wundverband 127

Z

Zahnprothese 164